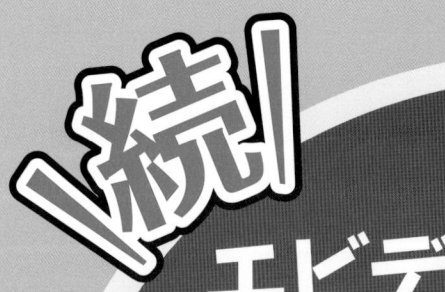

続！ エビデンスで解決！ 緩和医療ケースファイル

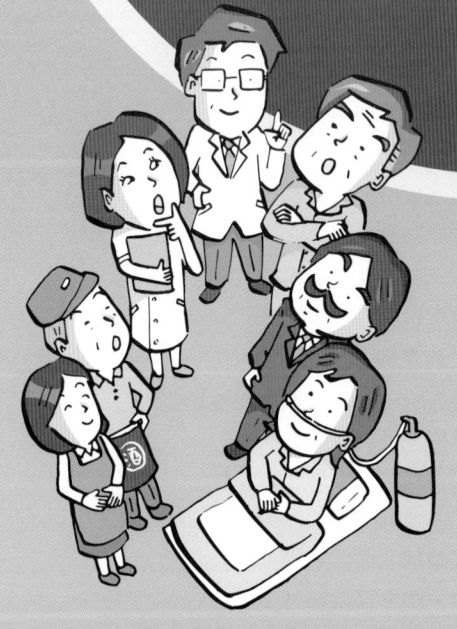

編集

森田達也・木澤義之・新城拓也

南江堂

執筆者一覧

■ 編　集
森田　達也	もりた たつや	聖隷三方原病院緩和支持治療科
木澤　義之	きざわ よしゆき	神戸大学大学院医学研究科先端緩和医療学分野
新城　拓也	しんじょう たくや	しんじょう医院

■ 執　筆（執筆順）
坂下　明大	さかした あきひろ	神戸大学大学院医学研究科先端緩和医療学分野
大坂　　巌	おおさか いわお	静岡県立静岡がんセンター緩和医療科
堀木　優志	ほりき まさし	市立伊丹病院消化器内科
関根　龍一	せきね りゅういち	亀田総合病院疼痛・緩和ケア科
田島つかさ	たじま つかさ	塩竈市立病院緩和医療内科
松岡　弘道	まつおか ひろみち	近畿大学医学部内科学心療内科部門／近畿大学医学部附属病院がんセンター緩和ケアセンター
今井　堅吾	いまい けんご	聖隷三方原病院ホスピス科
上村　恵一	うえむら けいいち	市立札幌病院精神医療センター
横山　太郎	よこやま たろう	横浜市立市民病院緩和ケア内科
森田　達也	もりた たつや	聖隷三方原病院緩和支持治療科
山口　　崇	やまぐち たかし	神戸大学医学部附属病院緩和支持治療科
横道　直佑	よこみち なおすけ	聖隷三方原病院ホスピス科
久永　貴之	ひさなが たかゆき	筑波メディカルセンター病院緩和医療科
森　　雅紀	もり まさのり	聖隷浜松病院緩和医療科
白土　明美	しらど あけみ	聖隷三方原病院臨床検査科
藤森麻衣子	ふじもり まいこ	国立精神・神経医療研究センター精神保健研究所自殺予防総合対策センター
大谷　弘行	おおたに ひろゆき	国立病院機構九州がんセンター緩和治療科
前田　一石	まえだ いっせき	大阪大学大学院医学系研究科緩和医療学寄附講座
山岸　暁美	やまぎし あけみ	浜松医科大学医学部地域看護学講座
清水　　研	しみず けん	国立がん研究センター中央病院精神腫瘍科
清水　政克	しみず まさかつ	清水メディカルクリニック
馬場　美華	ばば みか	彩都友紘会病院緩和ケア科
山本　　亮	やまもと りょう	佐久総合病院佐久医療センター緩和ケア内科
秋月　伸哉	あきづき のぶや	千葉県がんセンター精神腫瘍科
佐久間由美	さくま ゆみ	聖隷三方原病院緩和ケアチーム
関本　　剛	せきもと ごう	関本クリニック
松尾　直樹	まつお なおき	外旭川病院ホスピス科

序文

『エビデンスで解決！ 緩和医療ケースファイル』が世に出たのが2011年，はやいもので4年が経過した．おかげさまで前書はそこそこの好評を博し，今回「続」編を発行することとなった．

「続」編が発行されるということの意味は，「緩和医療に関するエビデンスが次々に生まれている」ということである．この数年間に，薬物療法ではケタミンとプラセボの比較試験，ヌクレオシドとプラセボの比較試験，ステロイドとプラセボの比較試験といった大規模でかつこれまでの経験則や教科書の記述を覆す臨床研究が発表された．これまで「効果があるだろう」と思われて使用されてきた薬剤が，（少なくとも研究対象の集団では）効果がないことが明らかにされたものも多かった．

精神的ケア・システムの領域では，早期からの緩和ケアの比較試験が相次いで実施されたり，Coping with Cancer（CWC）と呼ばれる進行がん患者のコホート試験が行われて，意思決定（アドバンス・ケア・プランニング）が患者家族の終末期の quality of life を大きく左右することが次々と明らかにされている．

わが国においても，緩和ケア領域の研究は検証試験でやや遅れをとっているものの地道に進んでいる．1990年代から行われたJ-HOPE研究による1万人の遺族調査はわが国でユニークなものであり，多くの「あのときこうしておけばよかった」ことを教えてくれるエビデンスが世界に発信され続けている．また，本書の刊行には間に合わなかったが，世界最大規模の予後予測研究であるJ-ProVal研究，ステロイドやモルヒネの効果がある患者と効果のない患者の予測を可能にするためにデザインされたJ-FIND研究，日常臨床で使用している薬剤の効果推定を行うPhase-R研究など多くの観察研究が成功しているか成功しつつある．ノバミン®の制吐効果などいくつかの検証試験でも完遂直前まできている．これらは「続々」編で（おそらく）紹介していけるだろう．

本書『続・エビデンスで解決！ 緩和医療ケースファイル』では，前書の形式を踏襲して，前述した新しいエビデンスをもとに，現場で理解しやすいように事例にあてはめて「最前線」で活躍する臨床家を中心に執筆いただいた．「エビデンスをつくる」ことと同じように，「エビデンスをどう生かすかを臨床家が伝える」ことも大切と考えている．「エビデンス」には賞味期限があり，新たなエビデンスによってその価値は変わるものである．本書が最近の緩和ケアのエビデンスを，「どう臨床に生かすか」を考えるきっかけになることを願っている．

最後に，多忙な臨床・研究の合間に本書の執筆を進めていただいたわが国の緩和ケア最前線にいる諸氏に感謝する．

2016年早春

森田　達也

目 次

疼痛 ... 1

CASE 1	アセトアミノフェンは本当に効果があるの？	坂下 明大	2
CASE 2	これは「突出痛」なのか？	大坂 巌	6
CASE 3	「突出痛」らしい痛みに何を使うか？①	大坂 巌	10
CASE 4	「突出痛」らしい痛みに何を使うか？②	大坂 巌	15
CASE 5	膵臓がんの痛み（神経を巻き込む痛み）に オキシコドンはより効果的なのか？	堀木 優志	20
CASE 6	メサドンを使い出す前と後のモニタリング ──QT 延長症候群	関根 龍一	25
CASE 7	オピオイドからメサドンへの置き換え ──ゆっくりやるか，一度にやるか？	関根 龍一	31
CASE 8	痛みが取り切れない①──困ったときに考えてみるケタミン	田島 つかさ	37
CASE 9	痛みが取り切れない②──抗がん剤のしびれる痛み	松岡 弘道	43
CASE 10	オピオイドの便秘に難渋	今井 堅吾	47
CASE 11	オピオイドの吐き気が治まらない	今井 堅吾	51
CASE 12	オピオイド投与中のせん妄の対応 ──オピオイドスイッチング後の次の一手	上村 恵一	56
CASE 13	「モルヒネは使わないでほしい」と家族に拒絶されたら？	横山 太郎	60
CASE 14	副作用に関する説明の仕方──偉大なるノセボ効果	森田 達也	65

疼痛以外の身体症状 ... 71

CASE 15	呼吸困難はモルヒネでどの程度改善するか？	山口 崇	72
CASE 16	モルヒネはどの程度の確率で呼吸困難を改善するか？	山口 崇	76
CASE 17	フェンタニル貼付剤を使用している人の呼吸困難をどうする？	坂下 明大	81
CASE 18	吐き気に「とりあえず？ プリンペラン®」	横道 直佑	86
CASE 19	吐き気止めのチョイスは？	横道 直佑	90
CASE 20	消化管閉塞にオクトレオチドはいつまで入れるのか？	久永 貴之	94
CASE 21	終末期の輸液量をどうするか？	久永 貴之	98
CASE 22	がん患者の倦怠感にステロイドは効くの？	森 雅紀	102

精神的サポートとコミュニケーション　107

CHAPTER 3

CASE 23	予後を伝えるとき,「そればかりはわかりません」はかえって良くない？	森　雅紀	108
CASE 24	治らないことを伝えれば良い，ってものでもないらしい	白土　明美	112
CASE 25	「どう伝えれば良いんだろう」のような現場の質問で	藤森麻衣子	117
CASE 26	先々のことを話し合うことは大事	大谷　弘行	121
CASE 27	療養場所を話し合うことは大切	前田　一石	126
CASE 28	在宅療養への移行をどう紹介するか？	山岸　暁美	131
CASE 29	退院前カンファレンスというコミュニケーションの価値	山岸　暁美	136
CASE 30	スピリチュアルケアに生かすposttraumatic growth（外傷後成長）の視点	清水　研	142
CASE 31	家で最期を迎えたい患者の希望をどう叶えるか？	清水　政克	147

終末期ケア　153

CHAPTER 4

CASE 32	予後をどうやって予測するか？①――複数のツールの比較：どれが一番良いか？	馬場　美華	154
CASE 33	予後をどうやって予測するか？②――新しい予後予測指標の評価	馬場　美華	158
CASE 34	看取りの説明とパンフレットの使用	山本　亮	163
CASE 35	終末期せん妄をどうするか？①――ケアのあり方	大谷　弘行	168
CASE 36	終末期せん妄をどうするか？②――パンフレットの効果	大谷　弘行	173
CASE 37	終末期せん妄――できれば予防したいけどできるのか？	秋月　伸哉	178
CASE 38	終末期せん妄とお迎え現象――「故人がみえる」ことについて	森田　達也	183
CASE 39	死前喘鳴で苦しいと感じているのは誰？	佐久間由美	189
CASE 40	死前喘鳴への自宅での対応――抗コリン薬のエビデンス	関本　剛	194
CASE 41	「苦痛緩和のための鎮静で寿命が縮むのか？」と聞かれたら	白土　明美	199
CASE 42	鎮静薬の選択――ミダゾラム，フルニトラゼパム，フェノバルビタール？	松尾　直樹	204

索　引 …………………………………………………… 211

謹告　著者ならびに出版社は，本書に記載されている内容について最新かつ正確であるよう最善の努力をしております．しかし，薬の情報および治療法などは医学の進歩や新しい知見により変わる場合があります．薬の使用や治療に際しては，読者ご自身で十分に注意を払われることを要望いたします．　　　　　　　　　　　　株式会社　南江堂

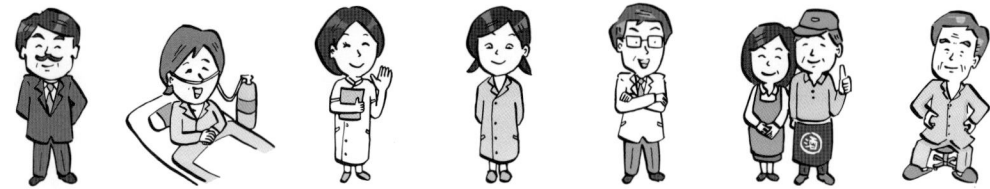

CHAPTER 1
疼痛

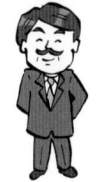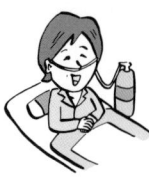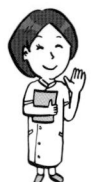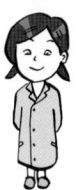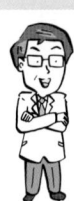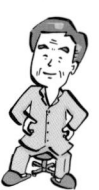

CASE 1 アセトアミノフェンは本当に効果があるの？

膵臓がんの持続する腹痛に対して、経口モルヒネ徐放製剤 200 mg/日を使用している体重 65 kg の患者さんがいます。痛みが強いためレスキュードーズとして、モルヒネ速放製剤 20 mg/回を1日4回使用しています。「レスキューを飲むと痛みは楽になるけれど、もう少し痛みを何とかしてほしい」と患者さんからいわれました。

ただし、「麻薬は飲むと少し眠くなるので、これ以上は増やしたくない。胃潰瘍があってロキソニン®は飲めないのはわかっているけれど、以前飲んでいたカロナール®だったら、眠くならないし使ってみたい」といわれました。どのように処方したら良いでしょうか？

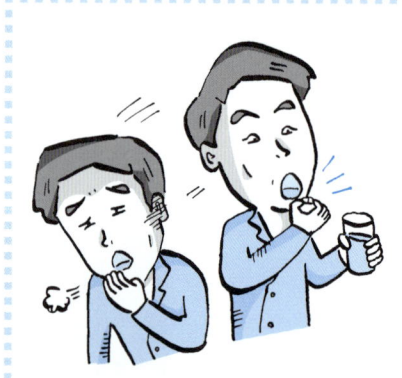

あなたならどうする？

Ⓐ モルヒネのレスキュードーズが有効なため、経口モルヒネ徐放製剤を 240 mg/日に増量する。
Ⓑ アセトアミノフェン（カロナール®）2,400 mg/日を追加する。
Ⓒ アセトアミノフェン（カロナール®）4,000 mg/日を追加し、数日間で効果がなければオピオイドの調整を検討する。

このケースを解くためのエビデンス

鎮痛薬が投与されていない軽度の痛みのあるがん患者に対して、アセトアミノフェンを使用することは、日本緩和医療学会のがん疼痛の薬物療法に関するガイドラインでも推奨されている。しかし、すでに高用量のオピオイドが投与されているがん患者に対して、アセトアミノフェンを追加することは有用ではないことが無作為化比較試験で示されている。

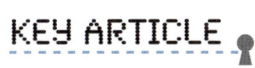

KEY ARTICLE

Israel FJ et al：Lack of benefit from paracetamol (acetaminophen) for palliative cancer patients requiring high-dose strong opioids：a randomized, double-blind, placebo-controlled, crossover trial. J Pain Symptom Manage **39**：548-554, 2010

対象 経口モルヒネ200 mg/日以上を内服しているがん患者22例

方法 アセトアミノフェンとプラセボの内服を比較する無作為化二重盲検クロスオーバー比較試験．アセトアミノフェン4 g/日とプラセボを各5日間内服する．

結果 疼痛の程度の変化に有意さを認めなかった(表1)．

表1 4日間でのアセトアミノフェンとプラセボでの変化量

治療	プラセボ 平均(SD)	アセトアミノフェン 平均(SD)	差 平均(SD)	95％信頼区間	p 値
疼痛	3.59(1.58)	3.43(1.44)	0.16(1.42)	−0.47〜0.79	0.60
突出痛	1.41(1.45)	0.99(1.26)	0.42(1.02)	−0.03〜0.87	0.07
well-being	5.26(1.40)	5.46(1.63)	−0.21(1.42)	−0.83〜0.42	0.50
悪心	0.86(1.46)	0.83(1.22)	0.03(1.48)	−0.62〜0.69	0.92
眠気	2.31(2.19)	1.88(1.93)	0.43(1.30)	−0.15〜1.01	0.14
まとまらない思考	1.06(1.38)	0.94(1.09)	0.12(0.85)	−0.26〜0.50	0.52
便秘	1.05(1.68)	0.81(1.23)	0.24(1.29)	−0.34〜0.81	0.40

EVIDENCE SUMMARY

すでに高用量のオピオイドを内服しているがん患者の疼痛に対して，アセトアミノフェンを追加しても疼痛は軽減しない．

エビデンスを臨床に生かすコツ

　アセトアミノフェンは世界保健機関（WHO）の除痛ラダーでも第1段階で推奨されている薬剤であり，非ステロイド抗炎症薬（NSAIDs）と比較しても，肝機能障害を除けば安全性に優れた薬剤である．がん疼痛の薬物療法に関するガイドライン，National Comprehensive Cancer Network（NCCN）のガイドラインやEuropean Society for Medical Oncology（ESMO）のガイドラインでもオピオイドが投与されていない軽度の痛みのある患者に対して，アセトアミノフェンの投与を検討することが推奨されている．

　しかし，いずれのガイドラインにおいても，中等度や強度の痛みのあるがん患者に対するアセトアミノフェンの投与については推奨されてはいない．中等度以上の痛みに対してはオピオイドの投与が

推奨されており，これまでの研究報告からもオピオイドの有効性が示されている．また，すでに高用量のオピオイドが投与されているがん患者にアセトアミノフェンを併用することの有効性は示されていない．以上から，**アセトアミノフェンは軽度の痛みに対しては有効であるが，中等度以上の痛み，あるいはすでにオピオイドが投与されているがん患者に追加・併用する際には，効果について慎重に評価する必要があると考えられる．**

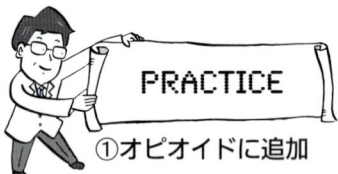

①オピオイドに追加

便秘や眠気などのオピオイドの有害事象のためにオピオイドの増量が困難な際に，アセトアミノフェンを併用してみるのも選択肢の1つになる．

ただし，大幅な除痛効果は期待できないので，アセトアミノフェンを継続するかについては，定期的な効果判定が重要である．

> 例　モルヒネ徐放製剤 200 mg/日に加えて，アセトアミノフェン 600〜1,000 mg を1日4回，6時間ごとに内服する．

②アセトアミノフェン静注薬

2013年からアセトアミノフェン静注薬としてアセリオ®が使用可能となり，内服が困難な患者には有用である．ただし，静脈ルートの確保と1日4回の点滴投与が，患者の負担にならないかについて検討することは必要である．

> 例　アセリオ® 1 gを15分で点滴．1日4回，6時間ごとに投与する．

A では，このケースではどうするか？

- **Ⓐを選んだ→10点**

    患者は麻薬の増量を希望していないにもかかわらず，眠気への対処もなくモルヒネを増量するのはどうだろうか．疼痛は軽減するかもしれないが，患者の満足度はあがらないのでは……．

- **Ⓑを選んだ→60点**

    患者の意向に沿って，アセトアミノフェンを追加してみるのは良いかも．ただし，高用量のモルヒネを内服しており，2,400 mg/日の投与では効果は限定的かもしれない．さらに工夫がほしいところ．

- **Ⓒを選んだ→80点** good!

    すでに高用量のモルヒネが投与されており，アセトアミノフェンの追加は効果としては乏しいかもしれない．ただし，患者の意向もあることからいったん併用して，効果がない場合にはオピオイドについて再検討するのが現実的だろう．合格！

このケースの解説

　このケースでは，すでに高用量のオピオイドが投与されているがん患者に**アセトアミノフェンを追加することが有用であるかを検討**することが重要である．

　「モルヒネ製剤の効果を認めるから，モルヒネ製剤を増量すれば良いじゃないか」と思ったあなた．たしかに，高用量のオピオイドが投与されている状況で，アセトアミノフェンを追加することは必ずしも有用ではないかもしれない．ただし，このケースではモルヒネ投与で眠気が出現しており，さらに**増量することで眠気が増悪**することも考えられる．さらに，患者はモルヒネ増量に対して抵抗感を示しており，**アセトアミノフェンの追加投与を希望**している．患者の意向を無視して，まずモルヒネを増量することは，副作用の点からも患者の満足度の点からも検討が必要である．

　回答❸のように，患者の意向に沿ってアセトアミノフェンを2,400 mg/日で併用してみることも現実的にはあるかもしれない．ただし，すでにモルヒネ 200 mg/日といった高用量のオピオイドが必要となっている患者である．軽度の疼痛に対してアセトアミノフェンを投与することは有効であるが，高用量のオピオイドと併用する際には，効果は限定的と思われる．

　アセトアミノフェンの効果が限定的かもしれないことを患者とも相談したうえで，患者が併用を希望するのであれば，併用を検討することも良いと思われる．ただし，アセトアミノフェンとしては鎮痛効果が期待できる最大投与量を，まずは数日間投与したうえで**効果判定を行うことが重要**である．漫然とアセトアミノフェンを継続することは，副作用，薬物相互作用や患者への負担も考慮して避けなければならない．このケースでもアセトアミノフェンの効果が乏しければ，**オピオイドの変更や鎮痛補助薬の追加**，可能であれば**放射線治療や神経ブロックの適応**について考慮することも重要である．

文　献

1) Stockler M et al：Acetaminophen（paracetamol）improves pain and well-being in people with advanced cancer already receiving a strong opioid regimen: a randomized, double-blind, placebo-controlled cross-over trail. J Clin Oncol 22：3389-3394, 2004
2) Mercadante S et al：The long and winding road of non steroidal antinflammatory drugs and paracetamol in cancer pain management：a critical review. Crit Rev Oncol Hematol 87：140-145, 2013

CASE 2　これは「突出痛」なのか？

大腸がん，肝転移があり外来通院中の患者さん．肝転移による痛みのために，オキシコドン徐放製剤（オキシコンチン®）20 mg錠を1日2回内服しています．レスキュードース（レスキュー）はオキシコドン速放製剤（オキノーム®）5 mgを1日に2回程度のようです．本人は，「何となくだけど，朝と夕方にレスキューがほしくなるんです」，「昼間はほとんど大丈夫です」，「レスキュー飲めばすぐに楽になるので，そんなには困っていません」といっています．家族は，「朝起きたときがちょっとつらそうなので，オキシコンチン®とオキノーム®を一緒に飲ませても良いですよね？」といっています．この患者さんには，どのように対応したら良いのでしょうか？

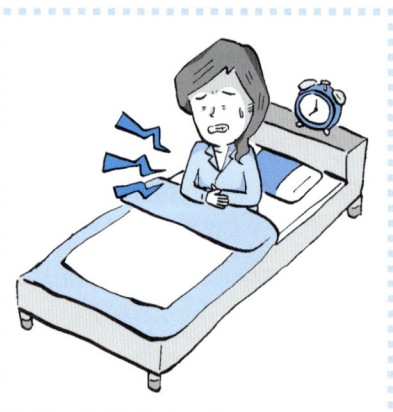

Q あなたならどうする？

Ⓐ 突出痛の回数があまり多くないので，特に処方は変えなくても良い．
Ⓑ レスキューを枕元に置いておいて，起床時にすぐ内服できるように指導する．
Ⓒ オキシコンチン®を内服している時間と，痛みが増悪する時間帯を確認する．

このケースを解くためのエビデンス

オピオイド鎮痛薬が定期的に投与されていて，「持続痛」が適切にコントロールされている患者に発生する一過性の痛みの増悪を「突出痛」という[1]．**この突出痛の誘因は何かを評価し，さらに持続痛との相違を明確に区別することが非常に大切である．**最近の突出痛に関する観察研究では，突出痛は出現しはじめてから5〜10分でピークに達すること，60分程度で自然に減衰すること，平均では1日3回程度であるが個人差もあることなどが指摘されている[2]．

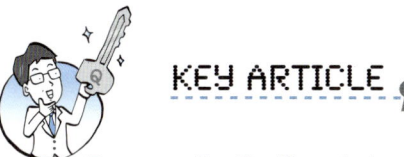

KEY ARTICLE

Zeppetella G：Breakthrough pain in cancer patients. Clin Oncol 23：393-398, 2011

がん患者における突出痛に関するレビュー．

突出痛には主として2つのサブタイプが存在する（**表1**）．痛みの誘因が明確な突出痛は「incident pain」と称せられ，意図的な動作によって誘発されるものや，膀胱などの攣縮によって生じるものも含まれる．これに対して，誘因が明らかでない突出痛はspontaneous painと呼ばれている．

表1　突出痛の種類

	性 質	例	頻 度
incident pain	予測可能な突出痛	移動 咳嗽 包帯交換 活動が増えること	32～94％
	予測不可能な突出痛	膀胱の攣縮 消化管の攣縮	
spontaneous pain	特定の誘因がない突出痛		28～45％

突出痛を考えるうえでもっとも大切なことは，持続痛が適切にコントロールされているかどうかである．定期的にオピオイド鎮痛薬を服用しているにもかかわらず，服薬前後の同じような時間帯に痛みが生じている場合は，「薬の切れ目の痛み」であって持続痛が適切にコントロールされているとはいい難い（**図1**）．この痛みはend-of-dose failureと呼ばれており，以前は突出痛の1つとして分類されていたが，最近は突出痛とは異なるものとして考えられるようになってきている．

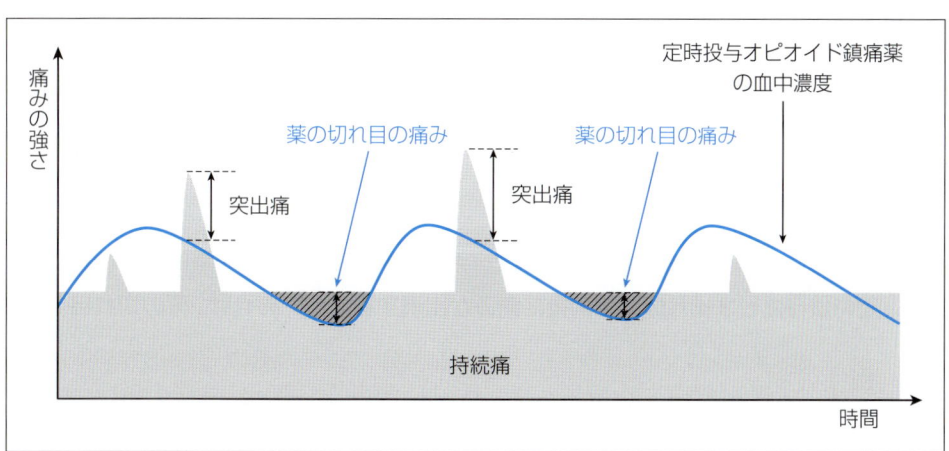

図1　突出痛と薬の切れ目の痛み
突出痛は，定時投与オピオイド鎮痛薬を超えて痛みが増悪するために生じる．
薬の切れ目の痛みは，定時投与オピオイド鎮痛薬の量が不足するために持続痛が痛みの増悪として認識される（斜線部分）．

EVIDENCE SUMMARY

オピオイド鎮痛薬を定期的に投与している場合，その前後に生じる痛みは突出痛よりも薬の切れ目の痛みを疑う必要がある．

エビデンスを臨床に生かすコツ

　突出痛と薬の切れ目の痛みの相違をチャート（図1）に示す．定時投与オピオイドの血中濃度が低下することにより，それまで抑えられていた持続痛が痛みとして感じられることになる．一方，突出痛は定時投与オピオイドの血中濃度を超えるほどの痛みであるので，両者の性質は異なる．

　オピオイド鎮痛薬を定期的に服用している患者が，一過性の痛みの増強を訴えたからといって積極的にレスキューを使うことをすすめているだけでは正しい鎮痛治療とはいえない．特に最近，フェンタニル口腔粘膜吸収剤などの，より即効性のあるレスキューが使えるようになっているが，持続痛が適切にコントロールされていた場合にはじめて開始することが推奨されている[1]．これらのレスキューを正しく使いこなすためにも，**突出痛と持続痛，さらに突出痛と薬の切れ目の痛みをきちんと区別すること**が重要である．

　突出痛と薬の切れ目の痛みとでは治療方法が異なる．突出痛であれば，レスキューの適切な使い方を指導し，定期投与オピオイドの増量を見直す．薬の切れ目の痛みであれば，持続痛のコントロールがはじめになされるべきであるので，定時投与オピオイドを増量するか投与間隔を短くするなどの方法が考えられる．

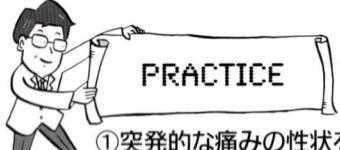

①突発的な痛みの性状を確認する．

例　痛みの原因があるかないか，出始めてからどれくらいでピークに達するか，どれくらい続く痛みか，持続する痛みと同じような痛みかどうかなどを確認する．

②痛みが増悪しやすい時間帯を確認する．

例　1日の中で痛みが強くなる時間帯があるかどうかを確認する．

③定時投与オピオイドの服用前後に痛みが出現するようであれば，薬の切れ目の痛みを疑う．

例　オキシコンチン®を8時，20時に内服している場合に，6〜8時や18〜20時ごろに痛みが増悪するようなことがあれば，薬の切れ目の痛みを疑う．

では，このケースではどうするか？

- ⓐを選んだ→**10点**
  レスキュー回数は多くはないが，患者が困っていることは確かであるので何らかの対応は必要だろう．まずは薬の切れ目の痛みを疑うべきである．
- ⓑを選んだ→**50点**
  迅速にレスキューが服用できる指導そのものは間違いではない．しかし，薬の切れ目の痛みであれば，定時投与オピオイド鎮痛薬を工夫することで，朝夕の痛みをゼロにすることが可能かもしれない．
- ⓒを選んだ→**100点**
  薬の切れ目の痛みを念頭に置いた評価であり，より良い鎮痛治療を心がけている証拠である．

このケースの解説

　このケースにおいてまずなすべきことは，**突発的に強くなる痛みはどのような痛みか，本当に突出痛か，持続痛との関連はどうかをきちんと確認**する必要がある．その次に，痛みが強くなりやすい時間帯の有無を確認することが大切である．このことは持続痛が適切にコントロールされているのかどうかの判断にもなる．入院中であればレスキューを服用する時間は記録化されるので，対応はしやすい．しかし，在宅では記録がむずかしいこともあるかもしれない．工夫としては痛み日記のような自己記入式の記録表があると有用である．たまたま，定時投与オピオイドの服用前に突出痛が発生する場合もあるので，ある程度パターン化した突出痛が同じような時間帯に出現するようであれば薬の切れ目の痛みを疑うことになる．

　痛みがあればレスキューを使うことは通常のことであり，患者に痛みを我慢させてはいけない．しかし，われわれが気づくことで痛みの出現が抑えられるのであれば，それにこしたことはない．このケースのような場合には，突出痛への対応ではなく，「**持続痛を適切にコントロールする**」ことの大切さをまず念頭に置くべきである．

文　献

1) Caraceni A et al：Guidelines for the management of breakthrough pain in patients with cancer. J Natl Compr Canc Netw 11[Suppl 1]：S29-S36, 2013
2) Davies A et al：Breakthrough cancer pain：an observational study of 1000 European oncology patients. J Pain Symptom Manage 46：619-628, 2013

CASE 3 「突出痛」らしい痛みに何を使うか？①

膵臓がんで化学療法中の患者さんですが，腹痛に対してモルヒネ徐放製剤 60 mg/日を内服しています．安静時の平均的な痛みは0～10（11段階）の Numeric Rating Scale（NRS）1 程度で，普段の生活はそれほど困っていません．1日に2～3回，NRS 4 程度の腹痛があるようです．レスキューとしてモルヒネ内用液 10 mg が処方されていますが，服用 30 分後には痛みは楽になり，その後には悪心や眠気などはありません．ときどき強くなる痛みは，1日の中で特に決まった時間帯に現れるというわけではないようです．「お腹はときどき痛くなるけれど，このレスキューというのがあるから安心なんです」と話しています．この患者さんに何を処方すれば良いでしょうか？

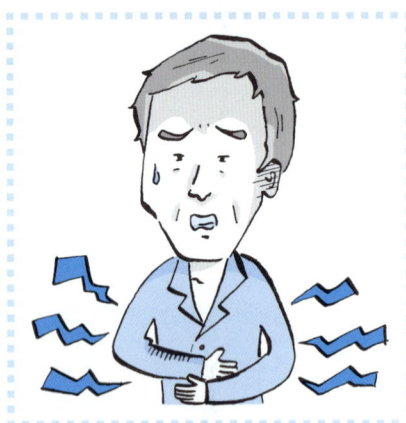

Q あなたならどうする？

- Ⓐ レスキューを上乗せして 1 日の定期投与オピオイドは 80 mg とし，レスキューもモルヒネ内用液 15 mg へ増量する．
- Ⓑ レスキューが効き始めるまでの時間，鎮痛効果や副作用の有無などをもう一度確認する．
- Ⓒ 最近，フェンタニル口腔粘膜吸収剤という薬が院内採用になったらしい．早く効くことは良いことなので，レスキューを変更する．

このケースを解くためのエビデンス

レスキューは定時オピオイド鎮痛薬と同じものを用いることが推奨されている．しかし，近年，**フェンタニル口腔粘膜吸収剤**のような新たな投与経路のレスキューが登場してきた．**効果発現時間が短い**ことは立証されているが，モルヒネなどの短時間作用型のオピオイド鎮痛薬と比較して臨床的な効果はさほど大きくないことも指摘されている．レスキューの選択肢は増えたが，はたしてどのように選ぶのが良いだろうか．

KEY ARTICLE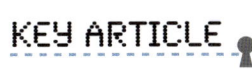

Twycross R et al：Palliative Care Formulary Canadian Edition, Palliative-drugs.com, Nottingham, 2010

フェンタニル口腔粘膜吸収剤の選択に関しての推奨.

フェンタニル口腔粘膜吸収剤は経口投与のオピオイド鎮痛薬と比較して薬価が高く，プラセボに比較して効果が大きいが，経口モルヒネとの直接的な比較あるいはフェンタニル口腔粘膜吸収剤同士の比較はいまだ限定的である．最適な使用には注意深い患者選択，投与量調整の訓練，効果の厳密なモニタリングが必要であるとされている．

英国では医薬品勧告委員会（Medicine Advisory Boards）など多くの機関が，フェンタニル口腔粘膜吸収剤は短時間作用型オピオイド鎮痛薬が適さない患者のみに限定するよう勧告している．

EVIDENCE SUMMARY

突出痛がモルヒネで適切に緩和されているのであれば，フェンタニル口腔粘膜吸収剤を無理に用いなくても良い．

エビデンスを臨床に生かすコツ

突出痛は出現し始めてからピークに達するまでの時間が短く，5〜10分程度であることが明らかにされている[1]．モルヒネやオキシコドンの速放製剤は短時間作用型オピオイド（short-acting opioid：SAO）と称されるが，鎮痛効果の発現までに時間がかかることが懸念される．一方，わが国でも使用可能となったフェンタニル口腔粘膜吸収剤は10〜15分と即効性が期待できるため，即効性オピオイド（rapid-onset opioid：ROO）と呼ばれている．これらの2タイプのレスキューをどのように使い分ければ良いだろうか．より早く効果が得られるのであれば，従来のSAOは必要なくなるのだろうか？答えはNoである．海外のガイドラインによるとレスキューの選択をする際には，**①持続痛が適切にコントロールされているかどうか，②より早い鎮痛効果の発現が必要かどうか，③作用時間が短いものが必要かどうか**，などが重要視されている[2,3]．作用時間が短いということは，レスキューを服用した後に眠気が遷延化しないことを意味している．従来のレスキューにより便秘や悪心などの副作用が生じるのであれば，フェンタニル口腔粘膜吸収剤に変更する価値はあると考えられる（**図1**）．

より質の高い突出痛治療を行うためには，常に患者に確認することである．レスキュー服用後の効果発現までの時間の確認，鎮痛効果や副作用の有無などを適宜評価することが重要である．

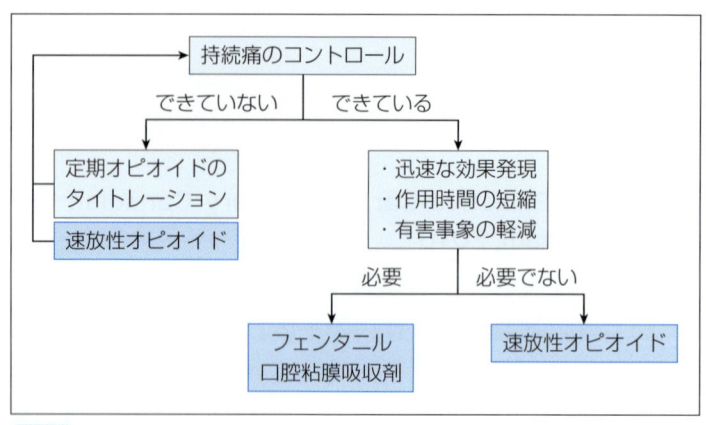

図1 レスキューの選択

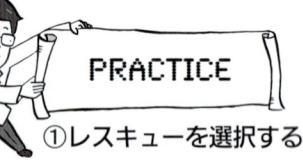

①レスキューを選択する．

　原則として定時投与オピオイド鎮痛薬と同じオピオイド鎮痛薬を選択する．しかし，フェンタニル貼付剤においては，持続痛がコントロールできるまではフェンタニル口腔粘膜吸収剤ではなくモルヒネあるいはオキシコドンの速放製剤を用いる．

　フェンタニル口腔粘膜吸収剤は服用方法がやや複雑である．わが国ではバッカル錠と舌下錠があるが，従来のレスキューに比べると服用方法，服用時間など制約が多い．その背景には，フェンタニルの血中濃度が急激に上昇するために強い眠気や呼吸抑制などの有害事象が生じやすいという事実がある．したがって，患者・家族がルールを守ってきちんと使えるという保証がないのであれば，安易に処方は控えるべきだろう．

　鎮痛効果はある，副作用はない，でも使いにくいというのでは良い鎮痛薬とはいえない．特に予測できない突出痛がある場合には，いつでも手元にあってすぐ使えるレスキューのほうが望ましい．患者にとっての利便性や好みというのも選択肢の1つになる．また，後発の薬剤は付加価値が高められているものが多く，当然コストは高くなる傾向にある．経済的側面も薬剤を選択する要素の1つではないだろうか[4]．

②レスキューの効果を確認する．

　効き始めるまでの時間はどのくらいか，効果は十分にあるのかなどを尋ねる．

③レスキューの副作用を確認する．

　レスキューを服用した後に副作用で困っていないかを聞く．特に眠気，悪心などには注意する必要がある．また，フェンタニル貼付剤を使っている場合に，モルヒネやオキシコドンをレスキューとして用いることにより便秘が生じてしまうケースなどもあるので，注意を要する．

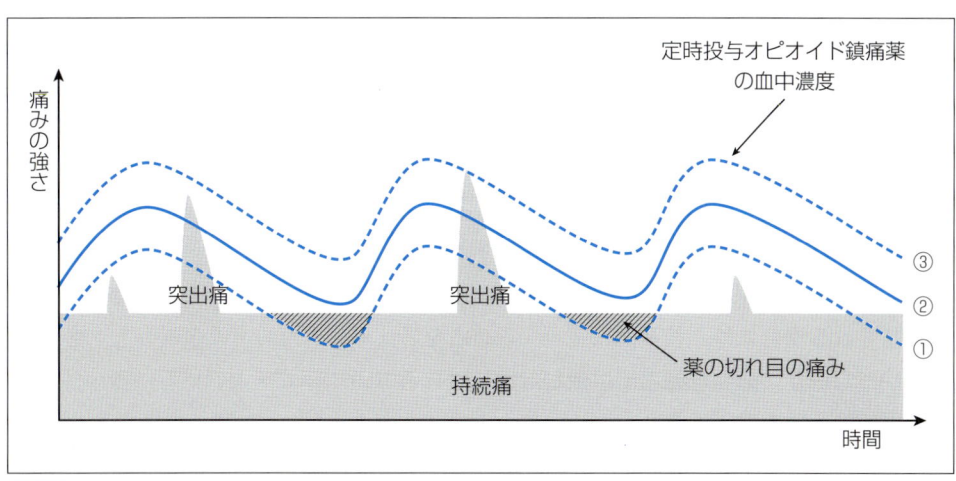

図2 持続痛・突出痛とオピオイド鎮痛薬の投与量
①少ない：持続痛が十分にコントロールされていない(斜線部分).
②ちょうど良い：突出痛にはレスキューで対応できる.
③多い：突出痛はなくなるが，過量となって眠気・せん妄が生じうる.

では，このケースではどうするか？

- **Ⓐを選んだ→20点**

　定時投与オピオイドの増量という点では，必ずしも間違いではない．しかし，日常生活が困っていないということは，持続痛は比較的コントロールされているのであるから，無理に増量する必要はない．突出痛をゼロにしようとすることで，眠気やせん妄が誘発される可能性があるので注意を要する(**図2**)．また，定時投与オピオイドを増量した際に，必ずレスキューも増量しなければならないということはない．ベースのオピオイド量と有効なレスキュー量との間には相関関係はないことが明らかにされているので(KEY ARTICLE)，鎮痛効果が得られているのであればレスキュー量の調整は必要ないということになる．

- **Ⓑを選んだ→100点** good!

　まずは今のレスキューで問題はないのかどうか確認することが大切である．ついつい，NRSやレスキュー回数による評価が中心となりがちであるが，患者が突出痛に対処できているのかどうかは重要な情報である．突出痛を過小評価することなく，ていねいに確認していくことは質の高いがん疼痛治療には欠かせない．

- **Ⓒを選んだ→0点**

　フェンタニル口腔粘膜吸収剤を選択するためには，それなりの理由が必要である．**図1**に示すように持続痛がコントロールされていることが大前提であるが，このケースの場合にはモルヒネ内用液で突出痛は対応できているので，レスキューをあえて変更しなければならない理由はない．より早い鎮痛効果を得る必要がある場合，レスキューの作用がより短時間であることが望まれる場合などには変更することを考えてみると良い．

このケースの解説

　レスキューの選択を改めて考えさせられるケースである．目の前に新しいレスキューがあれば，使ってみたくなるのは医者の性かもしれない．しかし，興味本位で処方するのであれば，患者にとって恩恵となることはない．このケースではモルヒネ速放製剤でうまくいっているわけなので，あえて冒険をおかしてまでレスキューを変更する必要はない．モルヒネでは問題がある場合，もっと良い突出痛治療が望まれる場合には，積極的に変更することを考えるべきだろう．すなわち，**必要以上に使いすぎてもいけないが，必要な患者には使わなければならない**．一人一人の患者にとって，何がもっとも良いレスキューかを常に意識しながら対応をすることが求められている．

　回答 Ⓐ のように，定時オピオイドの増量を安易に行うことも避けたいところである．突出痛がないにこしたことはないが，**突出痛を撲滅することにばかり着目してしまうのも良くない**．必要以上に定時オピオイドを投与することで過度の眠気やせん妄を招き，患者の満足度が低い治療になってしまうのは残念なことである．

文　献

1) Davies A et al：Breakthrough cancer pain：an observational study of 1000 European oncology patients. J Pain Symptom Manage 46：619-628, 2013
2) Caraceni A et al：Use of opioid analgesics in the treatment of cancer pain：evidence-based recommendations from the EAPC. Lancet Oncol 13：e58-e68, 2012
3) Caraceni A et al：Guidelines for the management of breakthrough pain in patients with cancer. J Natl Compr Canc Netw 11［Suppl 1］：S29-S36, 2013
4) Smith HS：Considerations in selecting rapid-onset opioids for the management of breakthrough pain. J Pain Res 6：189-200, 2013

CASE 4 「突出痛」らしい痛みに何を使うか？②

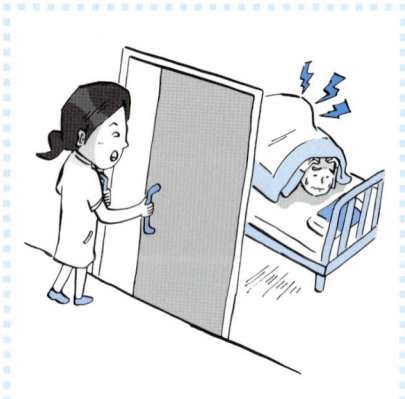

肺がん・胸膜浸潤がある患者さんで，モルヒネ徐放製剤 60 mg/日を定時内服しています．普段は痛みを忘れていられるそうなのですが，1日に3回ぐらい右胸部痛が0〜10（11段階）の Numeric Rating Scale（NRS）で5ぐらいにまで増強するようです．レスキューとして，モルヒネ速放製剤 10 mg が処方されていたのですが，あまり使いたがらないと看護師から報告がありました．本人は「そんなにつらくはないよ」，「30分ぐらいすると良くなるから薬はいらないよ」といっていましたが，夜勤の看護師によると布団をかぶって我慢していた様子です．さらに，「あの薬（モルヒネ速放製剤）は効かないわけじゃないけど，すぐに効かなくてね」，「あれを飲んだ後にしばらく眠くなるのがちょっとね」と話していたそうです．この患者さんに対してどのように対処したら良いでしょうか？

Q あなたならどうする？

- Ⓐ モルヒネ徐放製剤の定期投与量を 80 mg/日へ増量する．
- Ⓑ モルヒネ速放製剤を 15 mg/回へ増量する．
- Ⓒ レスキューをフェンタニル口腔粘膜吸収剤に変更する．

このケースを解くためのエビデンス

突出痛に対してはレスキューを用いることが基本である．原則は定時オピオイド鎮痛薬と同じ薬剤を用いることが推奨されているが，**より早い鎮痛効果が求められる場合にはフェンタニル口腔粘膜吸収剤がレスキューの候補となりうる．**

KEY ARTICLE

Coluzzi PH et al：Breakthrough cancer pain：a randomized trial comparing oral transmucosal fentanyl citrate (OTFC) and morphine sulfate immediate release (MSIR). Pain **91**：123-130, 2001

対象 突出痛のある134例のがん患者

方法 突出痛に対するクエン酸フェンタニル口腔粘膜吸収剤（OTFC）またはモルヒネ速放製剤の比較試験（二重盲検化，ダブルダミー，多重クロスオーバー比較試験）

結果 フェンタニル口腔粘膜吸収剤はモルヒネよりも迅速な鎮痛効果が得られる（**図1**）．

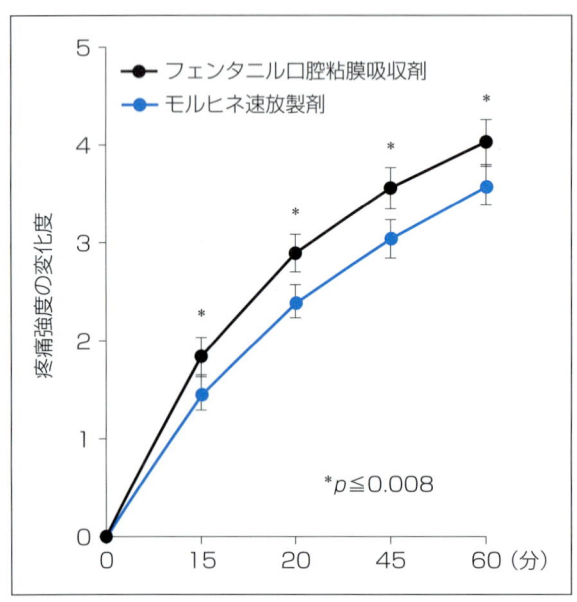

図1 レスキュー投与後の疼痛強度の変化度

EVIDENCE SUMMARY

突出痛に対してモルヒネ速放製剤の鎮痛効果が遅い場合，レスキューをフェンタニル口腔粘膜吸収剤へ変更することを検討する．

エビデンスを臨床に生かすコツ

従来のモルヒネやオキシコドンなどの短時間作用型オピオイド（short-acting opioid：SAO）では鎮痛効果が遅い場合，即効性オピオイド（rapid-onset opioid：ROO）への変更により，より早い鎮痛効果が期待できる．さらに，このケースのように**モルヒネを服用した後の眠気が不快な場合には，レスキューをフェンタニル口腔粘膜吸収剤へ変更する価値がある**．フェンタニル口腔粘膜吸収剤は服用から15分において，疼痛強度の変化度がモルヒネよりも大きいことが明らかにされている（**図1**）．その鎮痛効果は60分経過してもモルヒネよりも強いことも示されており，モルヒネに比べてより理想的なレスキューともいえる．しかし，他のフェンタニル口腔粘膜吸収剤とモルヒネやオキシコドンを比

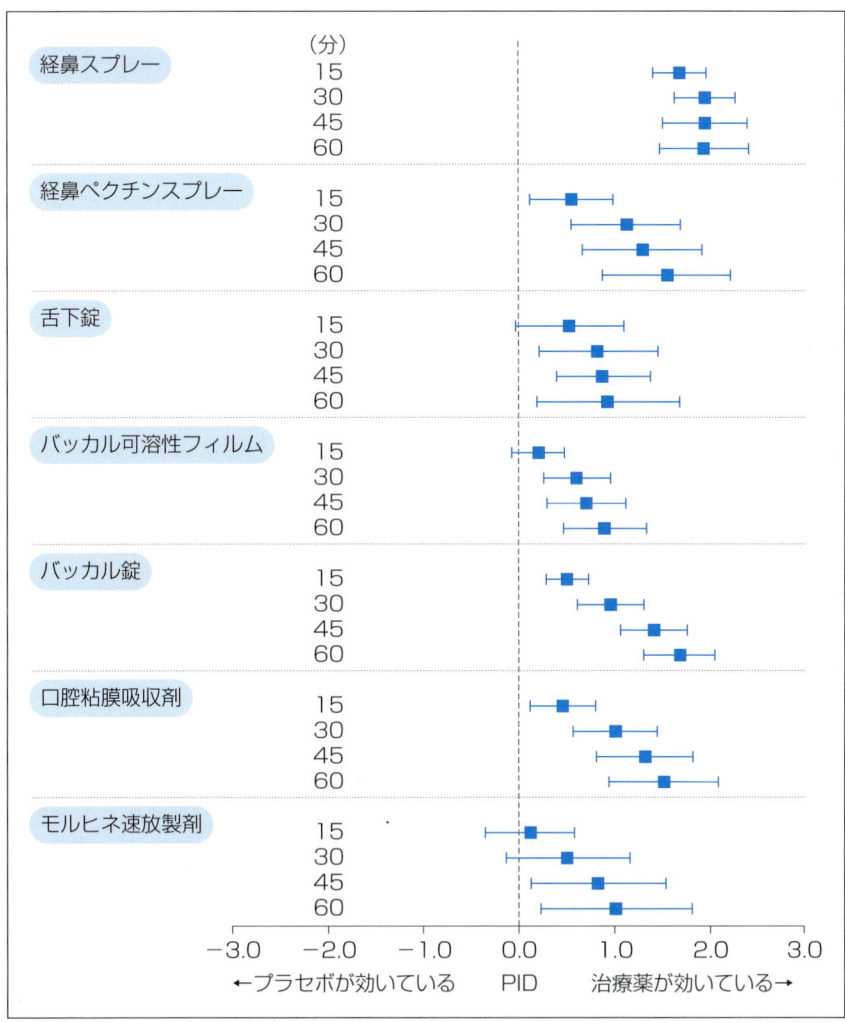

図2 フェンタニル口腔粘膜吸収剤とモルヒネ速放製剤の鎮痛効果
PID：pain intensity difference（レスキュー前後でのNRSの変化量）.

較した臨床試験は少なく，フェンタニル製剤同士を head-to-head（1対1）で直接比較した試験も非常に少ない[1]．このような状況下において，プラセボを軸としてレスキュー同士を間接的に比較する解析が試みられている[2]．この解析方法によると，フェンタニル口腔粘膜吸収剤はいずれもモルヒネ速放製剤に比較して，迅速な鎮痛効果をもたらすことが示唆されている（**図2**）．

ただし，良いことばかりでもなく，**フェンタニル口腔粘膜吸収剤は投与方法，投与量の調節，鎮痛効果や副作用の評価など，従来のレスキューよりも慎重に用いる必要がある**．即効性があるということは，血中のフェンタニル濃度が急上昇することであり，過量や不適切な投与により過度の眠気や呼吸抑制が生じうることも認識しておくべきだろう．医師には突出痛のアセスメント，適切な患者選択や正しい処方，看護師には突出痛のアセスメント，レスキューの効果と副作用の評価，患者・家族の希望の確認，そして薬剤師には正しい情報提供，適切な服薬指導と管理などが求められる．薬そのもののもち味を十分に引き出すためには，患者・家族（あるいは介護者）と医師・看護師・薬剤師らが協

力し合う必要がある．まさに多職種チーム医療が求められる薬剤であることは間違いない．

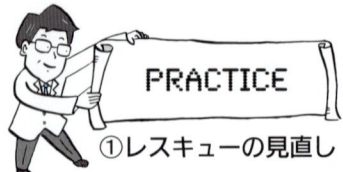

PRACTICE

①レスキューの見直し
　効き始めはどのくらいか，鎮痛効果は十分か，副作用で困っていないかなどを確認する．

②フェンタニル口腔粘膜吸収剤の開始
　製剤に関する説明，服薬指導などを適切に行う．

③効果，副作用と服用できているかどうかの確認
　鎮痛効果，眠気や悪心などの副作用がないかどうか，製剤を正しく使いこなせているかどうかを再確認する．

④タイトレーション
　バッカル錠，舌下錠のいずれも最小用量から開始し，有効用量となるまで調整する．

A では，このケースではどうするか？

- **Ⓐを選んだ→10点**
　普段は持続痛であまり困っていないにもかかわらず，増量することで眠気が増悪する可能性がある．したがって，このケースでは突出痛への治療を中心に考えるほうが良い．

- **Ⓑを選んだ→30点**
　定時投与オピオイド量と有効なレスキュー量との間には相関関係がないことは明らかにされている（KEY ARTICLE）．したがって，突出痛への鎮痛効果を期待してレスキューを増量することは理にかなってはいる．しかし，効き始めるまでに時間がかかり，患者はその後の眠気で困っているわけであり，モルヒネを増量しても解決にはならない．

- **Ⓒを選んだ→100点** good!
　このケースは，フェンタニル口腔粘膜吸収剤の良い適応と考えられる．変更してみる価値は十分にあろう．

このケースの解説

　このケースでは，より早く，かつ副作用を少なく突出痛を軽減させることが問われている．
　回答Ⓐのように，とりあえずベースアップというのは避けたいところである．定期投与オピオイドをタイトレーションするための方法として，持続痛がコントロールされていないとき1日に使用し

たレスキューの合計量を上乗せすることはある．しかし，**持続痛がコントロールされている状態でベースアップを行うことは不適切**である．やはり，持続痛と突出痛の区別が何よりも重要である．

　過去には回答 ❸ を選択するか鎮痛補助薬の追加など別のアプローチが考えられていたのかもしれない．また，かつてはとりあえず定時処方薬と同じ種類のレスキューを用意しておけば良かったのかもしれないが，ROO の登場でもっと質の高いがん疼痛治療をめざすことができるようになった．コストや使い勝手などの課題もあることは事実であるが，ROO の適応があると考えられるケースを見逃さずに積極的に突出痛治療を行っていくことは患者の生活の質（QOL）を高めることに繋がる．

　突出痛およびレスキューの効果・副作用の評価は非常に重要である．このケースにおいてもレスキューの出しっ放しは論外であり，処方したのであれば本当にそれで良いのか，間違いはないのかを常に確認する必要がある．特に**フェンタニル口腔粘膜吸収剤はROO**であり，**過度の眠気や呼吸抑制に対しては慎重に対応**することが求められる．突出痛に特化した評価方法も開発されてきており[3]，今後はこうしたツールを利用することも有用だろう．

文　献

1) Smith HS：Considerations in selecting rapid-onset opioids for the management of breakthrough pain. J Pain Res 6：189-200, 2013
2) Zeppetella G et al：A network meta-analysis of the efficacy of opioid analgesics for the management of breakthrough cancer pain episodes. J Pain Symptom Manage 47：772-785, 2014
3) Webber K et al：Development and validation of the breakthrough pain assessment tool（BAT）in cancer patients. J Pain Symptom Manage 48：619-631, 2014

CASE 5 膵臓がんの痛み（神経を巻き込む痛み）にオキシコドンはより効果的なのか？

大動脈周囲への局所浸潤を伴う膵臓がんの患者さん．初診時にすでに心窩部から背中のほうに抜ける痛みを訴え，非ステロイド抗炎症薬（NSAIDs）を開始しました．いったんは，痛みもマシになったと満足し，順調に外来化学療法を受けていたのですが，先月のはじめごろより痛みが強くなってきて，昼間も気になるようになっています．Numeric Rating Scale（NRS）5/10程度の持続痛を認めるので，そろそろ内服のオピオイドを開始しようと思います．モルヒネ製剤とオキシコドン製剤のどちらを開始するのが良いのでしょうか？　あるいは他に何か方法があるのでしょうか？

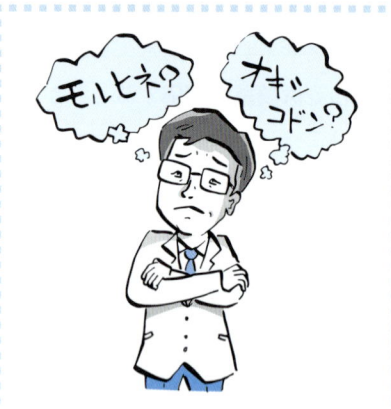

Q あなたならどうする？

Ⓐ 歴史・エビデンスとも豊富で使い慣れたモルヒネ経口剤を開始する．
Ⓑ 神経障害性疼痛を伴う内臓痛に効果が期待されているオキシコドンを開始する．
Ⓒ まず腹腔神経叢ブロックを行う．

このケースを解くためのエビデンス

実験レベルでは，モルヒネよりもオキシコドンのほうが内臓痛に効果が高いことが期待されており，それは局所の鎮痛効果にまさるκ受容体に親和性が高いからと考えられている．局所浸潤を伴う膵臓がんの内臓痛に対して，モルヒネとオキシコドンの効果と副作用を直接比較する無作為化比較試験が報告された．

KEY ARTICLE

Mercadante S et al：Morphine versus oxycodone in pancreatic cancer pain

CASE 5. 膵臓がんの痛み（神経を巻き込む痛み）にオキシコドンはより効果的なのか？

a randomized controlled study. Clin J Pain **26** : 794-797, 2010

対象 遠隔転移を認めず，局所浸潤を伴う60例の膵臓がん患者

方法 モルヒネ群とオキシコドン群にランダムに振り分けて，その鎮痛効果，副作用（悪心・眠気・せん妄・口渇・便秘），薬剤増加量を比較する．

結果 モルヒネ，オキシコドンを比較したところ，鎮痛効果，副作用とも差がなかった（**図1**）．

EVIDENCE SUMMARY

　動物実験を含む研究レベルでオキシコドンは，モルヒネとは異なりオピオイド受容体のκ受容体への親和性が高いと考えられている．κ作動薬はいくつもの内臓痛モデルの結果から，局所の炎症を伴うような内臓痛には，モルヒネよりも鎮痛効果が高いとされていた．神経浸潤を伴う膵臓がんの内臓痛は局所的な神経因性疼痛が起こりやすく，オキシコドンのほうがモルヒネよりも効果が高いのではないかと期待されたが，実際の患者への投与比較試験では，鎮痛効果も副作用も差を認めることはできなかった．

エビデンスを臨床に生かすコツ

　膵臓がんは，消化器がんの中でも膵臓周囲への浸潤傾向が強く，腹腔神経叢を巻き込むことによって強い内臓痛を引き起こす場合が多いことで有名ながんである．前述のとおりオキシコドンは，モルヒネよりも内臓痛に対する鎮痛効果がより高いと期待されていた．しかし，遠隔転移や骨転移を伴わず局所への神経浸潤を伴う膵臓がん患者を2群に分けて，モルヒネとオキシコドンを直接比較したところ，実際には大きな違いは観察されなかった．

　そして二重盲検ではないものの，がん疼痛を伴う膵臓がん，乳がん，肺がん，消化管がんなど各種のがん患者200例を対象として，モルヒネとオキシコドンを投与する無作為化比較試験が2015年に報告された[1]．モルヒネ，オキシコドンのどちらを第一選択にしても効果・副作用の面で差がなく，第一選択のオピオイド導入中に副作用もしくは鎮痛効果不十分なためにモルヒネからオキシコドン，もしくはオキシコドンからモルヒネにオピオイドスイッチしてもその後の鎮痛効果や副作用に差がなかった．

　これらの知見から，**オキシコドン，モルヒネのどちらを先に投与しても，効果と副作用の面では大きな違いがないことがわかったので，とりあえずは今までと同様に，疼痛以外の症状の有無や，価格面，剤形などから，個々の患者の状態に合わせて選択していくことになる**だろう．

　では，薬剤以外の選択肢として，腹腔神経叢ブロックはどうだろうか．これまでにいくつかの無作為化比較試験を含む系統的レビューが報告されており[2,3]，腹腔神経叢ブロックは薬物療法のみで疼痛管理を行った群と比較して，鎮痛効果にはアドバンテージを認めるが，予後には大きな違いを認めないとしている．生活と質（QOL）については研究によりスケールが異なるため，一定の評価は出せていない．

　腹腔神経叢ブロックを行った患者群に統計学的に有意な副作用は認めず，むしろ便秘の発現率が低

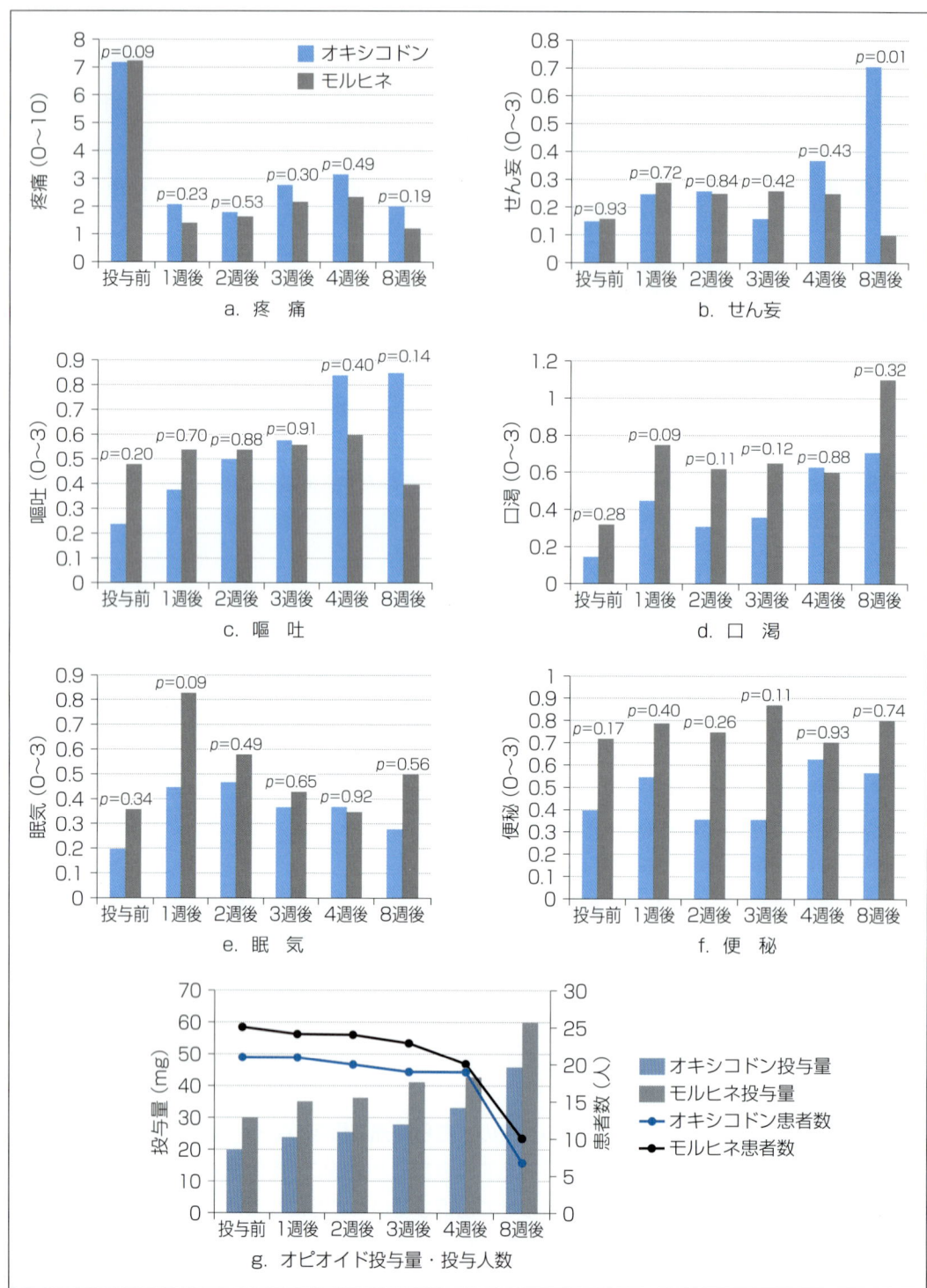

図1 オキシコドンとモルヒネの鎮痛・副作用・投与量の比較

かった．これはオピオイドが減量できることでオピオイドの総使用量が少ないため，便秘の副作用が軽減している可能性がある．あるいは腹腔神経叢ブロックの副作用である下痢が，オピオイドの便秘の副作用を打ち消している可能性も考えられる．どの研究においても，腹腔神経叢ブロック群でオピオイドが併用されているため，オピオイドに替わるほどの鎮痛効果があるかどうかは判断できない．腹腔神経叢ブロックは，あくまでもオピオイドを含む薬物療法の補助的な治療であると考えられる．

しかし，コントロールがむずかしい膵臓がんの内臓痛に対して，たいした副作用もなく鎮痛効果を上乗せできることは，大きなアドバンテージである．日々の薬剤量が減量することは，患者の負担の軽減に繋がる．また，オピオイド投与量を減量できれば，用量依存的に増悪する副作用を予防・軽減することに繋がり，さらに罹病期間の中でも全身状態が良いと考えられる罹病初期に高い鎮痛効果を得ることができれば，QOLの改善に繋がることが期待できる．

現在までの腹腔神経叢ブロックに関する臨床研究では，1日を通じてのVisual Analog Scale（VAS）を評価しているが，臨床的に問題となる突出痛の頻度，強度についてはよく検討されていない．もしも腹腔神経叢ブロックが突出痛を軽減するのであれば，非常に大きな利点となる可能性がある．

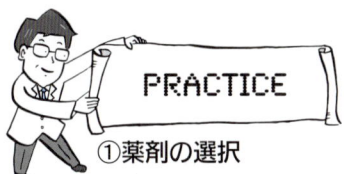

①薬剤の選択

モルヒネとオキシコドンの効果・副作用には大きな違いがないため，疼痛以外の症状の有無や，価格面，剤形などから個々に合わせて検討する．

②腹腔神経叢ブロックの検討

施術できる施設は限られるかもしれないが，今後オピオイドの増量により副作用が懸念される場合や，何らかの事情であまりオピオイドを増やしたくない場合では，早いうちに腹腔神経叢ブロックを検討するのも1つの方法といえるだろう．膵臓がんは進行が早く腫瘍も大きくなりやすい．透視下，CTガイド下などの背部からのアプローチがむずかしい場合でも，超音波内視鏡を使用し，経胃的に腹腔神経叢ブロックが可能なことがある[4]．それでも穿刺ルートが確保できない場合や，大量に腹水が貯留してしまった場合，穿刺を伴う腹腔神経叢ブロックは施行できなくなる．施術のタイミングを逃してしまうことになるので，膵臓がんの広がりがすすみすぎないうちに，適応を検討する必要がある．

では，このケースではどうするか？

- **Ⓐを選んだ→60点**
  もっとも歴史があり使い慣れた薬は，効果の確実性の面からも，副作用対策の面からも，安定して処方できる薬である．合格！

- **Ⓑを選んだ→65点**
  オキシコドンの優位性についてよく勉強していることに敬意を表して5点を加点．合格！

- **❸を選んだ→50点**
  オピオイドより腹腔神経叢ブロックを優先したほうが良いというエビデンスはなく，まずは薬物療法を考えるべきであろう．ただし，早い時期からブロックの適応については考えておいたほうが良いだろう．

このケースの解説

　実際日々の臨床の現場に従事している方の立場からは，今回のエビデンスの結論は当たり前過ぎて，記憶にもとどまらないかもしれない．しかし，なぜ今回わざわざこのエビデンスを取り上げたのか．モルヒネとオキシコドンの使用感がたいして変わらないという結果を伝えたいわけではなく，読者とともに世の中に溢れるエビデンスとの向き合い方を考えてみたいからである．

　日々たくさんのエビデンスが報告されているが，その中にはヒトを対象にした研究もあれば，ラットなど動物を対象にしている研究もある．**動物実験を含む実験的な観察研究ではオキシコドンとモルヒネの違いを認めたものの，患者を対象とした研究ではその違いを観察できなかった．**

　動物実験で得られた知見がヒトには適応できないとは，どういうことだろうか．薬理機序など主に動物実験を中心に積み上げられたエビデンスが，人間にも適応できる知見であるのか，一つ一つ再検証が必要ということである．

　基礎的な研究の知見だけではなく，今まで行っていた臨床の手法や治療法を再検証するようなエビデンスが，これから蓄積されていくだろう．今まで当たり前のようにやっていたことが，あまり効果がないとされるかもしれない．

　論文を読む際には，結果だけではなく何を対象としているのかに注目してほしい．そして，製薬メーカーやエキスパートが話している内容をそのまま受け入れるのではなく，批判的に読む必要があるだろう．論文に報告された新しい知見は，臨床現場で患者にどれほどの益をもたらすだろうか．統計学的に有意差を認めても，実際の現場では患者の益を変えるほどの違いがないかもしれない．そういう意識をもちながらエビデンスと向かい合う姿勢が必要である．

文献

1) Riley J et al：Morphine or oxycodone for cancer-related pain? A randomized, open-label, controlled trial. J Pain Symptom Manage 49：161-172, 2015
2) Yan BM et al：Neurolytic celiac plexus block for pain control in unresectable pancreatic cancer. Am J Gastroenterol 102：430-438, 2007
3) Arcidiacono PG et al：Celiac plexus block for pancreatic cancer pain in adults. Cochrane Database Syst Rev：CD007519, 2011
4) Puli SR et al：EUS-guided celiac plexus neurolysis for pain due to chronic pancreatitis or pancreatic cancer pain：a meta-analysis and systematic review. Dig Dis Sci 54：2330-2337, 2009

CASE 6 メサドンを使い出す前と後のモニタリング
── QT 延長症候群

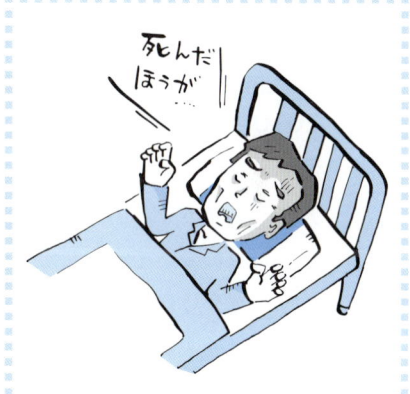

65歳の男性で，肺がんで胸壁浸潤による背部痛が続いています．当初オキシコドン内服を開始し，定時薬のオキシコドンを180 mg/日まで増量後もペインスケール Numeric Rating Scale（NRS）7/10 の強い痛みが残存するため，フェンタニル貼付剤に変更しました．さらに，レスキューの使用回数に応じて貼付剤を150 μg/時（経口モルヒネ換算で360 mg/日）まで漸増後も痛みはNRS 7/10で改善がみられません．レスキューとしてオキシコドン速放製剤 40 mgを内服しても痛みの改善に乏しく，鎮痛補助薬としてプレガバリン 100 mg 1日2回，ノルトリプチリン 20 mg眠前1回，ケタミン持続静脈内投与 50 mg/日を併用していますが，患者は「こんなに強い痛みが続くのなら死んだほうがましだ」と訴えています．眠気や口渇のため現在使用中の鎮痛薬や補助薬の増量は困難です．数日前より夜間不穏が出現したため，ハロペリドール 2.5 mg（1/2アンプル）を就寝時に点滴静注しています．生命予後は数ヵ月程度と見込まれています．

併存疾患として肺塞栓症（ワルファリン内服中）と腎機能低下（血清クレアチニン値は 2.0 mg/dL）があります．疼痛を改善する方法として，メサドンの開始を検討していますが，スクリーニングの心電図ではQTc 460 msと延長が認められました．この場合にどう対応すれば良いでしょうか？

Q あなたならどうする？

- Ⓐ 患者の苦痛が極に達しているため，苦痛緩和のための鎮静（セデーション）を開始する．
- Ⓑ メサドン開始による利益とリスク（QTc延長関連など）について患者・家族と話し合い，患者（家族）が了解した場合にメサドンを開始する．
- Ⓒ メサドンを断念し，硬膜外ブロック（硬膜外持続鎮痛）を試す．

このケースを解くためのエビデンス

複数の強オピオイド鎮痛薬や鎮痛補助薬にも抵抗性の難治性がん疼痛で，このケースのように他に良い選択肢がない場合，メサドンが選択肢として検討される．しかしながら，QTc時間の延長がみ

られる場合には，リスクと利益のバランスを勘案し納得のいく話し合いを行ったうえで，メサドンを開始するか否か決定する必要がある．ただし，本剤は安全かつ適正な使用を担保するため，全例調査を含む厳正な管理体制下のみで処方可能である点に留意する．処方の際は，わが国で本剤を安全に使用するために作成された『メサペイン®錠適正使用ガイド』の内容を遵守し，リスクおよび利益を勘案し本剤を開始する利益のほうが大きいと判断される場合にのみ，処方を検討する．

KEY ARTICLE

① Reddy S et al：The effect of oral methadone on the QTc interval in advanced cancer patients：a prospective pilot study. J Palliat Med **13**：33-38, 2010

対象 がん疼痛の治療目的でメサドンを使用した緩和ケア患者100例

方法 メサドンを開始前と開始後3回（2週後，4週後，8週後にわたり，QTc時間の延長の有無について測定した．QTc時間の正常上限値は男性430 ms，女性450 msとした．有意なQTc延長は，開始前と比較して25％以上の延長または500 ms以上と定義した．

結果 メサドン内服開始前のQTc延長は約30％にみられたが，開始後にQTcが500 msを超えた症例は非常に少なく（2週後2％，4週後0％，8週後0％），臨床的に問題となった症例は皆無であった（表1）．

表1 メサドン開始前と開始後（第2，第4，第8週）におけるQTc時間の推移

	ベースライン ($n=100$)	2週後 ($n=64$)	4週後 ($n=39$)	8週後 ($n=28$)
メサドン量中央値（Q1～Q3）[mg]	―	23（10～30）	15（10～23）	28（11～38）
QTc平均値[ms]（SD）	427（27）	430（22）	375（41）	373（41）
QTc中央値[ms]（Q1～Q3）	430 （411～444）	431 （421～441）	380 （344～404）	380 （341～396）
QTc＞ULN*	28（28％）	20（31％）	3（8％）	3（11％）
QTc＞500 ms	0（0％）	1（2％）	0（0％）	0（0％）
QTcが開始時より10％以上延長	―	5（8％）	1（3％）	1（4％）
QTcが開始時より25％以上延長	―	0（0％）	0（0％）	0（0％）

*QTc正常値上限：男性 430 ms，女性 450 ms．
SD：標準偏差，ULN：正常値上限．
Q1：下四分位値．
Q3：上四分位値．
ベースライン：開始前（投与開始前）．

② Sekine R et al：The successful use of parenteral methadone in a patient with a prolonged QTc interval. J Pain Symptom Manage **34**：566-569, 2007

QTc延長があっても患者の痛みが非常に強く，対応策がみつからなければ，メサドンの開始を検討せざるをえない場合がある．個々の患者の利益とリスクに関して慎重に多職種チー

ムで判断する．特に，リスクに関する説明を患者，家族にしっかり行うことが重要である．ちなみにメサドンは静脈内投与のほうが内服よりも QTc 延長，致死性不整脈のリスクが高いとされており，注意が必要である．

EVIDENCE SUMMARY

- メサドン開始前後では，心電図による QTc 時間の定期的なモニタリングが望ましい．
- QTc が正常上限値以上かつ 500 ms 未満の場合は，メサドン開始前に患者・家族にリスクと利益に関するカウンセリングを実施し，了解が得られた場合にのみ処方を行う．
- 500 ms 未満の QTc 延長によるリスクを理解したうえでメサドンを開始する場合には，QTc 延長のリスク軽減となるあらゆる対策を検討しこれを実施する．
- 緩和ケア患者を対象に疼痛管理目的で経口投与した場合には，定期的な QTc のモニタリングにより QTc 延長関連のリスクは最小限に軽減できる．

エビデンスを臨床に生かすコツ

　メサドンは先行する強オピオイド(モルヒネ，オキシコドン，フェンタニル)を増量しても除痛困難な，いわゆる難治性疼痛に対して限定的に処方すべき薬剤として，わが国では位置付けられている．
　同じく，他の鎮痛補助薬も検討する必要がある．メサドンを考慮するレベルの難治性疼痛では，高侵襲性でリスクが高い神経ブロックの適応も探るべきである．
　メサドン開始の適応となりうる症例で開始前の QTc が 500 ms 未満であっても少しでも延長していれば，メサドン開始は断念すべきだろうか？　この場合には QTc 延長の原因になっている因子(表2)をチェックし，個々の患者の QTc 関連リスク評価を行い修正可能なリスク因子があればただちに補正もしくは除去する．

表2　メサドン開始前に QTc 延長がみられた患者のリスク因子

	患者数(%)
薬　剤*	21(75)
1．一般的に TdP のリスクを抱える	3(11)
2．QTc 延長あるいは/また TdP に関連したいくつかの報告	7(25)
3．一定条件下で TdP あるいは/また QTc 延長のリスクを抱える	11(39)
心構造疾患	7(25)
冠動脈疾患	5(18)
うっ血性心不全	2(7)
心臓弁膜症	1(4)
女　性	5(18)
電解質異常	3(11)
低カリウム血症	2(7)
低カルシウム血症	2(7)
同定できないリスク因子	6(21)

*QTc 延長に関連する薬剤は，Arizona CERT が設定した基準に基づいて分類した．
TdP：Torsade de Pointes.
[メサペイン®錠適正使用ガイド第二版，メサペイン®安全性評価委員会(監)，帝國製薬，香川，2013 より]

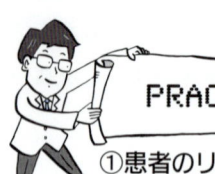

PRACTICE

①患者のリスクを事前に評価する.
　QTc延長のリスク因子を同定し，電解質異常や，リスクの高い他の薬剤を使用している場合は，電解質補正を行いQTc延長の被疑薬を中止する.

② QTc 時間のリスクや，電解質，心電図の定期的な測定が必要であることを患者・家族に説明する.
　致死性不整脈が生じるリスクがある場合は，そのリスクは定期的なQTcのモニタリングによって最小限[1]にすることができる.

③投与開始後のQTcをモニタリングする.
　患者のリスクの高低によってQTc測定とQTcのリスク評価を定期的に行う.

④メサドン開始量は換算表の範囲の中からもっとも安全な用量を選択する.
　換算表に沿って，メサドン1回10 mg，1日3回で開始する．レスキューはオキシコドン速放製剤 40 mg/回で継続する．換算表をみると，経口モルヒネ 360 mg は，160 mg＜～＜390 mgの範囲に相当し，1日量は30 mg（1日3回）となる.

⑤先行オピオイドからメサドンへ置き換える.
　メサドンへ一度にすべて置き換えるか，部分的に置き換えていくか，どちらがまさるか文献的にも結論はない．国内の治験では一度に切り替える方式を採用し特に問題を認めなかったため，『メサペイン®錠適正使用ガイド』でも一度に置き換える方法を採用している．しかし，特に高用量の場合には部分的に置き換えるほうが安全であるという意見も根強い.

A では，このケースではどうするか？

- **Ⓐを選んだ→0点**
　苦痛緩和のための鎮静は，すべての選択肢を検討した後に検討すべきことであり，メサドンの選択肢を検討している現段階では時期尚早である．また，予後が数ヵ月ある状況で鎮静を行うことは相応性に反している.

- **Ⓑを選んだ→80点**
　メサドンへのスイッチングで痛みが改善する可能性も見込まれるため，このケースのように他の方法が手詰まりな難治性疼痛にはメサドンも選択肢となる．**極度に不安をあおるような説明は避けるべきと思われるため，本剤の使用時にどの程度の患者に致死性不整脈が発生しているかについて，ここであげた文献などを参考に説明すると良いだろう.**

- **Ⓒを選んだ→40点**
　局所麻酔薬に通常モルヒネを加えた薬液を持続的に硬膜外に注入する方法である．くも膜下腔内投与と並んで脊髄鎮痛法として知られる．がん疼痛ガイドラインでも，

難治性疼痛の症例で適応があればすすめられることがあるとしている。このケースではワルファリン内服中のため、出血のリスク、ワルファリンを中止することによる凝固系亢進による血栓塞栓症のリスク増など、メサドン開始に比べても硬膜外鎮痛を行うことはリスクが高い。しかしながら、メサドンでも除痛が困難な場合には、リスクを承知のうえであれば選択肢として考慮される。

このケースの解説

1)この症例でまず検討すべき臨床疑問は、メサドンが適応になるか否かという点である。このためには、メサドンによるリスクと利益を評価(risk/benefit ratio)する。以下の点が判断に必須である。

①メサドン以外の使用可能なすべての強オピオイド（オキシコドン、フェンタニル）のタイトレーションをすでに試したが満足な除痛が得られていない（わが国ではメサドンは世界保健機関（WHO）3段階除痛ラダーの上位薬、図1を参照）。また腎機能低下の進行により、モルヒネへのスイッチングは過鎮静やせん妄のリスク増となるため、この状況では推奨されない。

②鎮痛補助薬（ノルトリプチリン、プレガバリン、ケタミン）も試したが無効であり、また眠気、口渇といった副作用症状の出現によりこれ以上の増量は困難である。

③痛みによる苦痛の程度が生活の質（QOL）に大きな障害を与えるほど強いことがチーム内で共有されている。

④血栓塞栓症のため抗凝固療法中であり、脊髄鎮痛法（硬膜外持続鎮痛、くも膜下鎮痛法）などの侵襲的疼痛治療法を実施するために抗凝固療法を中断することは困難である。

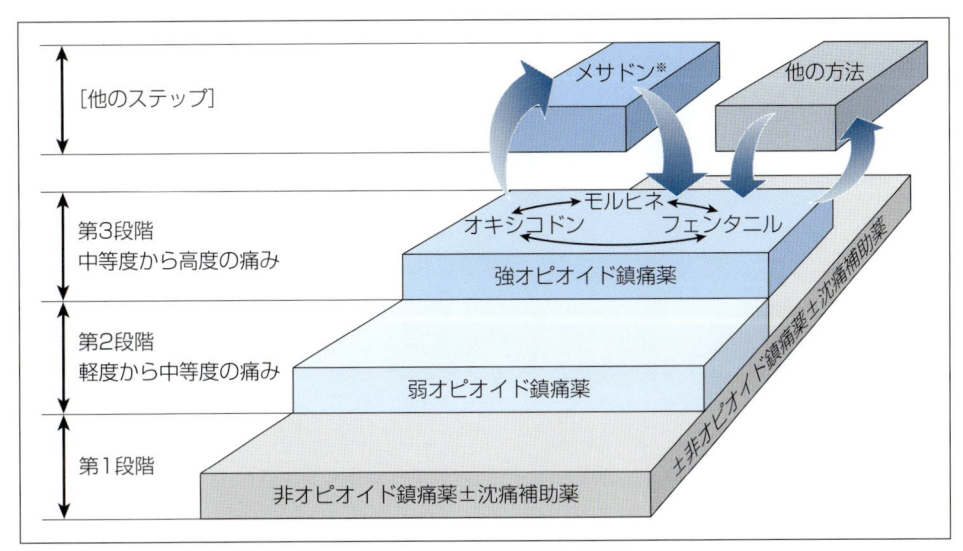

図1 メサペイン®錠の臨床的位置付け（WHO3段階除痛ラダーより一部改変）
※メサドンのリスクの理解。
[メサペイン®錠適正使用ガイド第二版, メサペイン®安全性評価委員会（監）, 帝國製薬, 香川, p16, 2013より]

⑤ **QTcが 500 ms を超えていない**（QTcが500 msを超えてもリスク・利益のバランスによってはメサドンを開始せざるをえないような症例もある）[2]．
　以上の5点を検討したうえで，メサドン開始を検討して良い症例と判断できる．
　2）メサドン開始前後のモニタリングに関して，注意すべきことを以下に整理しておく．
　① QTc 延長とその関連のリスク：具体的には，メサドン開始前の QTc 延長の有無を確認する．500 ms 以上で致死性不整脈（Torsade de Pointes）のリスクが有意に上昇するためメサドンは中止する．それ以下の延長の場合には，週1回と用量増量時に QTc 測定を行い，有意な延長がなく 500 ms を超えていないことをモニターする．前述の文献のチェックリストの項目についてもモニターを行う．
　②電解質（低カリウム血症，低マグネシウム血症，低カルシウム血症）を補正する．
　③QTc延長のリスクとなる併用薬剤（このケースではハロペリドール）は中止する．
　3）メサドンによる眠気の増強のリスク低減のため，効果が不明な鎮痛補助薬は漸減中止する．
　①ノルトリプチリン，プレガバリンは効果不明のため，漸減後に中止する．
　②メサドン同様に NMDA 受容体拮抗作用をもつケタミンは，メサドン開始時には漸減中止するほうが薬理学的に妥当なアプローチと考えられる（臨床的な切り替え法に関するエビデンスは乏しい）．

CASE 7 オピオイドからメサドンへの置き換え
――ゆっくりやるか,一度にやるか?

治療抵抗性前立腺がんの60歳代の患者さん.最近腰背部痛が増強したため,精査目的で施行したMRIでは,腫瘍による脊髄圧迫はありませんが,右側Th12番目の神経根圧排と胸腰椎への多発骨転移の所見が認められました.整形外科からは外科的処置の適応はないとの診断を受けています.ロキソプロフェンは効果不十分のため,オキシコドン徐放製剤とオキシコドン速放製剤でオピオイドを開始しました.また,神経根性疼痛にプレガバリン(リリカ®),骨転移痛には放射線治療を行うとともに,ビスホスホネート製剤(ゾメタ®)の定期投与も開始しました.オピオイドタイトレーションを行い,オキシコドン用量が240 mg/日となった時点で便秘が悪化し,悪心,嘔吐も出現したため,疼痛管理目的で入院となりました.嘔吐で内服困難のため注射剤での管理を要しました.体動時痛が強く,自ら予防的にレスキュードーズを使用できる静脈内自己調節鎮痛(PCA)を選択しました.また,便秘の改善を期待してオキシコドンをフェンタニル注射剤に変更しました.フェンタニル注射剤をさらに増量し持続投与量200 μg/時となった時点で疼痛悪化がみられ,安静時痛がレスキュードーズに反応しなくなりました.神経ブロックなどの侵襲的処置に対して患者さんは終始消極的です.現時点で悪心はなく内服可能であり,眠気は軽度~中等度です.患者さんは,「痛みのコントロールだけが今の望み.このまま痛みが続くなら死んだほうがましだ.内服薬で今以上に鎮痛が期待できる薬があるなら,リスクがあっても使ってもらいたい」と話しています.緩和ケア医は主治医と協議のうえ,患者さんとその家族に効果とリスクに関する十分な説明とカウンセリングを行った後,メサドンを開始することにしました.フェンタニル注射剤を200 μg/時(モルヒネ内服換算480 mg/日)で投与中の患者さん.ベースのフェンタニルをメサドンの内服へ変更する場合,どの方法を採用するのが良いでしょうか(レスキューはPCA(1回量200 μg)をしばらく使えるように残す方針です)?

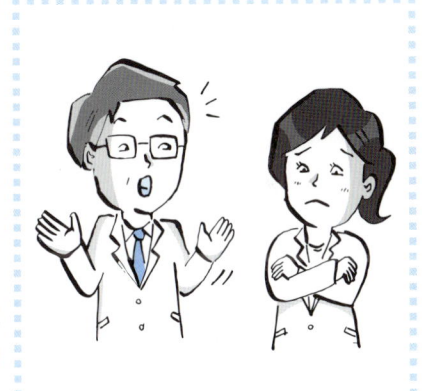

Q あなたならどうする?

A 一度に切り替える方法(stop and go:SAG).用量はメサドン10 mg/回 1日3回を採用する.初回内服の2時間後に,フェンタニル注の持続量を中止する.
(わが国の添付文書では,モルヒネ内服との換算比が7.7~11.3%の範囲であり,モ

ルヒネ 480 mg 内服は，メサドン内服 27.7〜40.7 mg/日に相当する）
❸ 3日間で 1/3 ずつ切り替える方法（3 day switch：3DS）．このケースでは，最終的にメサドン 30 mg/日に切り替えるが，そのうちの 1/3（10 mg）ずつ切り替える．
第1日目：メサドン用量 5 mg 1日2回（1日量 10 mg），フェンタニル持続 135 μg/時．
第2日目：メサドン用量 10 mg 1日2回（1日量 20 mg）フェンタニル持続 65 μg/時．
第3日目：メサドン用量 10 mg 1日3回（1日量 30 mg）フェンタニル持続オフ．
❹ フェンタニルの半分量（100 μg/時：モルヒネ内服 240 mg/日相当）のみをまず切り替えて，残りは切り替えずに経過をみる方法．用量は 25 mg/日を採用する．
（モルヒネ内服 240 mg/日は，わが国の添付文書では，モルヒネ内服との換算比が 10〜14.3％であり，メサドン内服 24〜34.3 mg に相当する）

このケースを解くためのエビデンス

いきなりだが，この選択肢の中で明らかな正解は存在しない．なぜなら，このケースに直接回答を与えるような，確固たる文献エビデンスはまだ存在しないからである．そのうえで，以下の KEY ARTICLE をあげる．

KEY ARTICLE は今回のケースに当てはめることができるか？ この論文結果をわれわれの臨床現場に一般化できる（generalizability）だろうか？ あるいは，このような症例の患者にも応用できる（applicability）だろうか？ これらのことを考えていきたい．

KEY ARTICLE

Moksnes K et al：How to switch from morphine and oxycodone to methadone in cancer patients? a randamised clinical phase II trial. Eur J Cancer 47：2463-2470, 2011

対象 経口メサドンにオピオイドスイッチを予定している難治性のがん疼痛患者 42 例（先行オピオイドはモルヒネとオキシコドンを使用）

方法 一度に切り替える群（SAG群）と3日間かけて1/3ずつ先行オピオイドをメサドンへ切り替える群（3DS群）を比較した非盲検無作為化比較試験（ノルウェーの4施設で実施）．両群の切り替え方法は図1を参照

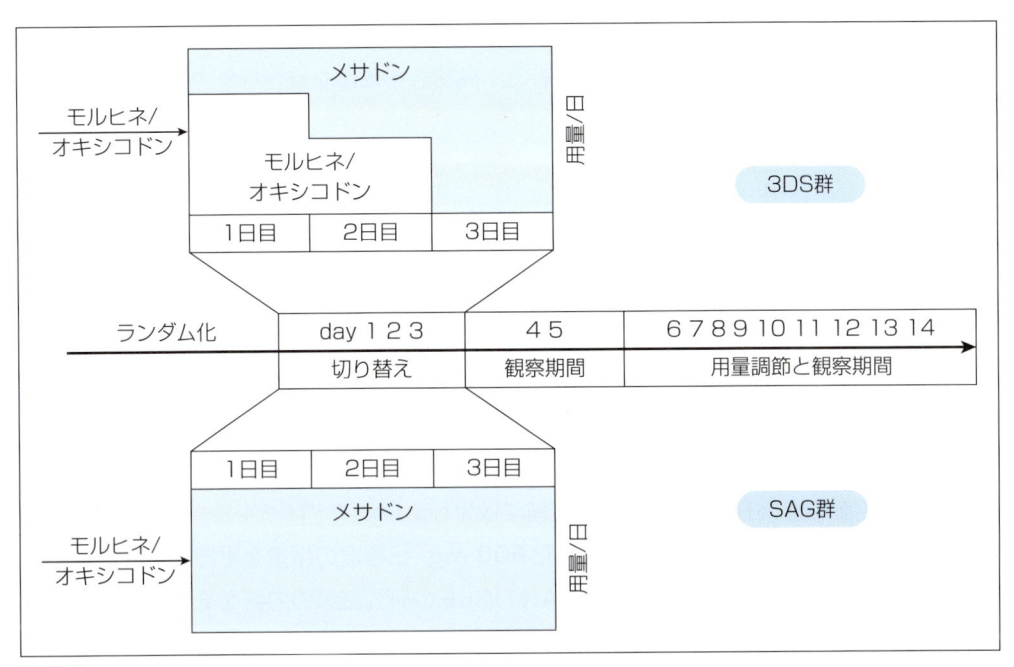

CASE 7. オピオイドからメサドンへの置き換え──ゆっくりやるか，一度にやるか？

図1 研究デザイン

結果 両群で3日目の平均疼痛強度，現在の痛み（3日目，14日目）に差は認めなかった．SAG群の脱落者は以下の6例であったのに対し，3DS群は1例（QTc時間の延長）のみであった．SAG群の脱落者6例の内訳は，心不全1例，過鎮静による呼吸停止1例（重篤な副作用：SAE），疼痛増強と眠気のためモルヒネに戻した1例，すべての内服薬を中止した1例，心筋梗塞による死亡1例（SAE），心タンポナーデと肺塞栓による死亡1例（SAE）であり，SAE 3例が含まれていた．

表1 経口モルヒネからメサドンへの換算表と各用量群における患者の分布状況（n＝35）

メサドン開始前のモルヒネ内服換算用量（mg）	事前に決めておいた用量換算比 モルヒネ：メサドン	最終的な換算比 モルヒネ：メサドンの平均（最低値−最高値）	患者数 SAG/3DS
30〜90	4：1		0/0
91〜300	6：1	4：1（3.3-4.7）	1/1
301〜600	8：1	7.5：1（4.4-10）	4/4
601〜1000	10：1	11.7：1（7.1-17.3）	5/3
＞1,000	12：1	14.2：1（8.6-26.7）	6/11

[Moksnes K et al：Eur J Cancer **47**：2463-2470, 2011 より]

EVIDENCE SUMMARY

・高用量の先行オピオイド（モルヒネ内服換算300 mg/日以上）をメサドンに切り替える場合，一度に切り替える方式（SAG）と1/3ずつ切り替える方式（3DS）を比較すると，両群

- で疼痛成績には差はない．
- 一方，SAG 群の患者に，切り替え不成功者や重篤な有害事象の発生が多くなる可能性がある．

エビデンスを臨床に生かすコツ

①このケースで用いていたオピオイド用量 480 mg/日は，KEY ARTICLE の参加患者の先行オピオイドの用量の平均値（モルヒネ内服換算として SAG 群 900 mg/日，3DS 群 1,330 mg/日）と比較するとかなり少ない．KEY ARTICLE では非常に高用量のオピオイドを使用していた患者を対象にしていたため，SAG 群において脱落者が多く，SAE も多かった可能性がある．実際に，SAG 群で過鎮静による呼吸停止に至った症例では先行オピオイドはモルヒネ内服換算で 1,080 mg/日と高用量であった．このケースで用いられた 500 mg/日程度の用量を平均値として実施された同様の比較研究はまだ存在しないため，KEY ARTICLE の研究結果の内容をそのままこのケースに当てはめることはできない．

②このケースの先行オピオイドはフェンタニルであるが，KEY ARTICLE の研究の参加者に用いられていた**先行オピオイドのほぼすべて（41 例中 40 例）をモルヒネもしくはオキシコドンが占め，フェンタニルの患者は 1 例のみ**であった．よって，この研究のデータの結果をそのままこのケースに当てはめることはできない．

③KEY ARTICLE の研究はわが国ではなくノルウェーで実施された．入院や外来における疼痛管理法の詳細については，国が異なれば当然異なるため，この研究結果をそのままわが国の患者に当てはめることはできない．

④本文中に詳細な記載はないが，この研究では入院のみならず外来患者を含めたとの記載が本文にある．わが国ではメサドンを入院管理下で導入することが現時点では安全面から推奨されている．外来患者では，入院中に実施可能な安全面の細やかなモニタリングが行き届かないために，SAG 群が不利となる可能性がある．

⑤3 例中 2 例の重篤な有害事象（SAE）の主な原因は患者の併存疾患であり，オピオイドの変更方法が直接影響を与えた可能性は少ない．よって，オピオイドの変更方法が関連した SAE 発生数は，SAG 群 1 例 vs. 3DS 群 0 例であり，患者サンプル数が少ないことを考慮すると，SAG 群のほうがリスクが大きいともいいきれない．

⑥**表 1**（KEY ARTICLE で用いられた換算比）と**表 2**（現在国内外で用いられる換算比）を比較すると，モルヒネ：メサドンの換算比として**表 2** のほうが，高用量ほどメサドンの切り替え開始量が少ない．たとえば，1,000 mg/日の換算比を比較すると**表 1** では 12：1（8.3％）に対して，**表 2** では 20：1（約 5％）あるいはそれ以下を推奨している．このように，KEY ARTICLE の研究も含め過去の先行研究に基づき，先行オピオイドが高用量であるほど，過去に使用された換算比よりさらに相対的に少ない量のメサドンへの換算比を用いるべきであるとのコンセンサスが得られ，現在の換算比（表 2）が各ガイドラインで採用されるに至ったと考えられる．よって表 1 ではなく，表 2 の換算比を用いてメサドンに切り替えた場合であれば，脱落者数や有害事象の点で SAG 群と 3DS 群の両群で差が生じるか

表2 現在国内外で使用されている経口モルヒネとメサドンの換算表

モルヒネ経口剤の1日投与量(mg)	メサドン経口剤の推定1日投与量(対モルヒネ量%)					
	わが国の添付文書※	米国添付文書	NCCNガイドライン	PDQガイドライン	VA/DoDガイドライン
〜100	15〜25% (60〜100 mg)	20〜30%	25% (30〜90 mg)	50% (＜30 mg)	10〜30%
			12.5% (91 mg〜)	25% (30〜99 mg)	
〜200	9.4〜15.8%	10〜20%	12.5%	12.5% (〜299 mg)	
〜300	10〜14.3%				
〜400	7.7〜11.3%	8〜12%	8.3%	8.3% (〜499 mg)	10〜20%
〜500	9.0〜11.0%				
〜600	7.5〜8.8%				
〜700	6.4〜7.4%			6.7% (〜999 mg)	5〜10%
〜800	5.6〜6.3%	5〜10%			
〜900	5.0〜5.6%				
〜1,000	4.5〜4.9%				
＞1,000	＜4.5%	＜5%		5%	≦5%

先行オピオイド→メサドンへの切り替え時のみに用いる．
※わが国の添付文書では，「対モルヒネ％」は直接記載していない．添付文書に記載の換算量を換算比に変換し，参考として紹介する．
NCCN：National Comprehensive Cancer Network.
PDQ：Physician Date Query（National Cancer institute）．
VA/DoD：Department of Veterans Affairs/Department of Defense.

［メサペイン®錠適正使用ガイド第二版，メサペイン®安全性評価委員会（監），帝國製薬，香川，2013より］

どうかはわからない．

⑦KEY ARTICLEでは**図1**に示すように，処方開始後メサドンを増量できない期間を5日間と決めていた．これに対してわが国では，より安全を重視しメサドン量の据え置き期間を7日間と定めている．国内治験でも採用した先行オピオイドからの切り替え方式であるSAG方式と用量据え置き期間7日間の取り決めは，オピオイドが高用量であっても，安全な処方を担保するために重要なポイントである．

このケースの解説

Ⓐ国内の『メサペイン®錠適正使用ガイド』の記載事項を遵守し，もっとも安全となるような換算比を採用すれば，SAG方式で有効かつ安全にメサドンに切り替えられることがこれまでの国内治験と全例調査報告で示されている．しかしながら，高用量の先行オピオイドを一度にメサドンに切り替える場合には，過量投与の徴候があればそのつど適宜減量するなど，処方開始時や増量後の綿密なモニタリングが必須である．

　KEY ARTICLEでは，SAG群の患者に鎮静が出現しても適宜用量の減量を許容するといった具体的な対応に関する記載が本文中にない．このことから，この研究では事前に決められたとおりの処方

スケジュールから100％逸脱しないことが最優先され，結果的に患者に重篤な副作用が出やすくなった可能性がある．実臨床では，SAG方式を採用していても過量投与の徴候がみられた時点で1日量を適宜減量することで，重篤な鎮静のリスクを未然に防ぐことが十分可能なわけである．

　❸ 3DS方式は，先の研究結果が示すように，SAG方式と比較しても有効性は同等かつ安全性も優れた切り替え方法である可能性がある．しかしながら現時点では，わが国ではこの方式によるメサドンの処方は推奨されてはいないため注意が必要である．

　❹ も❸ と並んで，高用量の先行オピオイドから切り替える場合に検討される方式である．先行オピオイドの半量分のみをまずメサドンに切り替え，残りの先行オピオイドはその後の状況に応じて減量したり，痛みが当初のように強いままであれば残りの半分も8日目以降にメサドンに置き換えるなり，柔軟に対応できるメリットがある．一方，現在使用中のオピオイドとメサドンの2種類の併用期間が長くなるため，先行オピオイドによる副作用（たとえば，先行オピオイドがモルヒネで，モルヒネによる薬剤性せん妄が疑われる場合など）を早く取り去りたい場合などは不向きな切り替え法となる．

　まとめ：現時点の文献エビデンスのみからは，上記の選択肢 ❶〜❹ のどれがもっとも優れているかの判断はできない．ただし，国内におけるエビデンス（臨床治験成績とこれまでの全例使用後調査による安全性）から判断すれば，適正使用ガイドに沿って❶の方式を採用するのが良いだろう．

文　献

1）メサペイン®錠適正使用ガイド第二版，メサペイン®安全性評価委員会(監)，帝國製薬，香川，2013

CASE 8 痛みが取り切れない①
―― 困ったときに考えてみるケタミン

【経過①】 60歳代の男性．7年前に直腸がんと診断され，腹会陰式直腸切断術を受けました．その後，抗がん剤治療中に仙骨前面に接して再発がみられ，腰痛を感じるようになりました．疼痛緩和目的の放射線治療を受け，痛みは改善しましたが，しばらくして右大腿部にびりびりする痛みが起こりました．その部位に知覚低下を認め，硫酸モルヒネ徐放製剤を開始し，120 mg/日まで漸増しました．レスキューとしてモルヒネ塩酸塩水和物 20 mg/回が処方され，1日3，4回内服しましたが，内服後も痛みが残っています．

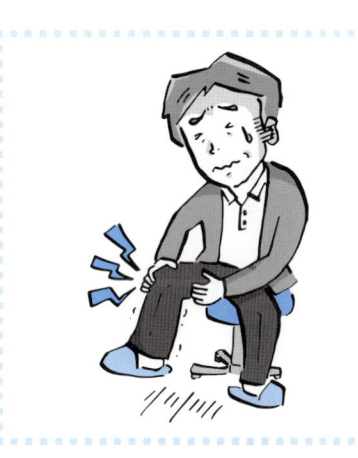

このケースを解くためのエビデンス①：神経障害性疼痛にオピオイドは無効？

　オピオイド鎮痛薬を増量しても十分な鎮痛効果が得られず，痛みの性質が「しびれて痛い」，「びりびりする」，「電気が走る」などの特徴的な要素をもっている場合は，神経障害性の痛みである可能性がある．

　神経障害性疼痛の診断アルゴリズム（図1）に沿って検討してみる．画像上で仙骨前面に再発腫瘍があり，腰神経叢に及ぶ．知覚低下領域は大腿部外側面にあり，第3，第4腰椎神経の皮膚知覚支配領域に一致する．したがって，この痛みを神経障害性疼痛と診断して対応する．

　神経障害性疼痛に対するオピオイドの鎮痛効果を調べた研究[1]では，神経障害性疼痛が「確定的」な場合にはオピオイド量の増加率が高かった．「可能性が低い」場合にもオピオイドの鎮痛効果は有意に良好であった．「確定的」，「可能性が高い」グループではオピオイドの増量と適切な副作用対策によって有効な鎮痛が得られた．**神経障害性疼痛の診断が確実であるほどオピオイドの使用量が多くなり，その増加の割合も高い**ということであり，オピオイド量が多くても適切な量を決定することが求められる．

　オピオイド使用量が200 mg/日以上の場合には，アセトアミノフェン追加によって鎮痛効果が改善しないとの報告がある（Case 1参照）．オピオイド使用量が200 mg/未満なら，痛みが神経障害性疼痛の場合でもアセトアミノフェンの追加を試みて良い薬剤選択である．

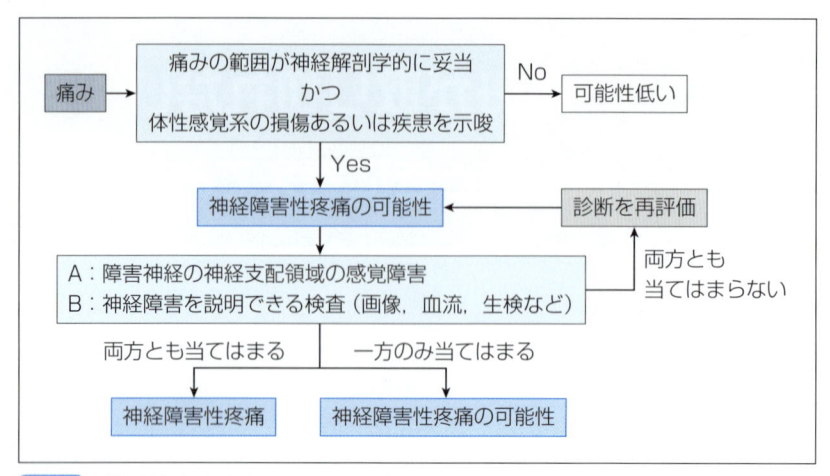

図1 神経障害性疼痛の診断アルゴリズム
［神経障害性疼痛薬物療法ガイドライン，日本ペインクリニック学会（編），真興交易医書出版，東京，p51, 2011より］

ここではどうする？

A 神経障害性疼痛なのでオピオイドの増量は控える．
⇒神経障害性疼痛であってもオピオイドの増量により，鎮痛効果が改善することが知られている．オピオイドを適切に増量して疼痛緩和を図る．→**0点**

B 痛みをあまり気にしないように気分転換をすすめる．
⇒痛みの評価は患者自身の訴えを尊重するべきである．→**0点**

C アセトアミノフェンや非ステロイド抗炎症薬（NSAIDs）を追加する．
⇒アセトアミノフェンやNSAIDsを追加する．→**80点** good!

【経過②】 アセトアミノフェン 4,000 mg/日を追加し，硫酸モルヒネ徐放製剤を 300 mg/日に増量し，レスキューのモルヒネ塩酸塩水和物の量を 50 mg/回に増量しました．痛みは軽減しましたが，まだ「びりびりする感じ」が取り切れません．眠気があり，特にレスキューの服用後にはいつのまにか眠り込んでしまいます．「痛みを減らしたいが，眠気がひどくなるのも困る」と思っています．

このケースを解くためのエビデンス②：オピオイドスイッチングとは？（鎮痛補助薬の検討）

　副作用のために増量しにくいときや，増量後も十分な鎮痛効果が得られないときに，他のオピオイドに変更する方法[2]があり，**オピオイドスイッチング**という．
　強力なオピオイド間には鎮痛効果の差はなく，また各オピオイド間で交差耐性が不完全であるため，オピオイドを変更することによって副作用が軽減し，鎮痛効果の改善が得られる可能性がある．強オピオイドの使用量が多い（経口モルヒネ換算 60 mg/日以上）ときには，メサドンに変更すること

表1	神経障害性疼痛に使用する鎮痛補助薬

第一選択薬：
・三環系抗うつ薬のうち2級アミン（ノルトリプチリン，デシプラミン（国内発売中止））
・SNRI（デュロキセチン，ベンラファキサン（国内未承認））
・カルシウムチャネルリガンド（ガバペンチン，プレガバリン）
・局所キシロカイン単独またはその他の第一選択薬と併用
・オピオイド（がん性の神経障害性疼痛の場合）
第二選択薬：オピオイド，トラマドール

デュロキセチンについてはCase 9参照．

も検討する（Case 6参照）．

　神経障害性疼痛に使用する鎮痛補助薬は the Federation of all European Neuroscience Societies (FENS) のガイドラインによると**表1**となる．

　表1は非がん性の神経障害性疼痛を主に対象としている．がん性の神経障害性疼痛に対する鎮痛補助薬の効果を，アミトリプチリン群，ガバペンチン群，プレガバリン群，プラセボ群に分けて調査した報告[3]では，**投与後3週間でプレガバリン投与群のVisual Analogue Scale（VAS）が他の群より有意に低かった．**

　この結果と前述のガイドラインから考えると，鎮痛補助薬はプレガバリンとデュロキセチンを選択するのが良さそうである．

ここではどうする？

A モルヒネを他のオピオイドに変更する．
　⇒オピオイドスイッチングの有効性が知られている． →100点 good!
B 痛みが残っていることを考え，やむをえずオピオイドを増量する．
　⇒オピオイド増量後，眠気がつらいときには対応が必要である． →10点
C 鎮痛補助薬の追加を検討する．
　⇒鎮痛補助薬の第一選択から選択する． →100点 good!

【経過③】 オピオイドをオキシコドン徐放製剤に変更し，プレガバリンとデュロキセチンを追加して疼痛が軽減しましたが，その後嘔吐が続き，食事がとれなくなって再入院しました．CTでは，増大した腫瘍に小腸が巻き込まれ，腸閉塞となっています．薬剤の内服が困難なので，オキシコドン徐放製剤とアセトアミノフェンをそれぞれ注射薬に変更し，他の薬剤を中止したところ，突発する電撃痛が再燃し，右下肢の知覚低下と不全麻痺のため自力歩行ができなくなりました．

あなたならどうする？

Ⓐ 耐え難い痛みであるので，本人と家族の同意を得て持続鎮静とする．
Ⓑ 注射投与が可能なケタミンの投与を検討する．
Ⓒ 持続くも膜下ブロックを検討する．

このケースを解くためのエビデンス③：ケタミンの使い方は？

重篤な病状のがん疼痛治療において，ケタミンや神経ブロックの効果のエビデンスは少ない．

ケタミンはNMDA受容体に結合し，カルシウム開口チャネルの阻害作用やモノアミントランスポーターの抑制などの機序により鎮痛作用を発揮すると考えられている．**呼吸や循環への抑制性の副作用が少ない**ため重病者の麻酔や，火傷処置など痛みを伴うときに使用されてきた．

難治性のがん疼痛に短期間(3～5日間)のケタミン大量投与("Burst" ketamine[4])を行い，鎮痛効果を得たとする報告がある．

しかし，2012年にHardyらが，オピオイド抵抗性のがん疼痛にケタミンを追加しても有用性が認められないと発表した(KEY ARTICLE)．

KEY ARTICLE

Hardy J et al：Randomized, double-blind, placebo-controlled study to assess the efficacy and toxicity of subcutaneous ketamine in the management of cancer pain. J Clin Oncol **30**：3611-3617, 2012

- **対象** オーストラリアの緩和ケアサービスを提供している10施設で，オピオイド投与中にもかかわらず平均の疼痛スケールが3以上(10が最悪)のがん患者
- **方法** ケタミン投与群と生理食塩液投与群を比較した無作為二重盲検法．ケタミン群では1日量100 mgの皮下注で開始し，鎮痛が不十分なら300 mg，500 mgに増量する．最大量を5日間継続し24時間ごとに鎮痛効果と副作用を調査する．
- **結果** ケタミン群とコントロール群に鎮痛効果の有意差はなかった．侵害受容性疼痛と神経障害性疼痛の違いも鎮痛効果には影響がなかった．ケタミン群で約2倍の**有害事象**があった．認知機能障害，混乱，めまい，眠気，さらに皮下注部位の皮膚症状が多かった．徐脈性の不整脈と心停止の重篤な副作用が発生した．

EVIDENCE SUMMARY

オピオイドを使用しているがん疼痛患者に，ケタミンを加えることによる鎮痛効果の増強は認められなかった．

エビデンスを臨床に生かすコツ

　ケタミンの鎮痛効果について否定的な結果となり，有効であるとするグループとの間で議論中である．双方とも投与量が多いために副作用が多い可能性がある，という指摘もある．ケタミンは神経障害性疼痛治療薬のガイドラインに含まれていないため，他の選択肢に先んじて使用することはすすめられないだろう．

PRACTICE

　東北大学病院緩和医療科のチームではケタミンの使用を「**内服ができない場合**」に限定している．投与量の増加に伴って増える副作用に配慮し，鎮痛効果が不十分な場合でも投与量上限を5 mg/時までとする．夜間に1 mg/時で開始し2〜5 mgの少量ミダゾラムと併用している．ミダゾラムは催眠作用とケタミンによる生々しい悪夢の誘発を防ぐ目的で併用している．ミダゾラムへの耐性形成に配慮して，週単位以上の継続使用時にはハロペリドールと併用する．夜間に限って使用するので，ケタミン量が25 mg/日を超えることはない．この使用量でオピオイドレスキューが明らかに低減する場合があり，反応例と評価して投与を継続する．ケタミンの鎮痛効果が明らかでないときには，中止してキシロカイン静注など他の方法を検討する．

　有効例には抑うつ傾向があるという印象をもっている．**ケタミンの抗うつ効果**に関しては，効果発現が早く通常の抗うつ薬に抵抗性のうつ症状にも有効であると報告されている．

では，このケースではどうするか？

- **Ⓐを選んだ→20点**
　予後予測の早い時期の鎮静開始には診療チームの同意が得られにくい．

- **Ⓑを選んだ→60点**
　少量を夜間に開始する方法が選択しやすい．

- **Ⓒを選んだ→70点** good!
　終末期の神経ブロックは実施がむずかしいこともあるが，くも膜下ブロックは強力に痛み刺激伝達系を遮断し難治性疼痛の緩和が得られる可能性がある．ペインクリニックの専門医に相談すると良いだろう．

このケースの解説

　このケースの対応としては，どの選択肢も十分なエビデンスがなく，正答がないというのが実情である．施設ごとに，診療チームメンバーの話し合いのもとに患者に合った現実的な選択をすることになるだろう．ケタミンは麻酔・鎮痛作用があり，困ったときに頼りたくなる薬剤の1つである．患者ごとに適応を検討し，その経過と結果をチームで共有することができれば，そのプロセスがチーム力の向上に寄与することになると思われる．

文　献

1) Mercadante S et al：Tools for identifying cancer pain of predominantly neuropathic origin and opioid responsiveness in cancer patients. J Pain 10：594-600, 2009
2) Caraceni A et al：Is oral morphine still the first choice opioid for moderate to severe cancer pain? A systematic review within the European Palliative Care Research Collaborative guidelines project. Palliat Med 25：402-409, 2011
3) Mishra S et al：A comparative efficacy of amitriptyline, gabapentin, and pregabalin in neuropathic cancer pain：a prospective randomized double-blind placebo-controlled study. Am J Hosp Palliat Care 29：177-182, 2012
4) Jackson K et al："Burst" ketamine for refractory cancer pain：an open-label audit of 39 patients. J Pain Symptom Manage 22：834-842, 2001

CASE 9 痛みが取り切れない② ──抗がん剤のしびれる痛み

既往歴に心房細動をもち，肝転移（AST, ALT値の異常を伴う）を伴う大腸がんの持続する腹部痛に対し，セレコキシブ400 mg/日と経口のオキシコドン徐放製剤 40 mg/日を使用している患者さんがいます．「つらさと支障の寒暖計」では，気持ちのつらさ8点，生活への支障8点であり，ケアが必要なうつ病レベルの抑うつ状態を呈しています．FOLFOX（フルオロウラシル・フォリン酸・オキサリプラチン）による治療を続けてきましたが，手足のしびれが出現し，プレガバリン 300 mg/日を併用していました．しかし，しびれる痛みが強く，プレガバリンを 450 mg/日に増量したところ，眠気が出現し苦痛であると訴えています．このようなしびれる痛みに対して，どのように対処すれば良いのでしょうか？

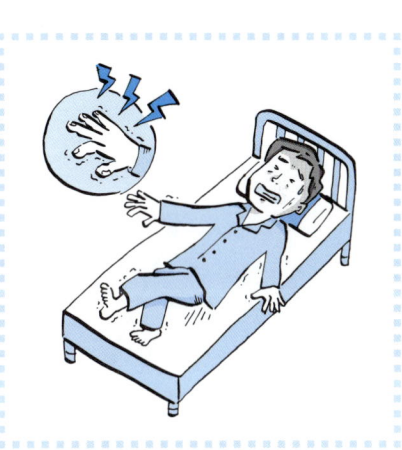

Q あなたならどうする？

Ⓐ プレガバリンはそのままにして，アセトアミノフェン 2,400 mg/日を追加する．
Ⓑ プレガバリンを 300 mg/日に減量し，デュロキセチン 20 mg/日朝食後を追加する．
Ⓒ プレガバリンを 300 mg/日に減量して，オキシコドン徐放製剤をフェンタニル貼付剤に変更する．

このケースを解くためのエビデンス

抗がん剤のしびれる痛みに対しては，デュロキセチンとプラセボの内服を比較する無作為化クロスオーバー試験があり，これを受けて米国臨床腫瘍学会（ASCO）のガイドラインでも他剤より推奨度，有益性が高く，有害事象が低いと報告されている．

KEY ARTICLE

① Smith EM et al : Effect of duloxetine on pain, function, and quality of life among patients with chemotherapy-induced painful peripheral neuropathy：a randomized clinical trial JAMA **309**：1359-1367, 2013

対象 抗がん剤のしびれる痛みを有する患者231例

方法 デュロキセチンとプラセボの内服を比較する無作為化二重盲検プラセボ対照クロスオーバー試験

結果 デュロキセチンはプラセボに対して有効性を示した（**表1**，**図1**）．

表1

	デュロキセチン	プラセボ
患者数	87	94
50％以上改善率	20.7％	8.5％
30％以上改善率	33.3％	17.0％

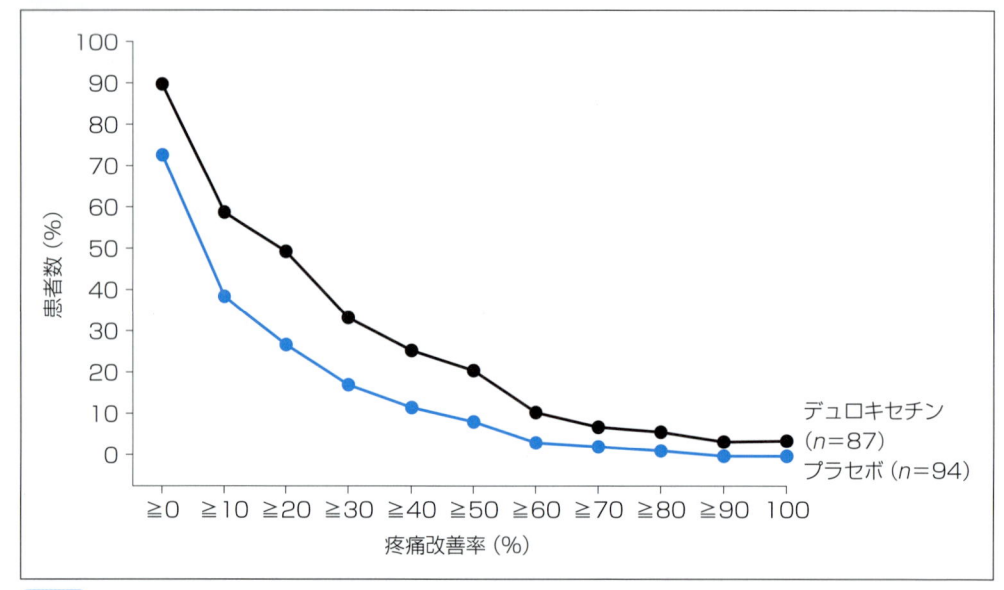

図1　治療開始前から初期治療期間終了時までの疼痛改善率の比較（デュロキセチン vs. プラセボ）

サブ解析ではタキサン系よりもプラチナ系への有効性が高かった（**図2**）．

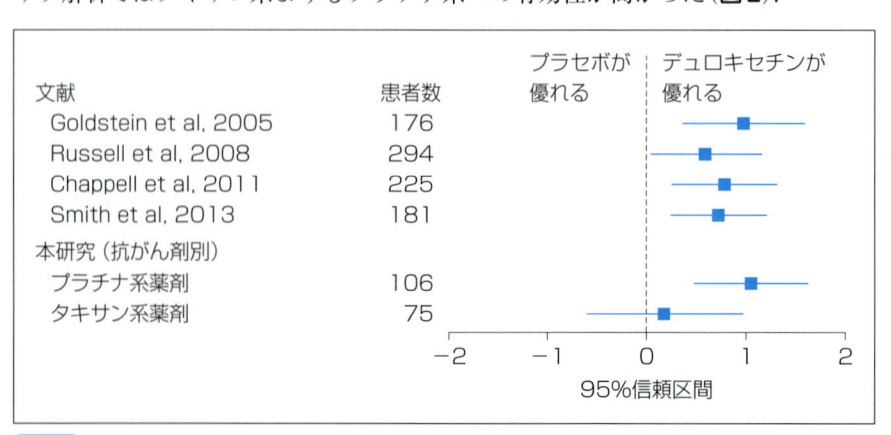

図2　慢性疼痛研究における平均疼痛スコアの比較（デュロキセチン vs. プラセボ）

②Matsuoka H et al：Pilot study of duloxetine for cancer patients with neuropathic pain non-responsive to pregabalin. Anticancer Res **32**：1805-1810, 2012

　抗がん剤のしびれる痛みを含む，がん患者の種々の神経障害性疼痛に対して，デュロキセチンが有効である可能性が示されている．

③Hershman DL et al：Prevention and management of chemotherapy-induced peripheral neuropathy in survivors of adult cancers：American Society of Clinical Oncology clinical practice guideline. J Clin Oncol **32**：1941-1967, 2014

　ASCOのガイドラインでも他剤より推奨度，有益性が高く，有害事象が低いと報告されている．

EVIDENCE SUMMARY

　プレガバリンが無効である種々の神経障害性疼痛にデュロキセチンが有効である可能性があり，抗がん剤のしびれる痛みに対しては，無作為化クロスオーバー試験でデュロキセチンの有効性が示されているため，デュロキセチンの使用を検討する．

エビデンスを臨床に生かすコツ

　抗がん剤のしびれる痛みには，通常の鎮痛薬である非ステロイド抗炎症薬（NSAIDs）やアセトアミノフェンは無効である場合が多く，鎮痛補助薬が使用される．わが国ではプレガバリンが保険適用上の観点からよく使用されている．しかし，プレガバリンやオピオイドを増量しても無効である抗がん剤のしびれる痛みも数多い．その場合，デュロキセチンの使用を試してみよう．**特にオキサリプラチンによるしびれる痛みへの有効性が高い結果が示されている**．

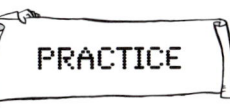

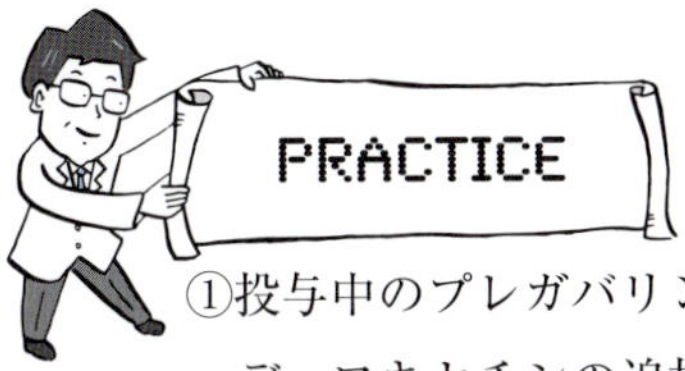

PRACTICE

①投与中のプレガバリン，オピオイドで副作用が出現している場合は，許容量まで減量し，デュロキセチンの追加投与またはプレガバリンからの変薬を検討する．
②抗うつ剤でもあるため，うつ状態も併存にある症例では非常に良い適応である．
③このケースのような心疾患を有する患者ではワルファリンを内服している場合がある．
④相互作用により，ワルファリンの効果が増強されるリスクがあり，注意が必要である．

例　サインバルタ®（デュロキセチン）20 mg/日朝食後で開始する．副作用は少ないが，眠気や悪心・倦怠感が出るときは，数日まつか，寝る前（保険適用外）などに服用時間をずらすことで解決する場合もある．

では，このケースではどうするか？

- **Ⓐを選んだ→0点**
  アセトアミノフェンの併用では効果はあまり期待できないばかりか，このケースでは肝障害を悪化させる一因にもなりうる．また眠気が持続するのでプレガバリンの減量は必要である．

- **Ⓑを選んだ→80点** good!
  プレガバリンの増量による眠気に対して，プレガバリンの減量は必要である．また持続するしびれる痛み，およびケアが必要であるうつ病レベルの抑うつ状態を呈しており，心身両面に効果が期待できる薬剤として，デュロキセチンは良い選択肢である．

- **Ⓒを選んだ→50点**
  プレガバリンの減量は正解である．しかし，フェンタニル貼付剤に変更しても神経障害性疼痛への効果は薄いだろうし，やはり鎮痛補助薬の調整がほしいところである．

このケースの解説

　このケースは，しびれ，痛みが持続するが，プレガバリンの増量では眠気の副作用が強くなるケースである．抗がん剤のしびれる痛みは，神経障害性疼痛の一種であり，通常の鎮痛薬は無効であり，オピオイド製剤でも難渋する場合が多い．そのため，プレガバリンなどの鎮痛補助薬が使用されるが，これでも十分な除痛が得られるとはいい難い．ここで回答Ⓐのように**プレガバリンを減量しないと，眠気から転倒やせん妄発症にも繋がりかねない．肝障害患者へのアセトアミノフェン投与と合わせて選んではならない選択肢**である．まずは，プレガバリンを減量することから始めることが重要である．

　また，**がん患者は抑うつを呈することも多く，デュロキセチンは心身両面への効果が期待できる薬剤であり，キードラッグの1つではある**．しかし，高齢者が多いがん患者では，併存疾患によりワルファリンを内服している場合があり，その場合にはワルファリンの効果を増強する可能性があるため，薬物相互作用への配慮が必要である．

CASE 10 オピオイドの便秘に難渋

　子宮頸がん術後で骨盤腔内再発による強い痛みに対して，モルヒネ内服 360 mg/日，ロキソニン®（ロキソプロフェン）60 mg，酸化マグネシウム® 2 g，プルゼニド®（センノシド）4錠を内服している56歳の女性が外来を受診しました．痛みは今の量までモルヒネを増量してからは落ち着いており，ほとんどレスキューも使用せずに日常生活を送れていましたが，1ヵ月程前から便秘が悪化していると訴えがありました．便が硬く，排便時の痛みもあるため，市販の浣腸を自分で使いながら少しずつ便を出していました．折角痛みは治まっているので，できればモルヒネはそのまま継続したいと思っていますが，便秘をもう少し何とかするにはどうしたら良いでしょうか？

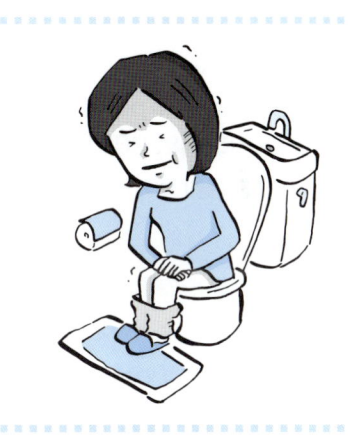

Q あなたならどうする？

Ⓐ アミティーザ®（ルビプロストン）を追加する．
Ⓑ 酸化マグネシウム®とプルゼニド®をともに増量する．
Ⓒ モルヒネ内服をフェントス®（フェンタニルクエン酸塩）テープへ変更する．

このケースを解くためのエビデンス

　経口オピオイドが投与されているとほとんどの場合便秘をきたすので，下剤を使用していることが多い．しかし，下剤を使用していても，便秘や排便困難感をはじめとした多彩な消化器症状（残便感，排ガスの増加，腹部膨満感，下腹部違和感，胸焼け，悪心，逆流性食道炎症状など）を90％以上の高頻度で認め，日常生活へ大きな支障をきたしているとの報告があり[1]，医療者は副作用を過小評価している可能性がある．オピオイドによる便秘に対しては，オピオイド以外の原因を鑑別，治療したうえで，浸透性下剤と大腸刺激性下剤を必要に応じて併用し，宿便があれば経直腸的処置を行うことが推奨されている[2]．そのような対応でも改善しない難治性便秘に対して，新薬であるアミティーザ®を試してみると良い．アミティーザ®は小腸上皮CLC-2クロライドチャネルを活性化して，腸管内への水分分泌を促進する．便を軟化させ浸透圧性下剤様の作用を発揮し，さらに腸管腔の拡張により伸

展受容体が活性化し腸管蠕動運動が亢進することで,刺激性下剤様の作用も発揮する.**モルヒネによる便秘は,腸管神経叢コリン作動性ニューロンを抑制し,クロライド分泌抑制により生じると考えられている.これに対してアミティーザ®は,①小腸上皮局所のクロライド分泌抑制の改善,②コリン作動性ニューロン抑制を改善する神経調整によるクロライド分泌の促進,以上の2つの機序で便秘を改善することが期待される**[3].

KEY ARTICLE

①Candy B et al:Laxatives or methylnaltrexone for the management of constipation in palliative care patients (review). Cochrane Database Syst Rev:CD003448, 2011

対象 　緩和ケア領域患者の便秘に対する下剤を比較した無作為化比較試験

方法 　系統的レビュー

結果 　従来の下剤に反応しないオピオイドによる便秘に対してメチルナルトレキソン(わが国未発売の末梢性オピオイド受容体拮抗薬)は有効である.従来の下剤では,ある下剤あるいは下剤の組み合わせによる治療が,他の治療より優れているというエビデンスはない(新薬のためレビューの中にはルビプロストンは含まれていない).

②Jamal MM et al:Lubiprostone significantly improves treatment response in non-methadone opioid-induced bowel dysfunction patients with chronic, non-cancer pain:results from a phase 3, randomized, double-blind, placebo-controlled clinical trial. Gastroenterology 142 [Suppl 1]:S144-S145, 2012

対象 　メサドン以外のオピオイド誘発性腸管機能障害のある非がん患者439例

方法 　二重盲検無作為化プラセボ対照比較試験

　　　　ルビプロストン24 μgまたはプラセボを投与し8週後の排便頻度を比較する.

結果 　ルビプロストンがプラセボと比較して8週後また全期間で排便回数が有意に改善し,初回排便までの時間も有意に短かった(表1).

表1　排便の改善頻度と初回排便までの時間

	3回/週以上の排便	初回排便までの時間(中央値)
ルビプロストン	26.9%	24.3時間
プラセボ	18.6%	38.5時間
p値	0.035	0.019

EVIDENCE SUMMARY

オピオイドによる便秘に対してルビプロストンが有効な可能性がある.

エビデンスを臨床に生かすコツ

オピオイドによる便秘への対応としては，①下剤の投与，②オピオイドの変更などが考えられる[2]．①下剤の投与については，従来の下剤でどれが優れているかについては十分なエビデンスはない．もしも難治性の場合は，末梢性オピオイド受容体拮抗薬であるメチルナルトレキソンが有用であるが[4]，わが国では現在治験中であり今のところ使用できない．その代わりに，**従来の下剤でも難渋するような便秘に対して，アミティーザ®が有効な可能性がある**．わが国では慢性便秘症に対してのみ適応がある新薬であるが，米国では2013年にオピオイドによる便秘に対する適応が認められている．②オピオイドの変更については，モルヒネからフェンタニルへ変更して，便秘の頻度が低下したとの前後比較試験や観察試験があり，オピオイドの変更により便秘が改善する可能性がある[5]．しかし実臨床では，鎮痛が良好であれば，便秘のためだけにオピオイドの変更をすることは躊躇されることが多い．

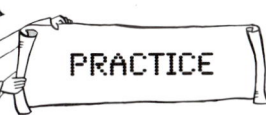

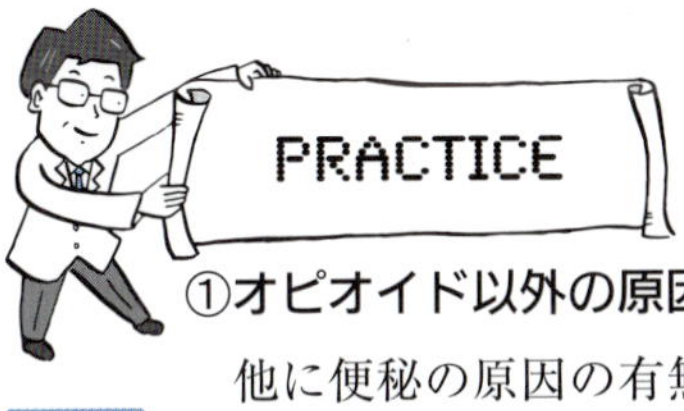

PRACTICE

①オピオイド以外の原因を鑑別し可能であれば対応する．
　他に便秘の原因の有無を評価し，可能であればその原因治療を行う．
　消化管閉塞，宿便などについて評価を行う．

②浸透圧性下剤や大腸刺激性下剤，経直腸的処置を十分に行う．
　便が硬い場合は浸透圧性下剤を，腸蠕動が低下している場合は大腸刺激性下剤をまず投与し，効果が不十分であれば両者を併用する．
　直腸内に便を認める場合は坐剤，浣腸，摘便などの経直腸的処置を行う．

③難治性の場合アミティーザ®の投与を検討する．
　それまで使用していた下剤は，便の性状変化をみながら継続するか減量・中止するか決める．

④オピオイドの変更を考慮する．
　モルヒネやオキシコドン内服をフェンタニルへ変更する．

では，このケースではどうするか？

- **Ⓐを選んだ→90点** good!
　鎮痛が良好でオピオイドは変更したくない状況であるので，下剤調整だけで便秘が改善したら患者の負担も一番少ないだろう．従来の作用機序と異なり，オピオイドによる便秘に有効な可能性のあるアミティーザ®を追加投与するのは良い選択である．合格！

- **Ⓑを選んだ→20点**
　酸化マグネシウム®もプルゼニド®もすでに上限一杯で投与されている．これ以上増

量しても効果があるかはわからないし，逆に下剤による腹部膨満感や腹痛，下痢などの副作用も心配である．もう一工夫したいところである．

- **❸を選んだ→40点**

  モルヒネやオキシコドンからフェントス®テープへの変更で便秘が改善する可能性はある．しかし，モルヒネ高用量からの変更になるので，せっかく落ち着いている痛みが不安定になる可能性がある．いきなりオピオイドを変更する前に，できる副作用対策を考えたい．

このケースの解説

　このケースでは，下剤を投与していたが，モルヒネの高用量内服により便秘が出現してしまった．鎮痛はモルヒネの増量によりようやく落ち着いている状態であるので，できればモルヒネを継続したままで便秘を何とかしたいところである．

　下剤の使用方法としては，浸透圧性下剤と大腸刺激性下剤の併用が有用といわれているが[6]，どのような下剤の組み合わせが良いかははっきりしていない．このケースでは，すでに2種類の下剤が投与されており，同じ下剤を単に増量しても効果はあまり期待できない．また，鎮痛が良好であれば，副作用の便秘のためだけにオピオイドを変更するということは，実臨床では少ない．このようなときにアミティーザ®を試してみる価値はある．1日2カプセルであるので，内服の負担もそれほど増えないし，もし効果があれば他の下剤も減量できるかもしれない．腸管神経叢コリン作動性ニューロンを抑制し，クロライド分泌抑制により生じるモルヒネによる便秘に対して，アミティーザ®は機序的にも有効なことが期待される．ただし，腫瘍やがん性腹膜炎による腸管の癒着や高度の狭窄，腸閉塞などの器質的異常が疑われる場合は，他の下剤の場合と同様に慎重に投与する必要がある．

　また，酸化マグネシウム®（2gで約37円/日）やプルゼニド®（4錠で約22円/日）と比べて，アミティーザ®の薬価は高い（2錠で約320円/日）ため，特に長期投与となる場合は，その負担についても考慮する必要がある．

文献

1) Bell TJ et al：The prevalence, severity, and impact of opioid-induced bowel dysfunction: results of a US and European Patient Survey (PROBE 1). Pain Med 10：35-42, 2009
2) がん疼痛の薬物療法に関するガイドライン2014年版，日本緩和医療学会 緩和医療ガイドライン作成委員会（編），金原出版，東京，p190-195, 2014
3) Wong BS et al：Lubiprostone for the treatment of opioid-induced bowel dysfunction. Expert Opin Pharmacother 12：983-990, 2011
4) Thomas J et al：Methylnaltrexone for opioid-induced constipation in advanced illness. N Engl J Med 358：2332-2343, 2008
5) Donner B et al：Direct conversion from oral morphine to transdermal fentanyl: a multicenter study in patients with cancer pain. Pain 64：527-534, 1996
6) Sykes NP：A volunteer model for the comparison of laxatives in opioid-related constipation. J Pain Symptom Manage 11：363-369, 1996

CASE 11 オピオイドの吐き気が治まらない

　胃がん術後, 肝転移による右季肋部痛に対してオキシコンチン®(オキシコドン徐放製剤) 20 mg/日, ロキソニン®(ロキソプロフェン) 60 mg, ノバミン®(プロクロルペラジン) 15 mg を内服していた 72 歳の男性が, 吐き気が治まらないため外来を受診しました. オピオイド以外の吐き気の原因を検索したうえで, 鎮痛薬をオキシコンチン®からフェントス®(フェンタニルクエン酸塩)テープ 1 mg 1日1枚へ変更し, 制吐薬をノバミン®からトラベルミン®(ジフェンヒドラミン・ジプロフィリン配合)配合錠 1回1錠 1日3回へ変更しました. いったん吐き気は良くなったのですが, その後右季肋部の持続する痛みが悪化したため, フェントス®テープを 2 mg 1日1枚へ増量しました. 痛みは軽減しましたが再び吐き気が出現し, 1週間しても症状が続くため外来を受診しました. このような場合, どのように対応すれば良いでしょうか?

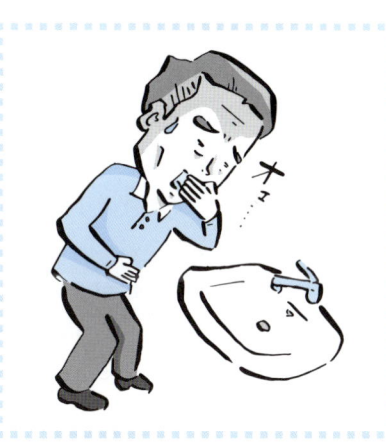

Q あなたならどうする?

Ⓐ フェントス®テープからメサペイン®(メサドン)へ変更する.
Ⓑ 制吐薬をジプレキサ®(オランザピン)へ変更する.
Ⓒ フェントス®テープを 1 mg 1日1枚へ減量し, 痛みはレスキュードーズで対応する.

このケースを解くためのエビデンス

　オピオイドが投与されていて悪心が生じた場合の対応としては, ①制吐薬の投与, ②オピオイドの変更, ③オピオイドの投与ルートの変更, ④鎮痛補助薬併用によるオピオイドの減量, 以上が有用との報告がある. しかし, まずどれを行うかについてのエビデンスはなく, ケースに応じて適切な治療を選択する必要がある. また, どの制吐薬を選択するかについても明確なエビデンスはなく, ノバミン®やプリンペラン®(メトクロプラミド)などの**制吐薬が無効であった場合の「次の一手」で定まったものはないが, ジプレキサ®が有用な可能性が示されている**.

KEY ARTICLE

① Laugsand EA et al：Management of opioid-induced nausea and vomiting in cancer patients：systematic review and evidence-based recommendations. Palliat Med **25**：442-453, 2011

対象 オピオイドによる悪心・嘔吐のあるがん患者のマネジメントに関する文献

方法 系統的レビューを行いエビデンスに基づく推奨を行う．

結果 オピオイドによる悪心に対して，制吐薬の投与が有用な可能性があるが，どの制吐薬を選択するかについてエビデンスに基づく推奨はできない．制吐薬の投与，オピオイドの変更，オピオイドの投与ルートの変更，鎮痛補助薬併用によるオピオイドの減量は，オピオイドによる悪心に対して有用な可能性があるが，どれが優れているかは結論できない．

② Passik SD et al：A pilot exploration of the antiemetic activity of olanzapine for the relief of nausea in patients with advanced cancer and pain. J Pain Symptom Manage **23**：526-532, 2002

対象 痛みに対してオピオイドを使用している進行がん患者で中等度の吐き気を生じた15例

方法 プラセボ，オランザピン 2.5 mg，5.0 mg，10 mg を順番に2日間ずつ内服し，悪心を0（まったくなし）から4（とても強い）のカテゴリースケールで評価する．

結果 オランザピン投与後オピオイドによる悪心が軽減し，10 mg まで用量依存的に効果を発揮した（**図1**）．

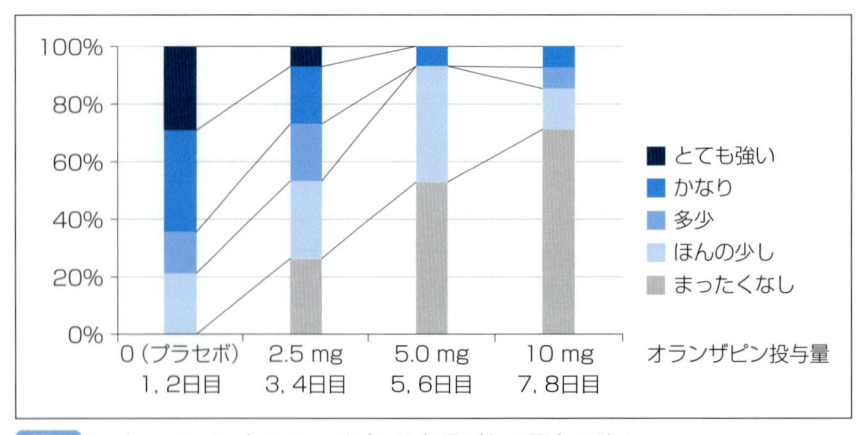

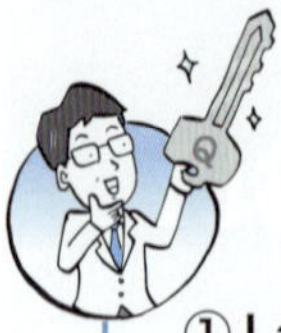

図1 ベースラインとオランザピン投与量ごとの悪心の強さ

EVIDENCE SUMMARY

- 制吐薬の投与，オピオイドの変更，オピオイドの投与ルートの変更，鎮痛補助薬併用によるオピオイドの減量が，オピオイドによる悪心に有効な可能性がある．
- オランザピンがオピオイドによる悪心に対して有効な可能性がある．

エビデンスを臨床に生かすコツ

オピオイドによる悪心への対応としては，①制吐薬の投与，②オピオイドの変更，③オピオイドの投与ルートの変更，④鎮痛補助薬併用によるオピオイド減量，などが考えられる．①制吐薬の投与については，どの制吐薬が良いかについて十分なエビデンスはなく，想定される機序に応じてドパミン受容体拮抗薬（セレネース®（ハロペリドール），ノバミン®など），消化管蠕動亢進薬（プリンペラン®など），抗ヒスタミン薬が，まず経験的に投与されることが多い[1,2]．①〜④は，いずれも弱いエビデンスであり，どの治療を優先的に行ったら良いかは明らかでない．実際の治療の選択としては，**患者の状況（制吐薬の追加が可能な状況か，内服や注射がこれ以上増やせるか），鎮痛の状態（モルヒネからフェンタニルへの変更が許容される鎮痛の状態か否か，鎮痛補助薬が効くような痛みか），治療環境（オピオイドの持続注射が可能な状況か）などを勘案してベストな方法を探っていくことになる．**

PRACTICE

①制吐薬の投与・変更

通常の制吐薬が無効の場合に，ジプレキサ®が有用な可能性がある．しかも，10 mgまで用量依存的に効果を認める可能性があり，少量で無効でも増量できるというオプションがある．

②オピオイドの変更

モルヒネ→他のオピオイド，フェンタニル→メサドンなどが有効である可能性が示されている．

③オピオイドの投与ルートの変更

モルヒネを経口投与から皮下投与へ変更して悪心が軽減したとの報告がある．

④鎮痛補助薬併用によるオピオイドの減量

神経障害性疼痛の場合に有効であるとの報告がある．

では，このケースではどうするか？

- **Ⓐを選んだ→40点**

   フェンタニルからメサドンへの変更が，オピオイドによる悪心を軽減したという報告はある[3]．しかし，メサドンへ変更する場合は，不整脈リスクがあるために心電図や電解質の評価や，リスクに対する患者や家族への説明など，慎重な対応が必要である．痛みが治まっており，悪心に対しても他に対応があれば，まず他の選択肢を試してから，どうしても困ったときの奥の手として取っておきたい．

- **Ⓑを選んだ→90点** good!

   ドパミン受容体拮抗薬，消化管蠕動亢進薬，抗ヒスタミン薬などの通常の制吐薬でオピオイドによる悪心が改善しない場合に，ジプレキサ® が有用な場合がある．期待できる選択である．

- **Ⓒを選んだ→20点**

   突出痛がメインであればレスキュードーズでの対応という方法はあるが，ここでは持続痛である．ベースの鎮痛不足で痛くなるだろうから，もう一工夫したいところである．

このケースの解説

　このケースではオキシコンチン®で吐き気が出たため，フェンタニルへの変更と制吐薬の変更を行ったにもかかわらず，再び悪心が出てしまった場合である．フェンタニルへ増量後1週間経過しても悪心が続いているため，悪心に対する耐性が形成されるかは定かではないため，何らかの薬剤調整による対応を考えたいところである．

　わが国でもメサドンが使用可能となり，回答Ⓐのようにフェンタニルからメサドンへのオピオイドの変更も選択肢として考えられるようになった[4]．しかし，安易なメサドンへの変更は危険である．QT延長症候群，心室頻拍などの不整脈リスクがあるため，心電図や電解質の評価，不整脈リスクを上げる併用薬がないかの確認，リスクに対する患者や家族への説明が必要であり，他にも全身状態の評価をしたり，重篤な呼吸器疾患や麻痺性イレウスなどの禁忌がないかを確認することが必要となる[5]．そのうえで，通常の強いオピオイドで難治性の疼痛や，副作用対策をしてもどうしても改善しない場合に，導入を検討するべきである．

　通常の制吐薬を投与しているにもかかわらず，オピオイドが原因と考えられる悪心が出現した場合は，回答Ⓑのようにジプレキサ®を試してみる価値がある．**ドパミン受容体に加えセロトニン受容体，ヒスタミンH₁受容体，ムスカリン受容体に作用するため，普通の制吐薬はカバーできない難治性の吐き気に効果が期待できる**．1日1回の投与で良いし，口腔内崩壊錠もあるので悪心があっても内服しやすいのもありがたい．また用量依存性に効果があり，2.5 mg/日の少量から開始し，改善がなければ2.5 mgずつ10 mg/日まで増量して対応できる．**糖尿病では禁忌であるため，併存疾患や血糖には注意が必要である**．ドパミン拮抗作用による錐体外路症状（パーキンソン症候群，アカシジア

など)の出現に注意が必要である．また，高齢者や全身状態が悪い場合は，抗コリン作用(便秘，口渇，意識障害)が強く出現する場合があるため特に注意が必要である．

　回答 ❸ のようにオピオイドの増量が悪心を引き起こす場合には，一度減量して評価するのは良いだろう．実際にオピオイドの副作用対策として，鎮痛補助薬を併用したりブロック治療や放射線治療などを行ったうえで，オピオイドを減らすことが有用であるとの報告がある．また，突出痛がメインであればレスキュードーズをうまく使うことで対応できる場合もある．しかし，ここでは持続痛であり何の工夫もないままオピオイドの減量ではまた痛くなってしまうだろうから，痛みのベースを下げるための対応をしつつフェンタニルの減量を考慮したいところである．

文　献

1) Bentley A et al：Use of clinical pictures in the management of nausea and vomiting：a prospective audit. Palliat Med **15**：247-253, 2001
2) Stephenson J et al：An assessment of aetiology-based guidelines for the management of nausea and vomiting in patients with advanced cancer. Support Care Cancer **14**：348-353, 2006
3) Mercadante S et al：Rapid switching between transdermal fentanyl and methadone in cancer patients. J Clin Oncol **23**：5229-5234, 2005
4) Weschules DJ et al：A systematic review of opioid conversion ratios used with methadone for the treatment of pain. Pain Med **9**：595-612, 2008
5) U.S. Food and Drug Administration Information for Healthcare Professionals Methadone Hydrochloride. 〈http://www.fda.gov/downloads/drugs/drugsafety/postmarketdrugsafetyinformationforpatientsandproviders/ucm142839.pdf〉［Accessed 1 October 2015］

CASE 12 オピオイド投与中のせん妄の対応——オピオイドスイッチング後の次の一手

がん性腹膜炎を伴う膵臓がんの持続する腹痛に対して、経口モルヒネ 120 mg/日を内服中であった患者さんがいます。予後は2ヵ月程度と予測されています。痛みを訴える頻度が増えたため、180 mg/日へ増量したところ、日中の強い眠気と、つじつまの合わない言動が増えたためフェンタニル貼付剤に静脈注射を併用するオピオイドスイッチングを行いました。しかし痛みの訴えが増し、さらに日中の覚醒度は低下し、つじつまの合わない言動は持続しました。オキシコドンの注射薬にもオピオイドスイッチングを行いましたが同様の結果でした。そこで、主治医は疼痛のコントロールはモルヒネ注射液で行うこととし、せん妄の対策としてリスペリドン 1 mg/日を就寝前に追加しました。つじつまの合わない言動は減少しましたが、日中の活動性の低下が持続して痛みの訴えも曖昧になってきました。今後どのように対応したら良いでしょうか？

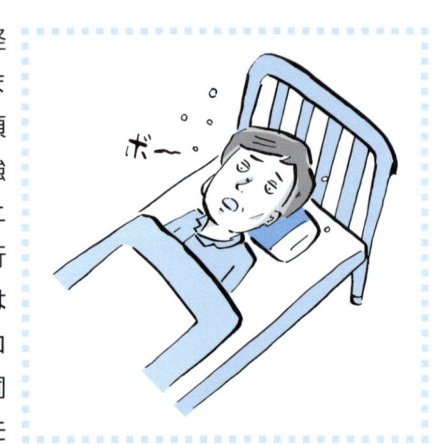

Q あなたならどうする？

- Ⓐ リスペリドン 2 mg/日へ増量する．
- Ⓑ モルヒネ注射液を減量し、中止をめざす．
- Ⓒ ラメルテオン 2 mg/日を開始する．

このケースを解くためのエビデンス

オピオイドが投与されてせん妄を生じた患者に対して、オピオイドスイッチングを行うことでせん妄が改善することが知られている。しかし、このケースはオピオイドスイッチングを行った後でもせん妄が持続し、かつオピオイドスイッチングしたことで疼痛緩和が不十分になったケースであり、今後の疼痛緩和治療のことを考えるとモルヒネ塩酸塩に頼りながらせん妄の対処を並行して行っていくべきケースである。さらに、せん妄は低活動型に分類されると思われ、せん妄に対してエビデンスが蓄積されている第2世代抗精神病薬であるリスペリドンが投与されたが、効果不十分であることが推察される。

KEY ARTICLE

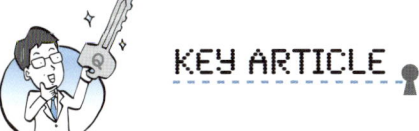

① Breitbart W et al：Agitation and delirium at the end of life. JAMA **300**：2898-2910, 2008

対象 終末期，治療，せん妄という用語で抽出され，せん妄症状の薬物療法的介入について記載された論文

方法 1960〜2008年に出版された臨床試験，ケースシリーズ，症例報告（Pub Med, Cochrane Review databaseから検索（**表1**）の評価

結果 低活動型せん妄に対してはリスペリドン，アリピプラゾールが推奨されている．

表1 終末期せん妄治療における抗精神病薬

薬剤名	エビデンスレベル	用量	投与経路	副作用	備考
ハロペリドール	level I	0.5〜2 mg 2〜12時間ごと	経口，筋注，静注，皮下注	錐体外路症状（＞4.5 mg/日），QT延長	第一選択薬である
クロルプロマジン	level I	12.5〜50 mg 4〜6時間ごと	経口，筋注，静注，皮下注	眠気，抗コリン作用，低血圧	興奮が強い場合に選択
オランザピン	level II-1	2.5〜5 mg 12〜24時間ごと	経口	眠気	高齢，認知症，低活動型には向かない
リスペリドン	level II-1	0.25〜1 mg 12〜24時間ごと	経口	錐体外路症状（＞6 mg/日）	低活動型に良好
クエチアピン	level II-3	12.5〜100 mg 12〜24時間ごと	経口	眠気，起立性低血圧	パーキンソン病やレビー小体型認知症にも使用可能
アリピプラゾール	level II-3	5〜30 mg 24時間ごと	経口	アカシジア	低活動型に良好

② Tsuda A et al：Successfully treated delirium in an extremely elderly patient by switching from risperidone to ramelteon. Psychiatry Clin Neurosci **67**：130, 2013

　リスペリドン 0.5 mg/日で改善のなかった肺炎に起因する高齢者のせん妄症状に対して，ラメルテオン 8 mg/日に切り替えることで改善がみられた．

EVIDENCE SUMMARY

- オピオイドによるせん妄に対してオピオイドスイッチングにて改善がない，かつ低活動型せん妄に対してはリスペリドンやアリピプラゾールが推奨される．
- リスペリドンが無効な場合は，ラメルテオンへの変更で改善する場合がある．

エビデンスを臨床に生かすコツ

　オピオイドによるせん妄と判断されれば，オピオイドスイッチングが優先される．しかし，オピオイドスイッチングが有効でない場合もまれではない．有効でないとは，せん妄の改善がない場合のみならず，適切な量のオピオイドにローテーションしたことで疼痛の増悪をきたす場合も含む．また，終末期のせん妄に対してエビデンスが蓄積されているのは抗精神病薬であるが，同薬はいずれも眠気の副作用は避けられず睡眠覚醒リズム障害が前傾に立っている低活動型せん妄にはラメルテオンの投与が有効な場合がある．

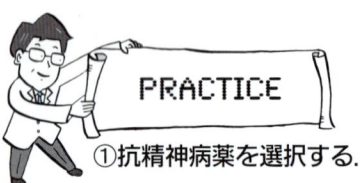

PRACTICE

①抗精神病薬を選択する．
- オピオイドスイッチングが無効である場合はオピオイドを変更することなく，せん妄症状に対してのエビデンスが豊富な抗精神病薬を選択する．
- 特に低活動型せん妄である場合は，リスペリドンやアリピプラゾールが選択されることが多い．

②ラメルテオンを選択する．
- ①の抗精神病薬が無効な場合は，メラトニン受容体作動薬であるラメルテオンが低活動型せん妄に有効な場合がある．
- せん妄に対しての薬剤変更は，抗精神病薬から抗精神病薬というように同系統の薬剤ではなく，プロフィールの違う薬剤へ変更する．

A では，このケースではどうするか？

- **Ⓐを選んだ→20点**
　リスペリドンはせん妄に対して有効であるとは思えず，増量ではさらに眠気が強くなるおそれがあるかもしれない．

- **Ⓑを選んだ→50点**
　モルヒネがせん妄の原因として疑われる場合，現在の疼痛に対して適切なオピオイドの量であるかをアセスメントすることはきわめて重要である．しかし，このケースでは疼痛緩和が必ずしも十分であるとはいえず，モルヒネの減量は疼痛の増悪からせん妄を遷延させる因子になりかねない．

- **Ⓒを選んだ→80点** 👍 good!
　オピオイドの種類は変えずに，せん妄症状に対して抗精神病薬を併用したものの，せん妄は改善していない．次の選択肢として低活動型せん妄で第2世代抗精神病薬からの切り替えで有効なことがあるラメルテオンを少量使用することは妥当な選択である．

このケースの解説

このケースでは，オピオイドの増量によりせん妄が引き起こされていると考えられるが，オピオイドスイッチングが無効であった．さらに，終末期せん妄に対して第2世代抗精神病薬であるリスペリドンを使用したが，依然としてせん妄は遷延している．

せん妄の改善に乏しい場合，回答 Ⓐ のように抗精神病薬を増量することは選択肢として考えられるが，このケースのような低活動型せん妄の場合はそれは有効ではない．抗精神病薬は増量することで**眠気，鎮静といった副作用**の出現頻度が高くなってしまうからである．

オピオイドの減量を選択することは，時によってはオピオイドによるせん妄の非常に有効な解決手段である．しかし，このケースでは疼痛緩和がいまだ十分でなく，オピオイドの減量は疼痛の増悪が余儀なくされる．また，疼痛がせん妄を促進させる因子となるため，むしろせん妄の改善を遅延させる危険すらあると思われる．

リスペリドンの投与にもかかわらずせん妄が回復しないのであれば，同じ抗精神病薬の中での切り替えは推奨されていない．むしろ，薬剤プロフィールが異なる抗うつ薬やメラトニン受容体作動薬が選択肢となる．メラトニン受容体作動薬であるラメルテオンはせん妄の改善効果が報告されており，睡眠覚醒リズム障害の改善には少量の投与が推奨されている．

せん妄の改善に苦慮する場合は，今一度せん妄の原因が本当にオピオイドであるのかを再検討する必要があることはいうまでもない．

CASE 13 「モルヒネは使わないでほしい」と家族に拒絶されたら？

膵臓がんによる背部痛を主訴に，緩和ケア病棟に患者さんが入院しました．痛みが緩和したら退院し，再び在宅で療養したいと希望しています．在宅医から非ステロイド抗炎症薬（NSAIDs）が投与されていますが，効果が乏しかったためモルヒネの開始を提案したところ拒否されました．拒否する理由を尋ねると，「痛くても我慢できるのでもう少し様子をみたい．モルヒネは副作用が強くて苦しむと聞いたことがあるから飲みたくない」と答えました．

その後も痛みが続いているため，しばらく日をおいてから改めて，①医療用麻薬を使用してみると痛みが緩和し早く退院できるかもしれない，②もしも副作用が出た場合はその副作用を軽減する方法を考える，場合によっては医療用麻薬を止めて他の方法をとる，③他の医療用麻薬に変更もできることを患者に説明しました．そのうえで，「あなたの痛みを，何とか軽くしたい．一緒に治療をしてみましょう」と気持ちを伝えると，「そこまで自分のことを考えてくれているのなら，その麻薬を服用してみます」と患者さんの気持ちに変化がありました．

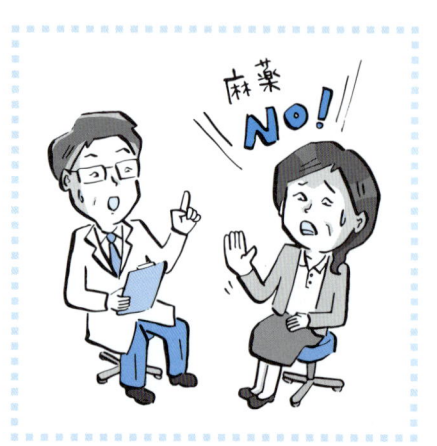

患者さんから医療用麻薬を服用すると聞いた妻は，「麻薬は悪いイメージがあり，私は抵抗があります．実は，主人の兄が麻薬を使用した直後に亡くなりました．また主人にも同じことが起こるのではないかと思うと心配でたまりません．それでも本人が麻薬を使うと話しているのなら，仕方ないのかとも思います」と医師に話しました．このような家族に対してどのように対応していくべきでしょうか？

Q あなたならどうする？

Ⓐ 医療用麻薬の誤解や不安が解消するように，家族とも時間をかけて話し合う．
Ⓑ 本人が医療用麻薬の使用を希望していることを強調して説明し，できるだけ早く開始できるようにする．
Ⓒ 妻の言葉から了解は得ていると判断し，速やかに医療用麻薬を開始する．

このケースを解くためのエビデンス

　この患者の家族は医療用麻薬に対して抵抗感がある．本人だけでなく家族も医療用麻薬の使用に抵抗感を示すことは，多くの医療者に経験があるだろう．患者や家族は医療用麻薬をどのように考えているのだろうか？

　この研究では，日本国内の緩和ケア病棟で医療用麻薬を使用していた患者の遺族に対して，**自分がもしも同じ状況になったときに医療用麻薬を使用するかどうか**，いくつかの視点から調査を行った．

KEY ARTICLE

Shinjo T et al：Why people accept opioids：role of general attitudes toward drugs, experience as a bereaved family, information from medical professionals, and personal beliefs regarding a good death. J Pain Symptom Manage **49**：45-54, 2015

対象　103施設で，20歳以上の緩和ケア病棟で医療用麻薬を使用していた997例の遺族（432例からの回答）

方法　主要評価項目「医療用麻薬を使用するかどうか」に加えて，一般的な薬に対する価値観，医療用麻薬を使用した際の遺族の経験，医療者から受けた説明内容，遺族の考える望ましい最期について郵送で質問紙調査した（表1）．

結果

・66.4％の遺族が「将来，医療用麻薬が必要となった場合は使用する」とし，実際に自分が同じ状況におかれた場合にも，医療用麻薬の治療を受けると考えている遺族が多いことがわかった．

・その判断に影響する因子は，①医療用麻薬の使用によって患者の生活の質（QOL）が改善したという経験，②薬一般に対する価値観，③医療者から医療用麻薬を使用すれば痛みが取れる，副作用が出現した場合や痛みの原因が改善した場合は中止できるという説明があったこと，④「苦痛がなく，医療者とよく話し合い，自然に近いかたちで死を迎えられた」と死後に遺族が思っていること，であった．

EVIDENCE SUMMARY

　遺族自身が医療用麻薬を使用する決定因子は，もとからの薬に対する価値観，過去の医療用麻薬の良い経験，医療者から効果や副作用の説明があり，また十分に話し合えたことであった．

表1 医療用麻薬の使用を判断する要因について

	要因	医療用麻薬に肯定的	医療用麻薬に否定的	p値
患者の背景	年齢	71±12	73±11	0.056
	性別(男性)	143(50%)	78(54%)	0.38
遺族の背景	年齢(歳)	59±12	60±13	0.30
	性別	100(35%)	39(28%)	0.13
患者との関係性	配偶者	118(41%)	66(46%)	0.61
	子供	114(40%)	47(32%)	
	孫	18(6.3%)	12(8.3%)	
	従兄弟	19(6.6%)	10(6.9%)	
	他	14(4.9%)	6(4.1%)	
薬に対する一般的な価値観		1.2±1.0	1.6±0.9	<0.001
患者の闘病時に医療用麻薬を使用した遺族の経験	痛みが改善した結果QOLが改善した	0.72±0.36	0.59±0.40	0.001
	副作用があった	0.37±0.31	0.39±0.32	0.48
	痛みがないときも増量することを望んだ	100(38%)	52(39%)	0.79
	痛みが強くなってから増量しても効果がなかった	23(8.4%)	12(8.8%)	0.88
遺族が医療者から受けた説明	痛みを取ることができる	268(98%)	126(32%)	0.021
	早くから治療したほうが良い	160(63%)	72(56%)	0.21
	副作用が強い場合は止められる	188(74%)	75(58%)	0.002
	中毒や習慣性はない	159(64%)	68(54%)	0.071
	耐性化しにくい	128(53%)	49(39%)	0.013
	副作用がある	0.67±0.35	0.59±0.32	0.020
	死と関連がある	0.31±0.38	0.31±0.38	0.99
遺族の考える望ましい最期にとって重要なこと	苦痛を感じない	6.1±0.84	5.5±0.98	<0.001
	医師と話し合って治療を決める	6.5±0.63	6.2±0.84	<0.001
	意識や思考がはっきりしている	6.0±0.87	5.9±0.86	0.10
	希望をもって過ごしている	6.1±0.87	6.1±0.79	0.38
	自然なかたちで最期を迎える	6.2±0.87	6.0±0.77	0.008
	死を意識せず普段と同じように過ごす	6.0±1.1	6.0±0.87	0.97

エビデンスを臨床に生かすコツ

　疼痛緩和で医療用麻薬が必要な際には，**患者本人だけでなく家族とも話し合ってから始めるべき**ということがこのエビデンスからわかる．

　医療用麻薬を使用する際に薬剤に対する価値観が大きく影響することがわかった．そのため，はじめて患者を担当するときや薬剤を開始するときには，**患者や家族がそもそも薬に対してどのような考えをもっているのか，一般的な薬に対する価値観を確認することも重要である**．

　そして医療用麻薬を開始する場合には，副作用について強調するのではなく，まずは疼痛が改善すると生活がどのように改善するのかという良い治療効果を具体的に説明する．副作用については対策の方法が十分にあること，場合によっては医療用麻薬の中止や変更もできること，耐性が生じる可能

性が低いことを伝えることが重要である.

　また，患者や家族と医師が話し合うことは遺族が医療用麻薬を使用する際の良い判断材料にもなっていたことから，医療用麻薬の説明は，医師をはじめとする医療者から一方向に患者や家族に「説明する」のではなく，**双方向性で「話し合う」というかたちが望ましい**.

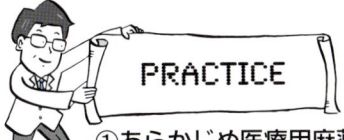

PRACTICE

①あらかじめ医療用麻薬に対する患者や患者家族の考えを聞いておく.

> 例：「痛みが強くなっているので，スタッフ一同心配しています．このような場合は医療用麻薬を使用することが多いですが，抵抗感のある方も多いです．あなたは医療用の麻薬についてどう思いますか？」

②副作用についての説明より，痛みが取れた場合には，それまで痛みによって制限されていた生活がいかに改善するかを強調して説明する.

> 例：「医療用麻薬を使用して痛みが取れれば，今のように痛みで動けないという問題が解消され，希望されている自宅での生活も可能かもしれません」

③医療用麻薬の副作用と対応方法を説明する.

> 例：「副作用に吐き気，眠気，便秘がありますが，吐き気と便秘は薬剤で予防できますし，吐き気と眠気は時間経過とともに軽くなることが多いので安心してください．副作用が強く出たとしても他の医療用の麻薬に変更できます．もしも体に合わないなら，いったん中止して他の方法を考えます．あなたに合った対応ができるので安心してください」

④家族の考えにも気を配る.

> 例：「ご家族の立場で，何か疑問や不安な点はありませんか？」
> 「ご家族にも医療用麻薬について説明をしたいのですが，何時ごろこられますか？」

⑤経過をみながら繰り返し患者の理解を確かめる.

> 例：「医療用の麻薬を開始して，痛みは改善しトイレにも1人でいけるようになりました．心配されていた便秘も起きていません．改めて不安に思うことや不明な点はありませんか？」

では，このケースではどうするか？

- **Ⓐを選んだ→95点** good!

　家族は明らかに抵抗感や誤解があるため，話し合いを行ってからの治療開始は正しい選択である．ただし，はじめの説明で「痛みが強いので医療用麻薬を開始しましょう」という説明だけではなく，「医療用麻薬を使用して痛みが改善した場合，痛みで動けていないという問題が解消され，希望されている自宅での生活も再び可能になるかもしれません」と医療用麻薬を使う目的も同時に切り出せたら100点である．

> ・❷を選んだ→**30点**
>   　大事なことは家族に対して一方的に説明し説得することではなく，話し合うことである．患者本人が医療用麻薬の使用を希望しているからと家族を説得するのではなく，家族がもつ不安や抵抗感を話し合ってみよう．そうすれば，家族だけでなく患者もさらに安心するだろう．
>
> ・❸を選んだ→**5点**
>   　このような発言をする妻に対して，了解していると判断してはいけない．たしかに，数時間前には本人に対して同じことを説明したかもしれないが，再度家族とも話し合ってから開始すべきだろう．

このケースの解説

　医療用麻薬は以前よりは使用できる種類も増え，使用方法も副作用対策も改善しているが，**今も患者，家族には麻薬に対する心理的な抵抗感が存在している**[1]．その抵抗感の原因としては，医療者や患者，社会的な要因があるが，患者の心理的な要因が大きいといわれている[1]．また，この抵抗感は海外でもわが国でも共通している[2,3]．がん患者は今後増加し，2人に1人が罹患するといわれている．よって，現在治療を行っている**患者の家族は将来的に患者となる可能性もある**．患者だけでなく家族にも説明を十分に行い，理解が得られなければ良い治療とはならない．また家族も将来，医療用麻薬を使用する患者となるかもしれないという視点も重要である．ただし，患者によっては自分が説明を受けてから家族に説明してほしい，あるいははじめから家族と一緒に説明を受けたい場合もあるため，患者の意向を確かめながら，慎重に医療用麻薬の説明は行う必要がある．

　また，今回は緩和ケア病棟で行った調査であるにもかかわらず，医療用麻薬は「最後に使用する薬」，「呼吸停止の可能性がある」，「寿命を短くする可能性がある」と印象付けられた家族が20～30％程度いた．これはたとえ医療者が正しく医療用麻薬の説明をしても，振り返って考えれば，家族がもつ印象が悪くなる可能性もあるといえる．よって，医療用の麻薬が開始できたときも薬剤に対する理解は正しいものかを確認しながら治療をすすめたほうが良い．つまり，**医療用麻薬の使用を「理解」しているだけではなく，「納得」し「受け入れている」こと**を使用後もそのつど患者や家族に確認したほうが良い．

文　献

1) Kwon JH : Overcoming barriers in cancer pain management. J Clin Oncol 32 : 1727-1733, 2014
2) Morita T et al : Knowledge and beliefs about end-of-life care and the effects of specialized palliative care : a population-based survey in Japan. J Pain Symptom Manage 31 : 306-316, 2006
3) Ward SE et al : Patient-related barriers to management of cancer pain. Pain 52 : 319-324, 1993

CASE 14 副作用に関する説明の仕方
――偉大なるノセボ効果

50歳代女性．痛みが増えてきたのでオキシコンチン®（オキシコドン徐放製剤）を導入するところです．抗がん剤治療のために入院しています．もともとやや神経質な性格で，抗がん剤治療を行うときも，「吐き気がくると怖いな」とずっと緊張していました．実際に抗がん剤を点滴するときは，「これ，抗がん剤ですよね，吐くんですよね」と何度も確認して，制吐のためのステロイドが投与され始めたところで嘔吐してしまうというエピソードが何回かありました．予期性嘔吐として，ベンゾジアゼピンの投与を受けています．このケースに，オピオイドを開始しますが，オピオイドによる悪心の予防としてどのような対策が考えられるでしょうか？

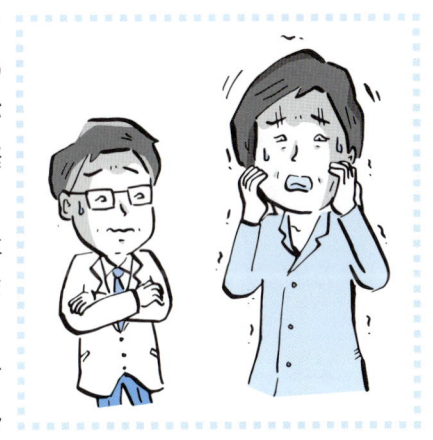

Q あなたならどうする？

- **Ⓐ** いずれにしても悪心が出現すると考えられるので，制吐薬の併用は行わず，悪心についての説明もしない．
- **Ⓑ** 悪心が生じる可能性があることをしっかりと説明し，強力な制吐薬（ジプレキサ®（オランザピン）など）を予防的に投与する．医師・看護師・薬剤師でそれぞれが毎日悪心の有無を確認するようにする．
- **Ⓒ** 制吐薬を予防的に投与するが，悪心の可能性は控えめに説明し，悪心の有無はかかわる職種のうち1名が確認するにとどめる．

このケースを解くためのエビデンス

オピオイドの開始時の制吐に関しては，わが国で特に注目されているテーマである．**国際的には，わが国でノバミン®（プロクロルペラジン）をルーチンに処方するような，「予防的に制吐薬を定期的に投与する」という発想は少なく**，悪心が生じたら（あるいは，ハイリスク患者で）すぐに制吐薬を使用できるようにしておくことが一般的である．オピオイドの開始時の制吐に関する高いエビデンスの臨床試験は今のところ存在しない．

さて，患者が「吐き気を感じる」とはどういうことだろうか．**ノセボ効果という概念を紹介する**．ノセボ効果とは，プラセボ効果の逆で薬物活性のないものを使用したにもかかわらず（乳糖を内服したにもかかわらず，生理食塩液を注射したにもかかわらず），実薬で生じると説明された「副作用」を患者が体験することである．たとえば，実薬がオキシコンチン®であれば，乳糖を投与されたにもかかわらず，眠気が出た，吐き気が出た，便秘になったと患者が体験することをいう．

KEY ARTICLE

① de la Cruz M et al：Placebo and nocebo effects in randomized double-blind clinical trials of agents for the therapy for fatigue in patients with advanced cancer. Cancer 116：766-774, 2010

対象 倦怠感に対してリタリン®（メチルフェニデート塩酸塩）の効果があるかどうかを調べるためのプラセボ対照の比較試験でプラセボを内服した102例の患者

方法 プラセボ対照無作為化比較試験のデータの再解析．プラセボを内服した患者のうち，実薬で生じると説明された症状を報告した患者の頻度を調べた．

結果 プラセボを内服している患者でも高率に（リタリン®で生じると説明を受けた）副作用を報じた（**表1**）．

表1 ノセボ効果の出現頻度

作用	頻度
不眠	79%
食思不振	53%
焦燥感	34%
悪心	33%
めまい	30%
頻脈	13%

EVIDENCE SUMMARY

・薬理活性のないものを使用した場合でも，（説明された）副作用が生じたと体験される患者が多い．
・緩和ケアでは，ノセボ効果が無視できない．

エビデンスを臨床に生かすコツ

この研究は，われわれが薬剤の「副作用」と呼んでいるものは，「薬学的効果」ばかりではなく，患者の心理的反応を含んでいることを示している．つまり，「何か薬剤を投与した後副作用が出現した」と

いうメカニズムは，薬物の効果だけではなく，患者がその薬物にはどのような効果・副作用があるかを知らされたことによる効果の両方があるということである．リタリン®は精神賦活薬として，不眠，食思不振，焦燥感，悪心，めまい，頻脈などを生じる．プラセボを内服した患者でもこれらの症状が高頻度に生じた．

　つまり，**患者は「説明されたように」その薬剤の効果や副作用を体験しやすくなる可能性がある**．論文中には以下のような考察がされている．「この結果は毎日の臨床でどうやって生じうる副作用を患者に説明するかという問題を投げかける．もし，何か副作用が起こるかもしれないという否定的な期待をもって患者が薬を内服することそれ自体が，実際に副作用が起きたと患者が体験することに影響するならば，臨床家は，患者に害を与えずにどのように副作用の可能性の説明をすれば良いだろうか（Our findings raise the question regarding the disclosure of potential side effects in the dairy clinical setting. If negative expectations can influence the reporting of adverse effects, how then should we inform our patients regarding the possibility of side effects without causing harm or suffering?）」

　この数年，オピオイドの副作用の予防対策をしようと全国の臨床家が意識するようになった．それ自体は歓迎することである．一方で，たとえば入院してオピオイドが開始される患者では，主治医が「吐き気が出るかもしれないけど」と一言説明し，薬剤師が病棟服薬指導の一環で「吐き気がある可能性」を説明し，病棟看護師が訪室のときに「吐き気は？」，「吐き気は？」と確認する．さらに緩和ケアチームが入っていて，医師，看護師，薬剤師が別々に動いているような場合には，1日3回も「で，吐き気はどうですか？」と入れ代わり立ち代わり聞かれることもあるだろう．患者によっては，「これはよくよく吐き気の出る薬に違いがない」，「なんでこんなに聞かれるんだろう」と思うかもしれない．**この研究は，そのような繰り返して副作用を確認しようとする行為そのものが，実際に副作用を高める可能性を示している**．

　実際のところやや神経質な患者では，副作用を説明することが過大にその症状へ注意を向けて症状出現を促している場合がある．そのような場合には，副作用の説明が「過剰に」入らないようにすることが重要である．

　薬物療法について，オピオイド開始時にどの制吐薬を使用すればもっとも効果があるかに関する臨床試験はない．一般的には，国内ではノバミン®，トラベルミン®（ジフェンヒドラミン・ジプロフィリン配合）が，海外ではセレネース®（ハロペリドール），プリンペラン®（メトクロプラミド）が使用される場合が多い．これらより制吐を強めたい場合には，経験的にではあるが，単剤でセロトニン受容体への効果があるジプレキサ®や，不安・不眠に対して効果のあるリフレックス®（ミルタザピン）を使用する専門家が多いようである．これについてエビデンスは明確ではない．

PRACTICE

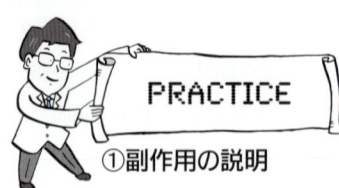

①副作用の説明
・オピオイドによって生じる副作用の説明が過剰にならないようにする．

②制吐薬の投与
・患者の状態・希望に合わせて制吐薬を予防的に定期投与するか，頓用の投与とする．

では，このケースではどうするか？

- **Ⓐを選んだ→0点**
　患者が副作用を非常に心配していることが想像できるので，何らかの説明や対策は必須である．副作用については患者に配られる説明書や，患者によっては携帯電話やネット環境から薬剤を調べることも多く，齟齬のない対応が必要である．

- **Ⓑを選んだ→10点**
　どうにかして患者の悪心を減らそうという意気込みが伝わる対応である．しかし，何度も吐き気に関して同じ質問を繰り返されることは，かえってノセボ効果での副作用の出現を強めそうである．

- **Ⓒを選んだ→80点** good!
　多職種チーム内で情報を共有することで過剰な副作用の心配を感じさせずに，かつモニタリングもできている．制吐薬については，やはりジプレキサ®を主体として，リフレックス®を併用するなどの工夫をする場合が多いが，標準的な制吐薬（ノバミン®やトラベルミン®）でも良いだろう．

このケースの解説

　このケースでは，やや神経質な患者に副作用について過剰に心配させずにどのようにしてオピオイドを導入するかがテーマである．

　対策としては，制吐薬を使用するか，説明をどうするかの2つがある．回答Ⓐのように対策を取らないというのは緩和ケアとしてはありえないだろう．

　制吐薬についてはエビデンス面からは明確に指示される研究がないが，患者が希望すれば何らかの制吐薬の予防投与を行う利益が高いだろう．標準的なノバミン®やトラベルミン®でも良いが，抗がん剤による悪心にも有効なこと，1日1錠で済むこと，アカシジアの出現率が相対的に少ないことから，高血糖がなければジプレキサ®を選択する専門家は多いだろう．今回のケースでは，不安・不眠もあると考えれば，リフレックス®を併用するのも選択になりそうである．薬剤については，そもそもが薬があったほうが安心な患者と，薬を飲むこと自体が不安になってしまう患者とがいるので，患者の希望を確認したい．処方例としては，定期薬としてジプレキサ® 2.5 mg（またはリフレックス®

7.5 mg)寝る前,悪心時トラベルミン®かノバミン®といったあたりだろうか.

説明をどうするかは,個人がどう説明するかと,チームとしてどう説明するかを分けて考える必要がある.

個人として説明するうえでは,「あまり深刻な顔をせず」説明するのも一法である.「制吐薬を出しますが,吐き気が出るかもしれません」と説明するか,「吐き気が出る人がたまにいるので,制吐薬を一緒に出しておきます(だから,吐き気はきっと出ないと思います)」と軽く説明することでも患者の受ける影響は相当違うだろう.このケースでは,もちろん後者のほうが良いに違いない.

チームとしては,1日に何回も吐き気のことばかりを聞きに行かないようにしたい.回答❸は,本当に患者のことを考えて心配していることが伝わってくるが,ひょっとしたらそのモニタリングそのものが患者の症状を強める「可能性がある」と知ったうえで,チームとしての対策を考えると良いだろう.チーム全体で副作用のモニタリングができていれば良いわけだから,病棟の薬剤師がモニタリングするなら,それ以外の職種は異なることを聞くなど,患者に余計な negative expectation を与えないようにすることが重要である.回答❸はおおむね今回のポイントをふまえている.

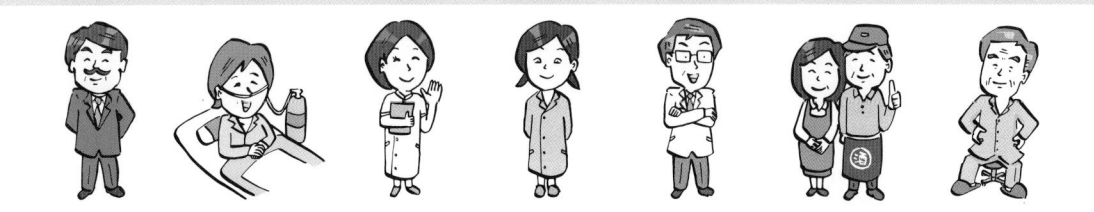

CHAPTER 2
疼痛以外の身体症状

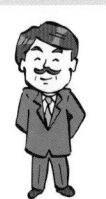

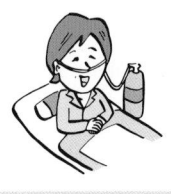

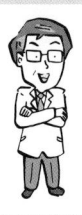

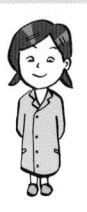

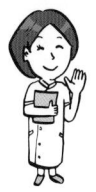

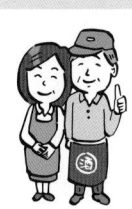

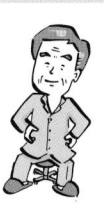

CASE 15 呼吸困難はモルヒネでどの程度改善するか？

重症慢性閉塞性肺疾患（COPD）が指摘されている70歳代の患者さん．すでにチオトロピウム（抗コリン薬）とステロイド／長時間作用性β_2刺激薬の合剤の定期吸入が導入されており，SpO_2 90％以上を保てるように在宅酸素もO_2 1.5 L/分で使用中です．最近，安静時も息切れが出現するようになってきているようです．この患者さんの安静時呼吸困難をどうやって緩和していけば良いでしょうか？

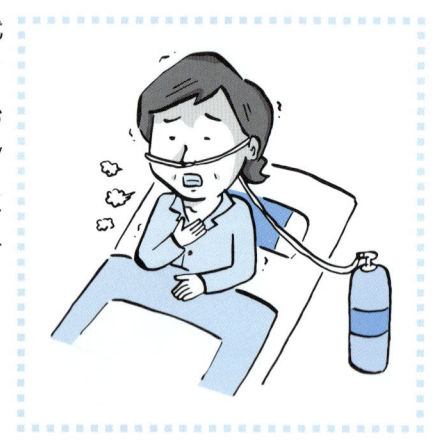

Q あなたならどうする？

- Ⓐ モルヒネ徐放製剤 20 mg/日を開始する．
- Ⓑ ロラゼパム 0.5 mg錠 1回1錠 1日2回を開始する．
- Ⓒ 酸素投与量を3 L/分へ増量する．

このケースを解くためのエビデンス

　がん，COPD，心不全などさまざまな進行性疾患で呼吸困難が合併することは，決してまれではない．もちろん，各疾患に対する標準的な治療を行っていくことが重要であるが，このような進行性疾患は完治がむずかしい場合が多い．したがって，症状による苦痛を軽減し，より生活をしやすくするため，対症療法を行うことが非常に重要となる．

　では，進行性疾患に伴う呼吸困難に対してどのような対症療法を行うのが有効なのか？この疑問に関して，Abernethyらが報告した重要な臨床研究がある（KEY ARTICLE）．この研究では，がんおよび非がんの進行性疾患に伴う安静時呼吸困難を合併しているオピオイドナイーブ（これまでオピオイド定期投与を受けていない）の患者48例（COPD 42例，がん3例，その他3例）を1：1に無作為化し，モルヒネ徐放製剤 20 mg/日とプラセボを4日間投与し，5日目からはそれぞれクロスオーバーしてさらに4日間投与を継続した．主要評価項目として，それぞれの薬剤投与4日目の呼吸困難の強さ

をVisual Analog Scale(VAS：0〜100)で評価し比較したところ，モルヒネ投与を受けた期間のほうがプラセボ投与期間よりも有意に呼吸困難のVAS値が低いことが示された．

この他にも，いずれも小規模の研究ではあるが，がん[1]，心不全[2]，筋萎縮性側索硬化症(ALS)[3]を基礎疾患とした呼吸困難を合併したオピオイドナイーブの患者を対象とした研究(がん患者の研究[1]のみ，オピオイドナイーブ 7例，オピオイド既使用 2例)においてもモルヒネの呼吸困難改善効果が示されている．このように，各種の進行性疾患に伴って呼吸困難を合併したオピオイドナイーブの患者に対しては基礎疾患によらず，**モルヒネ投与を行うことで呼吸困難の軽減が期待できる**わけである．

KEY ARTICLE

Abernethy AP et al：Randomised, double blind, placebo controlled crossover trial of sustained release morphine for the management of refractory dyspnea. BMJ 327：523-528, 2003

対象 原疾患治療を十分に行っても安静時呼吸困難を合併している，オピオイドナイーブの成人患者

方法 二重盲検無作為化クロスオーバー比較試験．各群にモルヒネ徐放製剤 20 mg/日とプラセボを4日間投与し，クロスオーバーしさらに4日間投与する(合計8日間の試験)．各薬剤投与最終日(夕方)の呼吸困難強度(VAS：0〜100)を比較する．

結果 モルヒネ使用期間のほうがプラセボ使用期間と比較して有意にVASが低かった(表1)．

表1 モルヒネおよびプラセボ投与時の呼吸困難強度

	モルヒネ (*n*=38)	プラセボ (*n*=38)	VAS値の平均差
朝	40.1(24)	47.7(26)	6.6(15)
夕	40.3(23)	49.9(24)	9.5(19)

EVIDENCE SUMMARY

進行性疾患に伴う呼吸困難を合併しているオピオイドナイーブの患者に少量モルヒネ投与を行うことで，呼吸困難が改善する可能性がある．

エビデンスを臨床に生かすコツ

ここまで，呼吸困難に対するモルヒネ投与が有効である可能性を述べた．しかしながら，モルヒネ投与で呼吸困難が劇的に良くなるということが示されたわけではない．KEY ARTICLEで示した研究でも，主要評価項目のVAS値はモルヒネ投与とプラセボ投与の差は9.5 mmのみで，これは「臨床的に有意な変化量」とされる差をぎりぎり超える程度である[4]．さらに，モルヒネ使用後の呼吸困難

VAS値は40 mm前後で，少量モルヒネを投与しても中等度程度の呼吸困難が残存していると解釈できるかもしれない．つまり，**モルヒネが呼吸困難を和らげる重要な治療手段であることは間違いないが，モルヒネを投与するだけで呼吸困難が解決するとは限らない**，ということも同時に認識しておくことが大切である．したがって，呼吸困難に対する治療にあたっては，現実的な目標設定を行っていくことが重要となる．そのためには，呼吸困難が患者にとってどのような影響をもたらしているのかを評価し，対症療法によりどの程度の効果が期待できるのか，ということを患者と共有するように心がけると良いだろう．

PRACTICE

①進行性疾患に伴う呼吸困難に対しては，原疾患に対する標準的な治療を適切に行う．
②呼吸困難の治療に際しては，呼吸困難が患者に与える影響（生活への支障など）をあらかじめ評価する．
③そのうえで，必要があれば対症療法として少量モルヒネ投与を開始する．

では，このケースではどうするか？

- **Ⓐを選んだ→80点** good!
  原疾患に対する標準的な治療を行ったうえで発生した呼吸困難であり，各種病態に伴う呼吸困難に対して効果が示されているモルヒネの投与を試みるのは妥当な判断だろう．

- **Ⓑを選んだ→20点**
  呼吸困難に対するベンゾジアゼピン系抗不安薬の単剤投与の効果は，これまでのところ十分に証明されておらず，COPD患者においては安全性に関しても懸念がある．安易なベンゾジアゼピン系抗不安薬の投与は避けるほうが望ましいだろう．

- **Ⓒを選んだ→10点**
  現在の酸素投与量ですでに低酸素血症は脱しており，酸素投与量の増量のメリットはないと考えられる．加えて，高用量の酸素投与はCO_2ナルコーシスに繋がるリスクがあり，不適切だろう．

このケースの解説

このケースは，原疾患に対する治療を十分に行ったうえで出現した呼吸困難であり，どのような対症療法を行うのが適切かを判断することが重要になってくる．

これまで述べてきたとおり，さまざまな疾患に伴う呼吸困難に対してモルヒネの投与が症状を緩和

することは，ある程度確実性が高いと考えられ，第一選択として考えて良いだろう．ただし，前述のとおり，モルヒネの呼吸困難改善のインパクトはものすごく大きいわけではないので，悪心，便秘，せん妄などの一般的なオピオイドの有害事象のリスクが高い患者では，呼吸困難改善のメリットと有害事象によるデメリットを天秤にかけて，モルヒネ処方の是非を検討するのが良いだろう．また，重要な注意点として，腎機能障害が合併していると，モルヒネおよびその活性代謝産物の蓄積により有害事象の発生リスクが高いために投与に関して注意を要する．

次に，呼吸困難は不安を惹起し，不安が呼吸困難を増悪させるといったかたちで，不安が呼吸困難に関与することが報告されている．そのような背景からベンゾジアゼピン系抗不安薬を呼吸困難に使用するということが試みられることがある．しかしながら，これまでの複数の臨床研究において，ベンゾジアゼピン系抗不安薬が呼吸困難を緩和する，ということは十分に証明されていない[5]．特にCOPD患者では，ベンゾジアゼピン系抗不安薬投与が死亡率の増加と関連している可能性も指摘されており[6]，現時点では安易な使用は慎むべきだろう．

在宅酸素療法はCOPD患者などで予後の延長効果が認められており，重要な治療手段であることは間違いない．また低酸素血症を伴う呼吸困難に対して，酸素投与を行うことで呼吸困難が改善する可能性に関しても複数報告されている．しかしながら，このケースはすでに現在の酸素投与量で低酸素血症は解消されており，これ以上の酸素投与量の増量のメリットはない可能性が高い．一方で，Ⅱ型呼吸不全をきたした重症COPD患者では，SpO_2が上昇しすぎるとCO_2ナルコーシスに伴う呼吸抑制に繋がる可能性すらある．したがって，このケースに対して酸素投与量を増量するのは適切ではないと考えられる．

文 献

1) Mazzocato C et al：The effects of morphine on dyspnea and ventilatory function in elderly patients with advanced cancer：a randomized double-blind controlled trial. Ann Oncol **10**：1511-1514, 1999
2) Johnson MJ et al：Morphine for the relief of breathlessness in patients with chronic heart failure：a pilot study. Eur J Heart Fail **4**：753-756, 2002
3) Clemens KE et al：Morphine in the management of dyspnoea in ALS：a pilot study. Eur J Neurol **15**：445-450, 2008
4) Johnson MJ et al：Clinically important differences in the intensity of chronic refractory breathlessness. J Pain Symptom Manage **46**：957-963, 2013
5) Simon ST et al：Benzodiazepines for the relief of breathlessness in advanced malignant and non-malignant diseases in adults. Cochrane Database Syst Rev：CD007354, 2010
6) Ekstrom MP et al：Safety of benzodiazepines and opioids in very severe respiratory disease：national prospective study. BMJ **348**：g445, 2014

CASE 16　モルヒネはどの程度の確率で呼吸困難を改善するか？

CASE

外来通院中の進行肺がんの70歳代の男性患者さん．痛みおよび呼吸困難に対して，モルヒネ徐放製剤 20 mg/日を投与中です．痛みはおおむね制御できていますが，呼吸困難に関しては安静時にも呼吸困難が残っており，生活の妨げになっています．呼吸困難の原因は，肺内腫瘍の増大および胸水貯留が影響していると考えられます．このような呼吸困難の緩和のための次の手はどうしたら良いでしょうか？

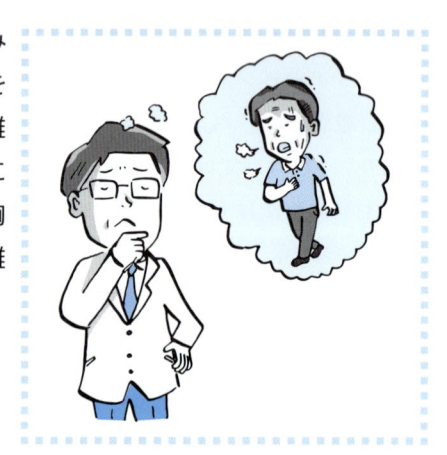

Q あなたならどうする？

Ⓐ モルヒネ徐放製剤を 30 mg/日へ増量する．
Ⓑ ロラゼパム 0.5 mg 錠 1回1錠 1日2回を追加する．
Ⓒ デキサメタゾン 4 mg 錠 1回1錠 1日1回を追加する．

このケースを解くためのエビデンス

　呼吸困難に対する症状緩和として，少量モルヒネ投与の有効性が確立されていることは，ある程度広く認知されてきているように思われる．では，すでにモルヒネを使用しているにもかかわらず，まだ呼吸困難が十分に制御できていない場合にどう対応するのが良いだろうか？　この疑問に直接答える臨床研究はまだ報告されていないが，1つのヒントになる研究がある．Currow らによる種々の基礎疾患に伴う呼吸困難に対するモルヒネの効果を検討した前向き観察研究では，呼吸困難が改善するまでモルヒネ投与量を漸増し，効果と安全性を検討している（KEY ARTICLE）．この研究では，呼吸困難を合併したがんおよび非がんのオピオイドナイーブの患者83例（慢性閉塞性肺疾患（COPD）45例，がん24例，その他14例）を対象とし，全例に対してモルヒネ徐放製剤を 10 mg/日より開始し1週ごとに効果と副作用を評価している．十分な効果が得られなかった場合は 10 mg/日ずつ増量し，最大 30 mg/日まで増量された．結果として，52例において十分な呼吸困難の改善が得られ，かつ許

容できない副作用の出現はみられなかった．これら改善例で使用されたモルヒネ使用量は，それぞれ，10 mg/日 69.2％，20 mg/日 23.1％，30 mg/日 7.7％であった．

その他，呼吸困難に対するオピオイド（モルヒネ，hydromorphone（国内未承認））の安全性を評価した研究においてもオピオイドのタイトレーションを行うことで，呼吸困難の緩和に必要なオピオイド投与量を探索する方法が取られている[1]．このように，**呼吸困難に対しても痛みと同様にモルヒネをタイトレーションしていくことで症状緩和が得られる可能性**があるといえる．

KEY ARTICLE

Currow DC et al：Once-daily opioids for chronic dyspnea：a dose increment and pharmacovigilance study. J Pain Symptom Manage **42**：388-399, 2011

対象 修正 Medical Research Council（MRC）スケールで3～4の呼吸困難を合併しているオピオイドナイーブの外来通院中の成人患者（COPD 54％，がん 29％）．

方法 モルヒネ徐放製剤 10 mg/日より開始し，十分な効果（VAS値（0～100）がベースラインより10％以上低下）が得られる，もしくは，許容できない副作用が出現するまで，1週ごとに10 mg/日ずつ増量する（最大 30 mg/日）．

結果 63％（52/83例）で，呼吸困難が十分に緩和され副作用が許容できる範囲であった．Number Needed to Treat（NNT）1.6，Number Needed to Harm（NNH）4.6であった．観察終了時にモルヒネ徐放製剤を30 mg/日まで使用しても十分な呼吸困難改善効果が得られなかったのは9.6％（8/83例）のみであった．十分な効果が得られた症例での投与量は，10 mg/日 69.2％，20 mg/日 23.1％，30 mg/日 7.7％であった（**図1**）．

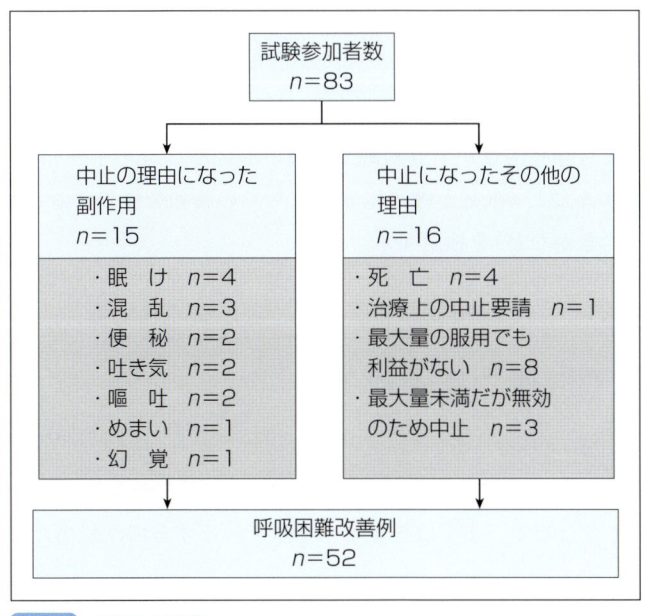

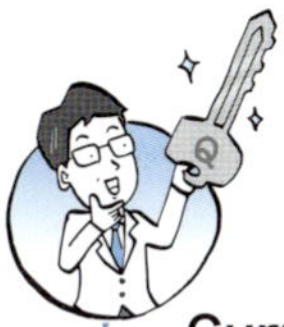

図1 研究の概要

EVIDENCE SUMMARY

進行性疾患に伴う呼吸困難に対して少量モルヒネを開始後も効果が不十分の場合，モルヒネ増量により呼吸困難の改善が得られる可能性がある．

エビデンスを臨床に生かすコツ

　研究結果を臨床に生かすために，もう少し掘り下げてみよう．では，モルヒネを増量すれば呼吸困難はすべてマネジメントできるのだろうか？ KEY ARTICLE で紹介した研究でも，モルヒネを最大量まで増量しても呼吸困難を十分制御できなかった症例が9.6％（8/83例）あり，モルヒネに反応しない例が一定数存在することになる．また，18％（15/83例）は，許容できない有害事象によりモルヒネ投与が中断されている．さらに，今回の研究では外来通院中の患者が対象にされているため，比較的全身状態が良い患者を対象としての結果であることにも注意が必要である．終末期に近い，より全身状態の悪い患者では，モルヒネの増量に伴い眠気，せん妄などの有害事象がより顕著にみられるかもしれない．

　このような結果から，モルヒネの開始・増量は呼吸困難に対する重要な治療手段であるが，**モルヒネで呼吸困難を十分制御できない例や，有害事象で使用が制限される例が少なからず存在する**ことも同時に認識しておくことが重要である．

PRACTICE

①モルヒネ使用中にもかかわらず呼吸困難が十分に制御できていない場合は，モルヒネを増量する．
②増量後は，効果とともに，有害事象（悪心，眠気，せん妄，便秘など）に関する評価を行う．
③モルヒネを増量していっても呼吸困難が十分制御できない場合は，他の手段の検討や患者と治療目標に関して相談すること（眠気と呼吸困難のどちらの緩和を優先するか，状況によっては持続鎮静を行うべきかなど）を検討する．

では，このケースではどうするか？

- **Ⓐを選んだ→80点** good!
  外来に通院できる程度の全身状態は保たれており，今のところモルヒネの有害事象も問題になっていないようなので，まずはモルヒネ増量で対応するのが妥当だろう．
- **Ⓑを選んだ→60点**
  がん患者の呼吸困難に対して，モルヒネと併用してベンゾジアゼピン系抗不安薬の

投与を行うことは効果が期待でき検討に値する．しかしながら，これまでの臨床実績や研究結果から，十分量のモルヒネを使用するほうが効果を得られる確実性が高いと考えられ，ベンゾジアゼピン系抗不安薬を併用するのはモルヒネをある程度増量してからの選択肢と考えられる．

・**ⓒを選んだ→0点**

　ステロイドの呼吸困難改善効果が比較的高い確率で期待できるのは，限られた原因（たとえば，COPD，上大静脈症候群など）による呼吸困難の場合のみと考えられており，このケースではあまり効果が期待できないと予想される．一方で，ステロイド使用に伴う副作用のリスクは無視できないため，ステロイド投与の選択は不適切だろう．

このケースの解説

　がん患者の呼吸困難に対するモルヒネの効果はすでに複数の臨床研究で報告されており，呼吸困難に対する緩和治療として第一選択であるといえるだろう．これまで述べたように，すでにモルヒネが投与されている状況でも呼吸困難が残存する場合，モルヒネの増量で症状緩和が得られる可能性が示唆されているため，このケースのようにモルヒネによる副作用が問題となっていない場合は，まずモルヒネ増量で対応するのが良いと考えられる．

　いくつかの研究で，がん患者においてモルヒネとベンゾジアゼピン系抗不安薬の併用による呼吸困難改善の可能性が示唆されており[2,3]，すでにモルヒネを使用されている場合，ベンゾジアゼピン系抗不安薬を追加することも選択肢として考えられる．しかしながら，いずれの研究でもモルヒネを慎重に増量（タイトレーション）し，それに加えてベンゾジアゼピン系抗不安薬を併用している．したがって，まずはモルヒネ増量を行うことを優先し，それでも効果が不十分の場合にベンゾジアゼピン系抗不安薬を併用するというのが良いのではないかと考えられる．

　臨床現場において，しばしば呼吸困難に対してステロイド投与が検討される．しかしながら，ステロイド投与により呼吸困難の改善が期待できるのは，がん性リンパ管症，上大静脈症候群などによる呼吸困難や，気管支喘息・COPD急性増悪に伴う呼吸困難など，限られた状況と考えられている．また，ステロイド投与は短期的には血糖上昇や不眠，せん妄の惹起，長期投与では易感染性など，多彩な有害事象が合併する可能性がある．したがって，このケースにおいてステロイド投与を行うことはメリットに乏しく副作用のリスクがあると考えられ，適切ではないと考えられる．

　呼吸困難患者を診療する場合にはどの薬剤が有効であるかも重要であるが，「呼吸困難の原因は何か？」を十分に評価し，患者の全身状態をふまえたうえで，適切な治療目標設定を行うことが何より重要であることを付け加えておく．

文　献

1）Clemens KE et al：Symptomatic therapy of dyspnea with strong opioids and its effect on ventilation in palliative care patients. J Pain Symptom Manage 33：473-481, 2007

2) Clemens KE et al：Dyspnoea associated with anxiety：symptomatic therapy with opioids in combination with lorazepam and its effect on ventilation in palliative care patients. Support Care Cancer **19**：2027-2033, 2011
3) Navigante AH et al：Midazolam as adjunct therapy to morphine in the alleviation of severe dyspnea perception in patients with advanced cancer. J Pain Symptom Manage **31**：38-47, 2006

CASE 17

フェンタニル貼付剤を使用している人の呼吸困難をどうする？

非小細胞肺がんで，多発骨転移，多発肺転移をきたした患者さんが，背部痛と労作時呼吸困難の増悪を主訴に入院となりました．多発骨転移に対してはフェンタニル貼付剤（フェントス®テープ）2 mg/日が投与されており，入院後徐々に増量して背部痛は軽減してきました．現在は，フェンタニル貼付剤 4 mg/日の投与で，安静時の痛みはなく落ち着いているようです．体動時の痛みも軽減し，レスキュードーズとしてモルヒネ速放製剤（オプソ®）5 mg/回を1日1回程度使用するのみで，痛みによる日常生活動作への支障は軽減しています．しかし，日中の呼吸困難の程度は Numerical Rating Scale（NRS：0〜10）3〜4で持続性であり，トイレ歩行時には6〜7程度に増悪するそうです．入院後の胸部CTでは原発巣と多発肺転移は増大傾向にありますが，肺炎やがん性リンパ管症は認めませんでした．SpO_2は95％（室内気）で，動脈血ガス検査でも，PaO_2・$PaCO_2$は正常範囲内でした．採血検査でも，貧血や肝腎機能障害も認めませんでした．患者さんから，「痛みは良くなったけど，息切れを何とかしてほしい」といわれました．どのように対処するのが良いでしょうか？

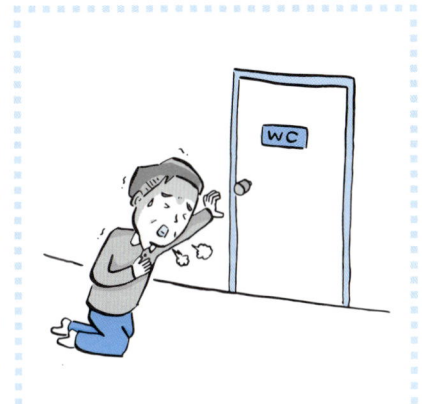

Q あなたならどうする？

- **Ⓐ** オピオイドをフェンタニル貼付剤からモルヒネ徐放製剤 120 mg/日に変更する．
- **Ⓑ** 呼吸困難時にモルヒネ速放製剤 5 mg を内服して，効果があればフェンタニル貼付剤に加えてモルヒネ徐放製剤 20 mg/日を定時で追加投与する．
- **Ⓒ** フェンタニル貼付剤を6 mg/日に増量する．

このケースを解くためのエビデンス

がん疼痛に対してすでにフェンタニル貼付剤が投与され，疼痛がコントロールされているが呼吸困難が出現してくることは日常臨床でも経験する．しかし，フェンタニルの全身投与が呼吸困難の緩和に有効であると示した無作為化比較試験は少なく，明確な根拠が示されていないのが現状である．

KEY ARTICLE

① Simon ST et al：Fentanyl for the relief of refractory breathlessness：a systematic review. J Pain Symptom Manage 46：874-886, 2013

対象 がん患者の呼吸困難に対してフェンタニルを投与した文献

方法 系統的レビュー

結果 622の文献から13の文献を抽出した（うち，無作為化比較試験2つ，前後比較試験2つ，症例報告9つ．フェンタニルが呼吸困難に有効である可能性はあるが，さらに有効性や安全性を検討するために，症例数を増やして無作為化比較試験を実施することが必要である（**表1**）．

EVIDENCE SUMMARY

呼吸困難を訴えているがん患者に対して，フェンタニルの全身投与が呼吸困難に有効とする根拠は乏しい．

エビデンスを臨床に生かすコツ

呼吸困難を訴えているがん患者に対して，モルヒネ以外のオピオイド全身投与をすることは各ガイドラインでは推奨されていない．日本緩和医療学会の「がん患者の呼吸器症状の緩和に関するガイドライン」ではオキシコドン・フェンタニルの全身投与はプラセボと比較して呼吸困難を緩和させる根拠がないとしており，National Comprehensive Cancer Network（NCCN）ガイドラインやAmerican College of Physicians（ACP）ガイドラインにおいては，モルヒネの全身投与を推奨しているが，モルヒネ以外のオピオイドについては記載されていないのが現状である．

がん疼痛に対してフェンタニルが投与されており，呼吸困難に対して効果が乏しいようであれば，呼吸困難に対してはモルヒネを投与することが推奨される．ただし，腎機能障害がある場合や，呼吸困難に対してもフェンタニルが効果を認める場合は，フェンタニルを増量することも検討して良いだろう．

医療スタッフ必携。南江堂の好評書籍

今日の治療薬 2016 解説と便覧

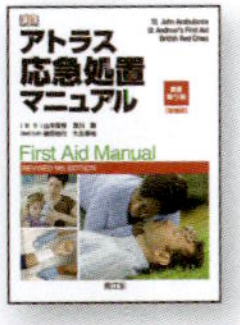

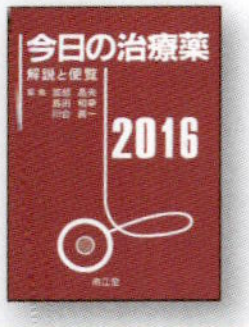

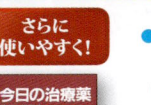

- 監修：浦部晶夫・島田和幸・川合眞一
- 編集

■B6判・1,376頁 2016.1. 定価（本体4,600円+税）

- 備考欄のマークを大きくして見やすく
- 尿中未変化体排泄率70%以上の薬剤に「腎排泄」マークをつけて注意喚起
- 大規模臨床試験の結果などを「薬物療法のエビデンス」として掲載

さらに使いやすく！

当直医実戦マニュアル 改訂第5版増補版

- 監修：実戦マニュアル編集委員会
- 編集：亀岡信悟・梅though悦生・滝口進・瀬下明良

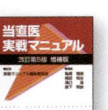

■B6変型判・448頁 2014.4. 定価（本体4,900円+税）

- 今回増補版では薬剤に関する情報、ガイドラインなどを増補。入院させるか、他院へ搬送すべきか、翌日まで待つのか、という判断基準を凝縮させた一冊。

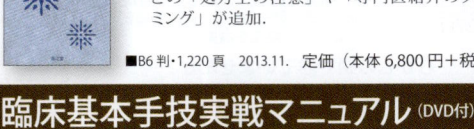

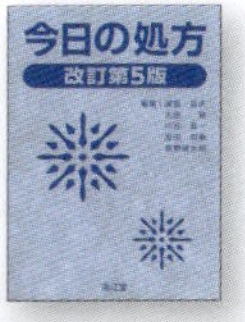

アトラス応急処置マニュアル 原著第9版増補版

- 監訳：山本保博・黒川顕
- 翻訳主幹：横田裕行・大友康裕

■A5判・286頁 2012.9. 定価（本体2,800円+税）

- 日常現場で求められる応急処置の考え方を手順や応急処置の基本的なカラー写真で解説。病態生理の要点を豊富なカラー写真をもちいて図解。実販では、AHAガイドライン2010に準拠してCPRやケースに対応した記述を改訂した。

抗菌薬コンサルトブック

- 監修：大曲貴夫
- 編集：滝久司・坂野昌志・望月敬浩

今日の臨床検査 2015-2016

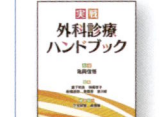

- 監修：櫻林郁之介
- 編集：矢冨裕・廣畑俊成・山田俊幸・石黒厚至

■B6判・700頁 2015.1. 定価（本体4,800円+税）

- 病型分類やフローアップの必要な検査までとめた「主要疾患の検査」に、新たに「リンパドクター・ゼロ」「感染症」「AKI」「肝癌」「認知症」を追加。

実戦 外科診療ハンドブック

- 監修：亀岡信悟・神尾孝子・板橋道朗
- 編集：瀬下明良・世川修・藤藤登・三宅邦智・成田徹
- 編集協力：東京女子医科大学第二外科

■B6変型判・312頁 2015.4. 定価（本体4,200円+税）

- 東京女子医科大学第二外科（general surgeon）の特色を活かし米、病棟、手術室、外科外来領域における必須の基本知識・手技を網羅したハンドブック。

赤ちゃんと子どもの応急処置マニュアル 原著第5版

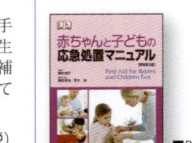

- 監訳：横田裕行
- 翻訳主幹：荒木尚・植田育也

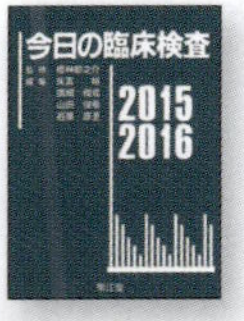

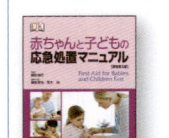

■B5変型判・128頁 2014.11. 定価（本体2,700円+税）

- 突然の思いがけない事故に遭遇しやすい乳幼児の乳、幼、小児について、類、保育者、教育者向けにわかりやすく紙面での対処法を簡潔に解説した英国赤十字社の翻訳書。

研修医・指導医のための 呼吸器疾患診断 Clinical Pearls

- 編著：宮城征四郎・藤田次郎

今日の処方 改訂第5版

- 監修：浦部晶夫・太田健・川合眞一・島田和幸・菅野健太郎
- 編集

■B6判・1,220頁 2013.11. 定価（本体6,800円+税）

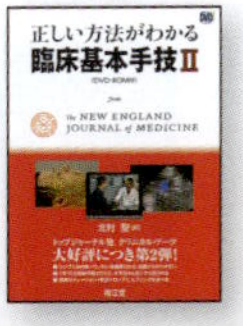

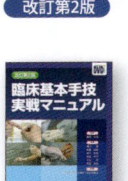

- 各疾患ごとに、薬剤の投与方法など具体的な処方例を、病棟から禁忌、重症度に応じて「段階的に解説。副作用などで「処方せぬ」は専門医が紹介のタイミング」が追加。

臨床基本手技実戦マニュアルII (DVD付) 改訂第2版

- 監修：亀岡信悟
- 編集：滝口進・板橋道朗・瀬下明良・神尾孝子・世川修・荒畑寿樹

■B5判・174頁 2013.11. 定価（本体5,500円+税）

- 臨床現場で必須の基本手技の実際を、臨場感あふれる写真をふんだんに用いて、ステップ・バイ・ステップでとらえたDVD付。イントが動画で分かるDVD付。の、実戦志向のマニュアル。

*＊本DVDはDVD-ROM形式（PC専用）です。DVD-Video専用プレーヤーでは再生できません。

正しい方法がわかる臨床基本手技 (DVD)

- 訳：北村聖

■A5判・116頁（DVD-ROM付） 2010.8. 定価（本体7,500円+税）

- NEJMの好評コーナー "Videos in Clinical Medicine" から基本の10手技を収録。テキストでポイントを要約。日本語版DVD-ROM付。

外科学の原典への招待

- 編集主幹：國土典宏
- 編集：臨床雑誌「外科」編集委員会

糖尿病

経口糖尿病治療薬の疑問76
いま知っておきたい

SGLT2 阻害薬を含め、近年新薬の登場で複雑になった臨床薬物治療について、臨床現場の疑問にQ&A形式で答えた。

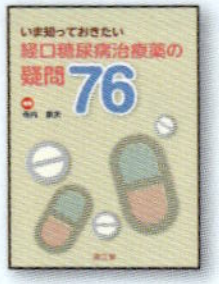

● 編集　寺内康夫

■A5判・300頁　2015.10.　定価（本体3,400円＋税）

小児・思春期糖尿病コンセンサス・ガイドライン
画像医学・超音波医学

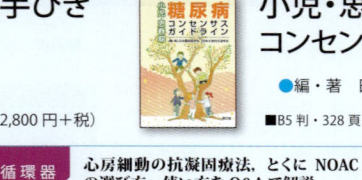

小児・思春期糖尿病診療領域において著者らをいつもエビデンスや吟味し、診断・治療、患児・家族への支援について明確な指針を示す。

● 編・著　日本糖尿病学会　日本小児内分泌学会

■B5判・328頁　2015.6.　定価（本体3,800円＋税）

糖尿病療養指導の手びき（改訂第5版）
「糖尿病治療の手びき」を活用して患者指導を行う医師、医療スタッフのための"公式"ガイド。

● 編・著　日本糖尿病学会

■B5判・232頁　2015.5.　定価（本体2,800円＋税）

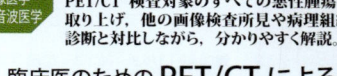

画像医学・超音波医学

悪性腫瘍の画像診断
臨床医のためのPET/CTによる

PET/CT検査対象のすべての悪性腫瘍腫における取り上げ、他の画像検査所見や病理組織診断に対比しながら、分かりやすく解説。

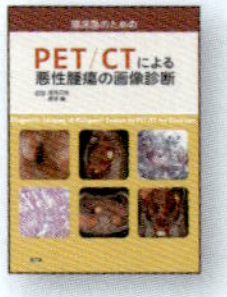

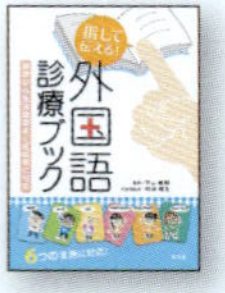

● 編集　髙見元敞・畑澤順

■B5判・178頁　2014.11.　定価（本体8,000円＋税）

画像診断+IVR ヒヤリ・ハット
貴重なヒヤリ・ハット症例が満載。ヒヤリ・ハットに繋がった問題点、注意点を、会話形式でやさしく解説。

● 編集　放射線診療安全向上研究会

■B5判・296頁　2015.2.　定価（本体6,000円＋税）

聞きたかった！心房細動の抗凝固療法
ズバリ知りたいNOAC使用のホンネ

心房細動の抗凝固対象疾患、とくにNOACの選び方・使い方をQ&Aで解説。

● 著　池田隆徳

■A5判・188頁　2015.4.　定価（本体3,000円＋税）

循環器

むかしの頭で診ていませんか？循環器診療をスッキリまとめました
①冒頭に結論を掲載　②通読する可能性が高い病態に絞った　③具体的にどうするのか、など要点を解説。

● 編集　村川裕二

■A5判・248頁　2015.8.　定価（本体3,800円＋税）

医学一般

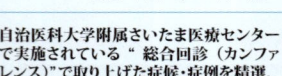

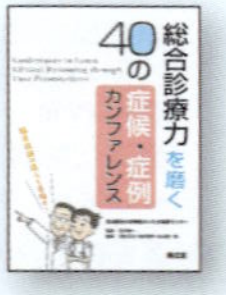

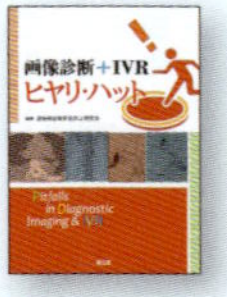

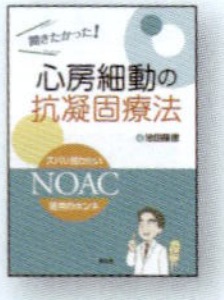

指して伝える！外国語診療ブック
外国人患者がやってきた！突然の来院にも慌てずに、適切な医療を提供するため指して伝える会話ブック。

● 監修　守山敏樹
● 外国語監修　林田雅至

■A4判・432頁　2014.4.　定価（本体4,000円＋税）

総合診療力を磨く「40」の症候・症例カンファレンス
臨床推論の達人を目指せ！

自治医科大学附属さいたま医療センターで実施されている「総合同診療（カンファレンス）」で取り上げた症候・症例を精選。

● 監修　百村伸一
● 編集　加計正文　神田善伸　小山田一郎

■A5判・280頁　2014.4.　定価（本体3,800円＋税）

薬物療法

現場で使える！医療スタッフのための画像診断と薬物治療
カンファランスや病棟でよく目にする疾患の画像を精選し、特徴的な所見と薬物治療の流れを見開きでまとめた。

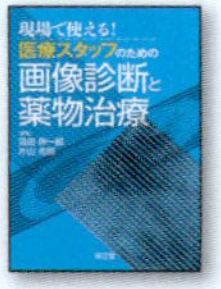

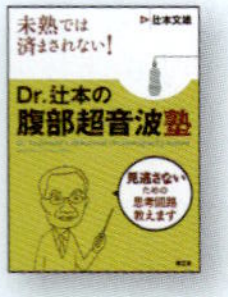

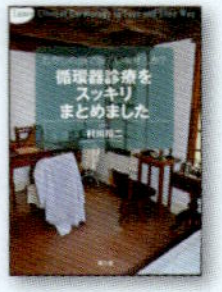

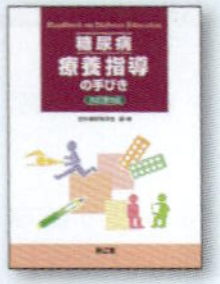

● 編集　汲田伸一郎　片山志郎

■A5判・246頁　2015.8.　定価（本体3,500円＋税）

産痛・ペインクリニック

「痛み」を科学する
「考え方がよくわかる」「難しい題材なのに気軽に読める」など、数々の反響があった雑誌「内科」の連載を書籍化。

親しみやすい解説と豊富なイラストで「痛み」を楽しくマスターしてください。

大局的観点より「痛み」の発生、慢性化のメカニズムを捉え、多角にわたる痛みの診断や治療・予防などの使い方などを踏まえて実臨床に結びつける。

画像医学・超音波医学

Dr.辻本の腹部超音波塾
未熟では済まされない！

超音波検査、診断の達人が実際の画像を提示しながら、検査者と読影者の思考を比較して解説。

● 著　辻本文雄

■B5判・286頁　2015.5.　定価（本体6,800円＋税）

脳神経科学・神経内科学

頭痛・腹痛の原因にわたる頭痛の診断、原因疾患の使い方などを部位別、原因別、経過別に治療、予防法などを含めた臨床医向けにやさしく解説。

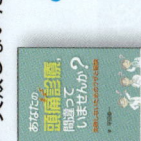

大改正になった「ICDのガイドライン」も収載

● 著 平田幸一
■ A5判・130頁 2015.5. 定価（本体2,600円＋税）

から始めての学会発表までいきま〜す！

● 著 中川義久
■ A5判・190頁 2015.4. 定価（本体2,700円＋税）

医学一般

多彩な統計解析機能を組み込み、より使いやすくなった統計ソフト「EZR」の開発者が自ら平易に解説。

初心者でもすぐにできる
フリー統計ソフトEZR（Easy R）で
誰でも簡単統計解析

● 著 神田善伸
■ B5判・262頁 2015.3. 定価（本体3,800円＋税）

医学一般

現実的な研究発表のプレゼン・テクニックをビジュアルに解説。

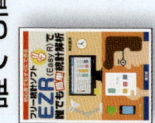

あなたのプレゼン
誰も聞いてませんよ！
シンプルに伝える魔法のテクニック

● 著 渡部欣忍
■ A5判・226頁 2014.4. 定価（本体3,000円＋税）

特集

外科修練医必修
新外科専門医到達
のための特別講義

臨床雑誌『外科』
2015年11月増刊号（Vol.77 No.12）
■ B5判・170頁 2014.11. 定価（本体6,400円＋税）

日本専門医制評価・認定機構から「専門医制度整備指針（第4版）」が公表され、現在新しい外科専門医制度による修練開始の方向で作業がすすめられている。本誌では、外科専門医研修プログラムの整備を基準の「2. ②到達目標」専門知識」を網羅、外科専門医をめざす研修医を対象に「特別講義」形式で執筆をお願いした。（編集にあたってより抜粋）

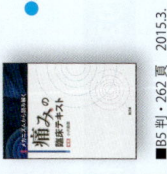

● 編集 小川節郎
■ B5判・214頁 2014.5. 定価（本体6,000円＋税）

特集

いま知っておきたい！
内科
最新トピックス

臨床雑誌『内科』
2015年12月増大号（Vol.116 No.6）
■ B5判・390頁
定価（本体4,500円＋税）

日々目覚ましい進歩を遂げる医学・医療の世界では、様々なトピックスが生まれている。本特集では、そうした内科各領域の旬のトピックスを取り上げ、その分野におけるエキスパートに解説いただいた。近年関心が高まっている話題や、今後注目が見込まれるテーマを選び抜いた。内科領域全体の"いま"と今後の動向を概観するホットな一冊。

医学一般

百戦錬磨のインターベンション医が教える
国際学会発表・英語論文作成
成功の秘訣

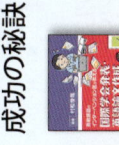

自身の経験に基づいた「成功のポイント」「失敗談」をもとにくわしく解説＆具体例。

● 編集 村松俊哉
■ A5判・236頁 2015.7. 定価（本体2,900円＋税）

特集

緩和・
サポーティブケア
最前線

雑誌『がん看護』
2015年1-2月増刊号（Vol.20 No.2）

● 編集 荒尾晴惠・森田達也
■ A4変型判・200頁 定価（本体3,200円＋税）

緩和ケアへの政策・施策やケアの提供体制などめまぐるしくかわる看護師は社会の変化について情報を少しでも集めながら、自施設の取り組みとして対応していくのに、精一杯な状況にあります。本号では、がんと診断されたときからの緩和ケアを看護師が提供していくために必要な最新の知識と技術がアップデートできるような項目を取り上げました。

ご購入・ご注文はお近くの書店まで

〒113-8410　東京都文京区本郷三丁目42-6
（営業）TEL 03-3811-7239　FAX 03-3811-7230

南江堂営業部　www.nankodo.co.jp

定価は消費税率の変更によって変動いたします。
消費税は別途加算されます。

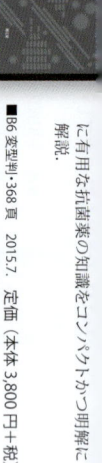

疾患・症状別

今日の治療と看護 改訂第3版
エビデンスをもとに答える妊産婦・授乳婦の疑問92

■総編集 永井良三・大田 健

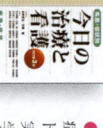

800項目の疾患・症状・症候を網羅。病気の原因、症状と診断、治療の実際および看護のポイントを第一線の専門家がていねいに解説。臨床実践で、実習で、すぐに役立つ看護師・看護学生のための安心の一冊。

A5判・1,494頁 2013.3. 定価（本体9,000円＋税）

B6変型判／368頁 2015.7. 定価（本体3,800円＋税）
に有用な抗菌薬の知識をコンパクトかつ明解に解説。

甲状腺・副甲状腺診療ゴールデンハンドブック
定価（本体3,500円＋税） 2012.11.

肝臓病診療ゴールデンハンドブック（改訂第2版）
定価（本体4,000円＋税） 2012.10.

神経内科ゴールデンハンドブック（改訂第2版）
定価（本体4,000円＋税） 2014.4.

腎臓内科ゴールデンハンドブック
定価（本体3,800円＋税） 2010.8.

腎臓病診療ゴールデンハンドブック
定価（本体4,200円＋税） 2009.4.

呼吸器診療ゴールデンハンドブック
定価（本体4,200円＋税） 2008.10.

糖尿病治療・療養指導ゴールデンハンドブック（改訂第2版）
定価（本体3,000円＋税） 2013.2.

感染症診療ゴールデンハンドブック
定価（本体3,800円＋税） 2007.7.

小児・新生児診療ゴールデンハンドブック
定価（本体4,500円＋税） 2009.7.

透析療法ゴールデンハンドブック
定価（本体3,200円＋税） 2007.11.

循環器内科ゴールデンハンドブック（改訂第3版）
定価（本体4,800円＋税） 2013.3.

内分泌・代謝ゴールデンハンドブック
定価（本体3,800円＋税） 2015.12.

■総編集 堀内成子
■分担編集 飯田真理子・中村幸代・永松久美子・八重ゆかり

助産師や看護師に寄せられた、食事・くすり・環境など、多岐にわたる妊産婦・授乳婦の疑問92個をQ&A形式での見開き2頁で解説。

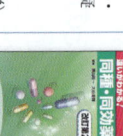

B5判・276頁 2015.5. 定価（本体3,000円＋税）

皮膚科診療ゴールデンハンドブック
定価（本体4,500円＋税） 2011.11.

緩和ケアゴールデンハンドブック（改訂第2版）
定価（本体3,200円＋税） 2015.6.

血液内科ゴールデンハンドブック
定価（本体4,500円＋税） 2007.5.

アレルギー診療ゴールデンハンドブック
定価（本体3,800円＋税） 2013.6.

A5判・254頁 2015.10. 定価（本体4,200円＋税）
つ実践的に解説。

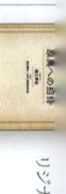

薬剤の"選び方と使い方のコツ"を具体的に解説。
心房細動治療薬の選び方と使い方
■著 小川 聡
定価（本体2,500円＋税） 2012.9.

脳卒中治療薬の選び方と使い方
■編著 棚橋紀夫
定価（本体2,500円＋税） 2011.3.

皮膚外用薬の選び方と使い方（改訂第4版）
■著 西岡 清
定価（本体2,500円＋税） 2009.4.

■編集 黒山政一・大谷道輝

同種・同効薬の違いをわかりやすく実践的に解説。今改訂では、新薬情報を追加し、情報を更新し、読者から要望の多かったイドが頻用薬に「抗不安薬」の章を新設した。

B5判・266頁 2015.3. 定価（本体2,800円＋税）

違いがわかる！同種・同効薬 改訂第2版
必須薬剤の臨床上のポイントになる薬効機序、適応病態、禁忌、副作用、薬剤相互作用、禁忌・慎重投与までを記載、副新。

循環器疾患エッセンシャルドラッグ118（改訂第2版）
■編集 増山 理・大柳光正
348頁 定価（本体3,800円＋税） 2010.3.

呼吸器疾患エッセンシャルドラッグ108（改訂第2版）
■編集 千田金吾
346頁 定価（本体3,800円＋税） 2009.6.

消化器疾患エッセンシャルドラッグ123プラス（改訂第2版）
■編集 木下芳一
422頁 定価（本体3,800円＋税） 2012.4.

B5判・262頁 2015.4. 定価（本体5,000円＋税）
リンガル論文（原典）を読みものとしても紹介された。

*2016年は"感染症"が新たにラインナップ。
最新の治療 ―年々進歩する専門領域の最新情報と治療方針を整理する。

- 感染症 最新の治療 2016-2018
- 糖尿病 最新の治療 2016-2018
- 呼吸器疾患 最新の治療 2016-2018
- 循環器疾患 最新の治療 2016-2017
- 眼科疾患 最新の治療 2016-2018
- 産科婦人科疾患 最新の治療 2016-2018
- 皮膚疾患 最新の治療 2015-2018
- 神経疾患 最新の治療 2015-2017
- 消化器疾患 最新の治療 2015-2016
- 腎疾患・透析 最新の治療 2014-2016
- 血液疾患 最新の治療 2014-2016

各B5判 定価（本体8,000円＋税）～定価（本体10,000円＋税）

*刊行情報は小社ホームページ等でご確認ください。

20151204tsu

表1 文献一覧

報告者/年/国	デザイン	目的	対象/設定/オピオイド耐性	症例数	年齢/性別	評価項目/評価尺度	スコア
Benitez-Rosario, 2005, スペイン	症例報告	末期がん患者4例で呼吸困難の制御にOTFCが効果的に使用されたか	肺がん（1例：結腸がんからの肺転移）/PCU/あり	4	平均62（52〜72）歳（男2例、女2例）	突発的呼吸困難/おそらくNRSだが、はっきりとした記載はない	3
Burburan, 2009 (oral presentation), ブラジル	前後比較	フェンタニル吸入により、末期患者で呼吸困難を緩和できるか	末期がん/ホスピス/あり	20	29〜66歳（男7例、女13例）	難治性呼吸困難/VAS	(2+)
Coyne, 2002, 米国	前後比較	1) 呼吸が改善したと自覚したか、2) 時間が経過して呼吸数が顕著に減少したか、3) 時間経過とともに酸素飽和が顕著に増加したか	がん患者/腫瘍学科/NS	35	平均56歳（男15例、女20例）	息切れ/NS	2+
Gauna et al., 2008, 米国	症例報告	呼吸困難と伴う末期患者に対するOTFCの効果と安全性の評価	COPD（2例）、肺がん（SCLC合併 2例）/ホスピス・PCU/あり	4	平均68.75（52〜85）歳（男2例、女2例）	突発的呼吸困難/VAS	3
Gika et al., 2010, 日本（日本語）	症例報告	経皮的フェンタニルとフェンタニル注射を使用した症例	骨転移合併 NSCLCとがん性リンパ管症/入院患者/NS	1	50歳/女	息切れ/NS	3
Graff, 2004, 米国	症例報告	空気飢餓感の自覚症状を減少させたフェンタニル吸入の成功例	末期CF肺疾患/入院患者/NS	1	17歳/女	息切れ/ボルグ・スケール修正版	3
Jensen et al., 2012, カナダ	RCT、二重盲検クロスオーバー	COPDにおける運動耐容能と呼吸困難にクエン酸フェンタニルを単一用量で吸入した効果	COPD/院内/あり	12	平均70.5歳（男7例、女5例）	運動耐容能と呼吸困難/ボルグ・スケール修正版	1+
Mercadante, 1999, イタリア	症例報告	進行がんの患者に呼吸困難や苦痛を和らげるためにレミフェンタニルを使用した成功例	転移性腸がん/ICU/NS	1	50歳/男	呼吸困難/NS	3
O'Siorain, 1998, アイルランド	症例報告	女性患者に対するフェンタニルの経皮投与についてまた患者のニーズに合わせて経口および経皮オピオイドを組み合わせた新しい投与方法について実証	がん患者とCOPD患者/ホスピス/あり	2（5例中）	70歳/男と高齢女性	呼吸困難/NS	3
Sitte, 2009, ドイツ（ドイツ語）	症例報告	呼吸困難緩和のためにフェンタニル吸入を使用した典型的な2例	COPDとがん患者/在宅/あり（1）、NS（2）	2	85歳/男 53歳/男	突発的呼吸困難/NRS	3
Sitte and Bausewein, 2008, ドイツ	症例報告	在宅緩和を受けている患者に重篤な呼吸困難で点鼻フェンタニルを処理した3例	肺がん、CHF+COPD、ILD+CHF/在宅/NS	3	平均77.6（72〜88）歳（男2例、女1例）	突発的呼吸困難/NRS	3
Smith, 2009, 米国	RCT（2例について報告）	フェンタニル吸入とのプラセボ二重盲検割付試験；ただし、たった2例で18ヵ月間で計上	がん患者/PCU/NS	2	59歳/女 49歳/女	呼吸困難/呼吸困難スケール（1〜100）	1−
Trujillo et al., 2005, スペイン（スペイン語）	症例報告	モルヒネの従来治療に抵抗性のある進行肺がん患者でOTFCで呼吸困難を抑制した	転移性肺がん/入院/NS	1	62歳/男	呼吸困難/NS	3

NS：not stated, SIGN：Scottish Intercollegiate Guidelines Networks, OTFC：oral transmucosal fentanyl citrate, PCU：palliative care unit, NRS：Numeric Rating Scale, VAS：Visual Analogue Scale, COPD：chronic obstructive pulmonary disease, SCLC/NSCLC：small cell lung cancer/non-small cell lung cancer, CF：cystic fibrosis, RCT：randomized controlled trial, ICU：intensive care unit, CHF：chronic heart failure, ILD：interstitial lung disease.

"All studies were in English unless otherwise noted.

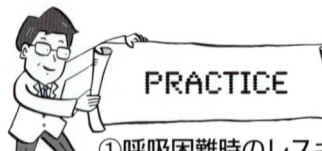

①呼吸困難時のレスキュードーズ

疼痛時のレスキュードーズと同様に，呼吸困難時にモルヒネ速放製剤を使用する．トイレや食事などの労作前に予防的に使用するのも良いかもしれない．

> **例** オプソ® 5 mg/回を呼吸困難時に内服する．または，モルヒネ塩酸塩®注射液 2～3 mg/回を皮下注する．

②オピオイドの変更

モルヒネ速放製剤の効果があるのであれば，疼痛と呼吸困難に対してモルヒネ徐放製剤へ変更していくことも有効だろう．ただし，疼痛がコントロールされているのであれば，少量のモルヒネ徐放製剤を上乗せするほうが，副作用の面からも安全かもしれない．便秘や眠気などの副作用がないのであれば，フェンタニル貼付剤からモルヒネ徐放製剤へ 1/3～1/2 ずつ段階的に変更することも可能だろう．

> **例** フェントス®テープ 4 mg/日は経口モルヒネ 120 mg/日に相当することから，約 20％に相当するモルヒネ徐放製剤 20～30 mg/日を追加する．その後は，痛み，呼吸困難や副作用を確認しながら，フェントス®テープをモルヒネに段階的に変更していくかを検討する．

A では，このケースではどうするか？

- **Ⓐを選んだ→50点**

  呼吸困難を訴える患者のオピオイドとしてはモルヒネが第一選択ではあるが，比較的大量に投与されているフェンタニルをいきなりモルヒネにすべて変更してしまうのは副作用の面からも危険かもしれない．もし，変更するならば段階的に行うなどの工夫がほしいところである．

- **Ⓑを選んだ→80点** 👍 good!

  モルヒネ速放製剤の効果をみて，まずはモルヒネ徐放製剤を併用するのは効果と安全性のバランスの点からみても良いだろう．合格！

- **Ⓒを選んだ→10点**

  疼痛がコントロールされているにもかかわらず，いきなりフェンタニルを増量するのは危険である．フェンタニルが過量投与となり呼吸抑制をきたす可能性もあり，すすめられない．

このケースの解説

　このケースでは，がん疼痛に対してすでにフェンタニルが投与されているときに，**呼吸困難が増悪した際のオピオイドの使い方が重要となる**．

　がん患者の呼吸困難に対しては，モルヒネ以外のオピオイドは推奨されていない．しかし，日常臨床においては，がん疼痛に対してオキシコドンやフェンタニルが投与されている経過中に呼吸困難が出現することはよくある．オキシコドンやフェンタニルが投与されていても，疼痛だけでなく呼吸困難にも効果を認めるのであれば，**オキシコドンやフェンタニルを増量することが現実に即した対応**だろう．しかし，レスキュードーズとして使用するオキシコドン速放製剤や，フェンタニルの増量が呼吸困難に対して効果がないのであれば，モルヒネの投与を検討する必要がある．

　疼痛時のレスキュードーズとしてモルヒネ速放製剤を使用しているのであれば，**呼吸困難時にも同様にレスキュードーズとして使用してもらい，効果をみることが肝心**だろう．また，疼痛時のレスキュードーズとしてオキシコドン速放製剤を使用していた場合は，モルヒネ速放製剤に変更して，疼痛や呼吸困難に対して有効かを評価するのも1つの選択肢となる．

　回答 ❸ のように，フェンタニル貼付剤を増量してきた経過中に呼吸困難が増悪しているにもかかわらず，さらにフェンタニル貼付剤を増量することは危険である．疼痛がコントロールされている状況で，さらにフェンタニルを増量すれば，過量投与になるおそれがあり呼吸抑制に注意が必要となる．安易にフェンタニルを増量することは慎むべきだろう．

　回答 ❶ のように「呼吸困難に対してはモルヒネ製剤が第一選択だろう」と思ったあなた．たしかに，がん患者の呼吸困難にはモルヒネが推奨されることから，モルヒネへ変更することも選択肢となる．しかし，フェンタニル貼付剤 4 mg/日が経口モルヒネ 120 mg/日に換算できるからといって，いきなりすべてのフェンタニルを変更するのは副作用の面から考えると少し危険である．計算上の換算比はあくまで目安であり，オピオイドに対する反応には個体差があることから，段階的に変更するほうが安全だろう．

　まず，**レスキュードーズとして使用することでモルヒネ速放製剤の呼吸困難に対しての効果を確認したうえで，モルヒネ徐放製剤を追加・上乗せするほうが，効果と安全性のバランスからみて妥当ではないか**．モルヒネ徐放製剤の効果と副作用をモニタリングしながら，結果的にすべてモルヒネ徐放製剤に変更する場合もあるだろう．あるいは，便秘や眠気などの副作用をコントロールしながら，フェンタニル貼付剤とモルヒネ徐放製剤を上手に併用していくなど柔軟な対応を心がけることも日常臨床でのコツとして重要である．

文　献

1) Hui D et al：Effects of prophylactic subcutaneous fentanyl on exercise-induced breakthrough dyspnea in cancer patients：a preliminary double-blind, randomized, controlled trial. J Pain Symptom Manage 47：209-217, 2014

CASE 18 吐き気に「とりあえず？プリンペラン®」

膵臓がん，腹膜播種で入院中の患者さんです．消化管運動低下による吐き気に対し，メトクロプラミド（プリンペラン®）持続静注 20 mg/日が投与されました．3日後には吐き気はやや落ち着いた一方，少しソワソワする感じを訴えていました．さらなる制吐作用を期待して昨日，メトクロプラミドが 40 mg/日に増量されました．今朝からイライラした様子でじっとしていられず下肢を絶えず動かしています．意識は清明で幻覚はありません．吐き気は昨日と変わりません．このケースではどのように対処するのが良いでしょうか？

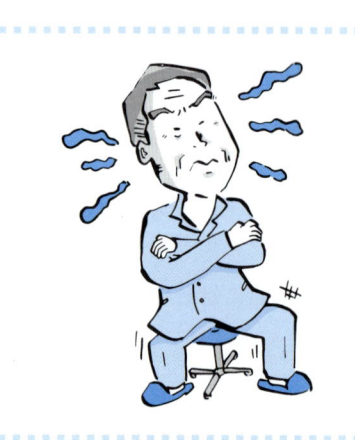

Q あなたならどうする？

- Ⓐ メトクロプラミドを中止する．
- Ⓑ ハロペリドール（セレネース®）を投与する．
- Ⓒ メトクロプラミドを増量する．

このケースを解くためのエビデンス

メトクロプラミドには，①ドパミン D_2 受容体拮抗作用による制吐作用，②セロトニン $5-HT_4$ 受容体刺激作用による胃腸運動促進作用，③大量投与でセロトニン $5-HT_3$ 受容体拮抗作用があり広域スペクトルの制吐薬である．Bruera らによる慢性的悪心のあるがん患者26例を対象とした無作為化二重盲検クロスオーバー試験では，徐放性メトクロプラミド 40 mg はプラセボに比べ有意に悪心を改善させた．Davis らによる系統的レビューでは，悪心・嘔吐に対する第一選択薬として，「中等度のエビデンス」を有するとされ，現在制吐薬中もっともエビデンスがある薬剤である．さまざまな原因の悪心に効くためとても便利で汎用されているが，はたして，「とりあえず〜」のノリで安全なのだろうか．2009年に**米国食品医薬品局（FDA）は不可逆的な遅発性ジスキネジアの可能性があるためメトクロプラミドの投与は12週間以内とするよう警告している**．そして KEY ARTICLE は，ホスピス／緩和ケアにおけるメトクロプラミドの短期間の有効性と副作用を明らかにしている．ぜひ副作用に注目してほしい．

KEY ARTICLE

Currow DC et al：Pharmacovigilance in hospice/palliative care：rapid report of net clinical effect of metoclopramide. J Palliat Med **15**：1071-1075, 2012

方法 期間中にホスピス/緩和ケアの実臨床でメトクロプラミドを使用した連続患者（53例）を調査し短期間の有効性と副作用を検討する．

結果 有効43％，副作用32％，有効かつ投与継続可（net clinical benefit：有効例のうち副作用で投与中止したものを除外）34％，無効かつ副作用あり17％（**表1，2**）．

表1 メトクロプラミドの効果と副作用

効　果*	副作用**	n(%of 53)
あり(23)	なし	15(28)
	あり	8(15)
なし(30)	なし	21(40)
	あり	9(17)

*投与2日後に調査，1ポイント以上のNational Cancer Institute's Common Toxicity Criteria（NCI CTC）の改善．
**投与7日後に調査．

表2 メトクロプラミド開始2週間以内に出現した副作用

	n(%)	重症度* 中央値(範囲)
アカシジア	4(10)	2.5(1～4)
頭　痛	4(10)	2(1～4)
腹　痛	4(10)	2(1～2)
嘔　吐	2(5)	2(1～2)
振　戦	2(5)	1(1)
腸穿孔	2(5)	
傾　眠	2(5)	

*National Cancer Institute's Common Toxicity Criteria（NCI CTC）．

EVIDENCE SUMMARY

ホスピス/緩和ケアにおいて，メトクロプラミドが有益である患者は1/3程度であった．一方で副作用が多彩で高頻度あることがわかった．アカシジアや振戦などの錐体外路症状や腹痛，消化管穿孔などの消化器症状に注意が必要である（**表2**）．

エビデンスを臨床に生かすコツ

　KEY ARTICLEは，ホスピス/緩和ケアのセッティングにおけるメトクロプラミドの短期間の有効性および副作用を明らかにした．アカシジアや腹痛は10％と高頻度に認められ，また重篤な副作用として腸穿孔を2％に認めている．**メトクロプラミドの投与に際しては，「とりあえず～」ではなくリスク・ベネフィットをしっかり鑑みる必要がある**．たとえば，完全腸閉塞例では腹痛や腸穿孔のリスクが高く使用すべきではない．

　投与開始後の継続的な副作用モニタリングも怠ってはならない．腹痛や悪心・嘔吐が増悪する場合には速やかに中止する．またCurrowらも述べているようにアカシジアは見逃されたり誤診されたり

しやすい症候であり，より積極的な探索が必要である．

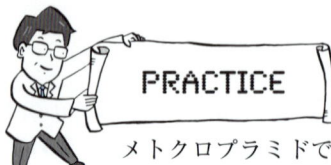

PRACTICE

メトクロプラミドでアカシジアを生じたら，

①メトクロプラミドを中止し，必要に応じて他剤に変更する．

例　プリンペラン® 5 mg錠 1回1錠 1日4回　→　トラベルミン®（ジフェンヒドラミン・ジプロフィリン配合）配合錠 1回1錠 1日3回

例　プリンペラン®注 20 mg/日　→　クロール・トリメトン®（クロルフェニラミンマレイン酸塩）注 10 mg/日

②アカシジアに対し薬物治療を行う．

例　アキネトン®（ビペリデン）注 2.5〜5 mg筋注

例　ランドセン®（クロナゼパム）1 mg錠 1回1錠 1日1回

では，このケースではどうするか？

- **Ⓐを選んだ→100点** good!

  病歴や典型的な症状からメトクロプラミドによるアカシジアと診断できる．原因薬剤の中止をまず行う．必要に応じて他の制吐薬に変更する．

- **Ⓑを選んだ→0点**

  無効である．逆に抗精神病薬による抗ドパミン作用で症状を増悪・遷延させる可能性がある．アカシジアをせん妄と誤診すると痛い目に合う．

- **Ⓒを選んだ→0点**

  アカシジアを認めており，原因薬剤であるメトクロプラミドは中止しなければならない．悪心に対する効果にばかり気を取られてまだ上げ幅があるからとうっかり増量してしまうと，患者をさらに苦しめてしまう．

このケースの解説

メトクロプラミドによりアカシジアをきたしたケースである．正しく診断できるかどうかがポイントである．

メトクロプラミドにはドパミン D_2 受容体拮抗作用によりアカシジアなどの錐体外路症状が現れることがある．アカシジアとは，静座不能症とも呼ばれ，強い不安焦燥感や内的不隠を伴う「じっとしていられない，じっと座っていられない」状態を示す．「体や足がソワソワしたりイライラする」，「じっと座っていたり，横になっていたりできず，動きたくなる」，「じっとしておれず，歩きたくなる」，「体や足を動かしたくなる」，「足がむずむずする感じ」，「じっと立ってもおれず，足踏みしたくなる」などが典型的な症状である．見逃されやすく長期にわたって患者を悩ませたり，精神症状や不安発作と誤診され，適切な処置がなされないまま不安・焦燥が悪化して，自傷行為や自殺企図に至ることもある．原因薬剤は抗精神病薬の他，抗うつ薬や H_2 受容体拮抗薬など多岐にわたる．アカシジアの発生機序はドパミン遮断作用が一因と考えられているが，十分に解明されているわけではなく，最近では選択的セロトニン再取込み阻害薬（SSRI）などドパミン遮断作用を有しない薬剤での報告もなされている．メトクロプラミドの場合，通常用量や1回の注射による使用の際にもアカシジアが出現することがある．他のアカシジアの原因となる薬剤を併用している場合，リスクは増す．まずは疑うことが早期診断・早期治療に結びつく．

治療は，**原因薬剤の減量・中止が原則である**．メトクロプラミドの場合，ほとんどのケースで中止や抗ヒスタミン薬など他剤への変更が可能だろう．同時に，抗精神病薬や抗うつ薬，H_2 受容体拮抗薬などアカシジアの原因となりうる薬剤があれば減量・中止する．薬物治療ではビペリデン（アキネトン®）やプロプラノロール塩酸塩（インデラル®），クロナゼパム（ランドセン®/リボトリール®）などが用いられる．診断的治療のためにビペリデンを静注することがある．

回答❸の抗精神病薬はアカシジアの原因としてもっとも多い薬剤の1つである．アカシジアを疑う場合には投与してはいけない．逆に，すでに併用されている場合は中止や減量を行う．

文　献

1) Bruera E et al：A double-blind, crossover study of controlled-release metocloplamide and placebo for the chronic nausea and dyspepsia of advanced cancer. J Pain Symptom Manage 19：427-435, 2000
2) Davis MP et al：A systematic review of the treatment of nausea and/or vomiting in cancer unrelated to chemotherapy or radiation. J Pain Symptom Manage 39：756-767, 2010
3) Van Gool AR et al：Severe akathisia as a side effect of metoclopramide. Pharm World Sci 32：704-706, 2010
4) Iqbal N et al：Akathisia：problem of history or concern of today. CNS Spectr 12：1-16, 2007
5) Miller CH et al：Managing antipsychotic-induced acute and chronic akathisia. Drug Safety 22：73-81, 2000
6) 厚生労働省：重篤副作用疾患別対応マニュアル：アカシジア，2010年3月

CASE 19 吐き気止めのチョイスは？

75歳の女性患者さんです．肺がんで症状緩和目的に入院中です．多発骨転移による痛みのため，2日前にオキシコドン内服を1日40 mgから60 mgに増量しました．脳転移や腹腔内への転移は指摘されていません．血清カルシウム値は正常範囲です．現在化学療法を受けていません．放射線照射歴はありません．便秘傾向ですが昨日排便がありました．この患者さんが昨晩から悪心・嘔吐を訴えています．発熱や頭痛，腹痛，腹部膨満感はありません．一度胃液様のものを少量嘔吐しており，その後も悪心は持続しています．そのため，経口摂取ができず，朝の内服も飲めていません．体動で悪心は増悪しません．患者や家族が悪心を早く何とかしてほしいと訴えています．この患者さんにどの制吐薬を投与すれば良いでしょうか．

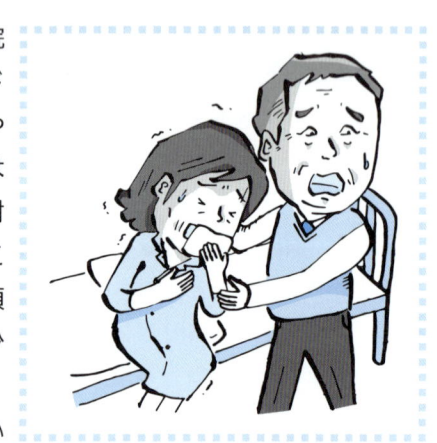

Q あなたならどうする？

Ⓐ メトクロプラミド（プリンペラン®）を静注する．
Ⓑ ハロペリドール（セレネース®）を静注する．
Ⓒ ジフェンヒドラミン（トラベルミン®）を内服する．

このケースを解くためのエビデンス

悪心・嘔吐はがん患者には一般的な症状で，その頻度は40〜70％と報告されている．悪心・嘔吐の原因は多岐にわたる．原因は必ずしも1つではなく，複数が同時に存在することも多い．制吐薬も多種多様である．目の前の患者の悪心に，いったいどの制吐薬を使うべきだろうか．「がん患者の消化器症状の緩和に関するガイドライン2011年版」(日本緩和医療学会：編，ガイドライン)では，悪心・嘔吐のマネジメントは，その原因を同定し，病態に応じた制吐薬を選択することが「専門家の合意で」強く推奨されている．ただし，**「病態に応じた制吐薬の投与」に高いエビデンスがあるわけではない**．KEY ARTICLE ①に示すような前後比較試験で有効性が複数報告されているが，一方で**病態によらない単一制吐薬による治療の有効性も報告されており，いずれがより効果があるのか結論は出ていな**

い．この研究課題に関して，両者を直接比較する重要な無作為化比較試験がオーストラリアで行われており，論文報告がまたれている．この試験の予備解析結果をKEY ARTICLE②に示す．

KEY ARTICLE

①Stephenson J et al：An assessment of aetiology-based guidelines for the management of nausea and vomiting in patients with advanced cancer. Support Care Cancer **14**：348-353, 2006

方法 ホスピス・緩和ケア病棟に入院している61例のがん患者に対する，病態に応じた悪心・嘔吐マネジメントを行った前後比較試験である．第一選択薬として，消化管運動の低下が原因の場合にはメトクロプラミド，化学的な原因（薬物，代謝，感染症）の場合にはハロペリドール，中枢神経／前庭系／腹部内臓の刺激が原因の場合にはcyclizine（国内未承認），原因不明の場合にはレボメプロマジンが投与された．第二選択薬として原因不明の場合を除いてレボメプロマジンが投与された．症状がまったくない場合をコントロールされたと評価した．

結果 1週間後の評価で悪心は56％，嘔吐は89％がコントロールされていた（図1）．

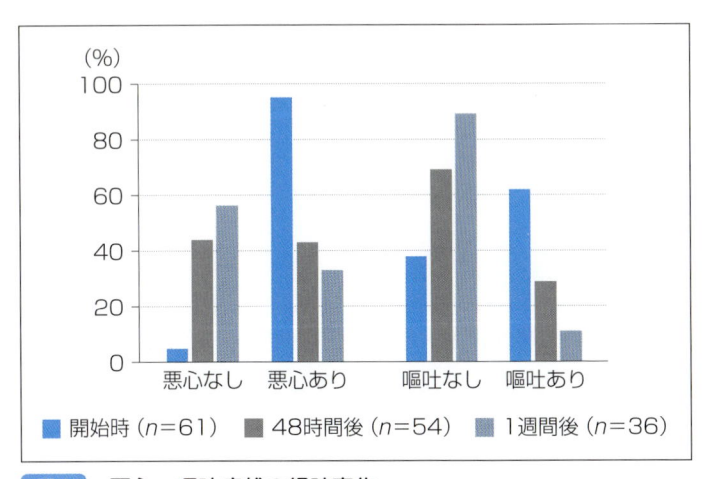

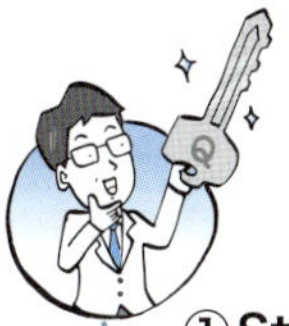

図1 悪心・嘔吐症状の経時変化

②Hardy J et al：A targeted versus empiric approach to antiemetic use in advanced cancer, MASCC/ISOO International Symposium on Supportive Care in Cancer 2014 abstract（論文未発表）

方法 病態に応じた制吐薬投与と一律にハロペリドール1～3 mg/日投与の無作為化比較試験
結果 予備解析では両群とも有効率約65％で有意差を認めなかった．

EVIDENCE SUMMARY

　病態に応じた制吐薬の投与は悪心・嘔吐のマネジメントに有効である．しかし，病態別治療とハロペリドール 1〜3 mg/ 日による単一治療を直接比較した無作為化比較試験の予備解析では両者の有効性に有意差はなく，もしかしたら病態別治療にこだわる必要はないのかもしれない．論文発表がまたれる．

エビデンスを臨床に生かすコツ

　病態に応じた悪心・嘔吐マネジメントに関しては，KEY ARTICLE の他に同様の前後比較試験が 2 つあり，いずれも 50％を超える大部分の患者で悪心・嘔吐の改善を認めている．ただし，一律に単一制吐薬を投与する方法と直接比較した試験がなかったため，いずれがより有効かは結論が出ていなかった．

　KEY ARTICLE ②は病態別治療と（ハロペリドールによる）単一治療を直接比較した最初の無作為化比較試験である．2015 年 9 月現在，論文は未発表である．2014 年 6 月の学会報告によれば予備解析では有意差がなかった．既存のガイドラインが大きく書き換えられるかもしれない重要な試験であり，論文発表をまちエビデンスをじっくり吟味したい．それまではガイドラインに沿った診療が無難である．

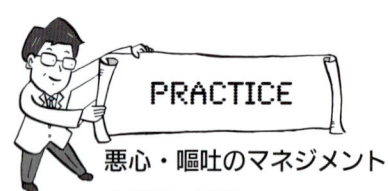

PRACTICE

悪心・嘔吐のマネジメント

①評価・診断

　問診（病歴，悪心・嘔吐の性状，軽快因子・増悪因子の同定），身体所見（中枢神経所見，腹部所見），検査所見（血液検査，画像検査）から原因となりうる病態や関連する特定の病態を総合的に診断する．

②特定の原因に応じた対応

　化学療法や放射線治療が原因の場合，国内外の他のガイドラインを参照し治療する．高カルシウム血症が原因の場合，補液やビスホスホネート製剤の投与を行う．脳圧亢進が原因の場合，コルチコステロイドや濃グリセリンの投与を行う．

③病態に応じた制吐薬の投与

　化学的な原因（薬物，悪心・嘔吐の誘発物質，電解質異常）の場合，ハロペリドールを第一選択薬とする．消化管運動の低下が原因の場合，メトクロプラミドやドンペリドンを選ぶ．前庭系の異常が原因の場合，ヒスタミン H_1 受容体拮抗薬や抗コリン薬を選択する．

では，このケースではどうするか？

- **Ⓐを選んだ→60点**

  与えられた情報から判断するならば消化管運動の低下が原因である可能性は低そうである．オピオイドが原因の悪心にメトクロプラミドが効くこともあるので悪い選択肢ではないが，ここはガイドラインに則って第一選択薬を選びたい．

- **Ⓑを選んだ→100点** good!

  病歴からオピオイドが原因であると推定される．化学的な原因であるのでハロペリドールが選択される．内服がむずかしそうであり，迅速な効果を期待したいので静注が妥当である．

- **Ⓒを選んだ→10点**

  体動で悪心は増悪しておらず，前庭系の異常である可能性は低い．ヒスタミンH_1受容体拮抗薬は効くかもしれないが，あえて第一選択薬にする理由に乏しい．さらに，経口摂取がむずかしそうな入院患者の悪心時に内服を出すのはちょっと……．

このケースの解説

　ガイドラインに沿った病態に応じた悪心・嘔吐のマネジメントを解説するのに都合の良いシナリオを用意した．しかし実際の臨床では，頭部造影CTを撮られたのが1年前で脳転移を否定できるのかどうか微妙だったり，血清カルシウム値が不明だったり，非ステロイド抗炎症薬（NSAIDs）を長期間内服していたり，口腔カンジダがあって食道カンジダも疑わしかったり，不安が強かったりなど，状況はより複雑で病態が1つに特定できる場合のほうが少ないのではないだろうか．そのような中で，もっとも考えられる病態，除外すべき病態，実施可能な検査，これまでの制吐薬使用歴とその効果，副作用のリスク，患者の希望（眠くなるのは絶対に嫌など），施設の「慣習」などを同時に総合的に判断してマネジメントしていくことになる．緩和ケア医の腕のみせどころである．ただし，もしかしたら近い将来，ごちゃごちゃ考えずに「とりあえずセレネース®」という日がくるかもしれないが．

文 献

1) Davis MP et al：A systematic review of the treatment of nausea and/or vomiting in cancer unrelated to chemotherapy or radiation. J Pain Symptom Manage **39**：756-767, 2010
2) Bentley A et al：Use of clinical pictures in the management of nausea and vomiting：a prospective audit. Palliat Med **15**：247-253, 2001
3) Lichter I：Results of antiemetic management in terminal illness. J Palliat Care **9**：19-21, 1993

CASE 20 消化管閉塞にオクトレオチドはいつまで入れるのか？

卵巣がん進行期でがん性腹膜炎を併発している患者さんが，10回/日の嘔吐を繰り返すため入院となり腸閉塞と診断されました．オクトレオチド酢酸塩（サンドスタチン®）300μg/日持続皮下注射，デキサメタゾン（デカドロン®）8mg/日とラニチジン塩酸塩（ザンタック®）200mg/日の経静脈投与が開始されました．

投与から2日後には症状は軽快し，排便・排ガスの再開がみられました．その後，食事が流動食より開始され五分粥程度まで摂取することができており，症状の再燃はありません．日常生活は自立しており，本人は家に帰りたいといっていますが，同居している家族は点滴や注射をもったまま自宅に帰ることに不安を感じています．どのように対処したら良いでしょうか？

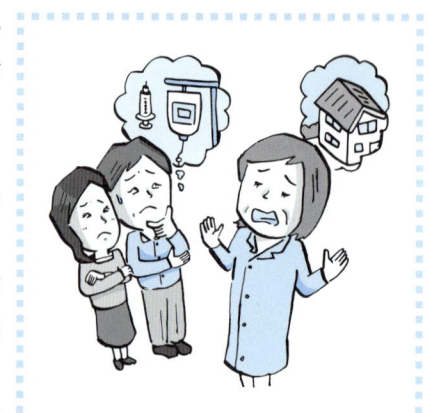

Q あなたならどうする？

A オクトレオチド，デキサメタゾン，ラニチジンの投与は必須と考えられることを，本人と家族に説明し，入院を継続する．

B デキサメタゾンはステロイドの副作用を考慮して減量中止し，ラニチジンは内服へ変更する．オクトレオチドの投与は必須と考えられることを，本人と家族に説明し，在宅医や訪問看護を手配して家族の不安に対処したうえで持続皮下注射が継続できるように退院調整を行う．

C CTや腹部超音波検査の所見，予後予測などに基づいて，薬剤投与の必要性や投与経路について再検討を行い，オクトレオチドは漸減中止，デキサメタゾンとラニチジンは減量のうえで内服へ変更する．症状の再増悪に備えて在宅医や訪問看護を手配したうえで退院調整を行う．

このケースを解くためのエビデンス

近年，手術ができないがん性腹膜炎による消化管閉塞のマネジメントは，薬物療法がその中心的役

割を担っている．薬物療法としてはオクトレオチド酢酸塩とコルチコステロイドと制吐薬を組み合わせて用いることがガイドライン上も推奨されており[1]，わが国では広く普及してきている．

オクトレオチドがガイドラインで推奨された根拠としては，3件のブチルスコポラミン臭化物と比較した無作為化比較試験において嘔吐回数と悪心の程度，胃管からの排液量などの項目で，オクトレオチドの優位性が一貫して示されていたことがあげられる[2〜4]．一方で症例数の少なさ，臨床的意味のある差を示していないことなど，研究の質についての問題点がかねてより指摘されていた．

そのような背景からCurrowらによって，オクトレオチドの無作為化比較試験が行われ，主要評価項目である投与開始から3日間のうち嘔吐のなかった日数や人数において，オクトレオチド群とプラセボ群との間に有意差がなかったという結果が報告され，注目を集めている．オクトレオチドが有効である患者の予測因子は見出すことができず，さらなる研究が必要であると結論されている．

この研究からは，ガイドラインに記載されているからといって「漫然と効果を評価せずにオクトレオチドを使い続けてはならない」ことが示唆される．

KEY ARTICLE

Currow DC et al：Double-blind, placebo-controlled, randomized trial of octreotide in malignant bowel obstruction. J Pain Symptom Manage 49：814-821, 2015

対象 手術・化学療法が不能の嘔吐のある悪性消化管閉塞患者

方法 オクトレオチド600 μg/日持続皮下投与とプラセボの効果を比較した無作為化比較試験．併用治療として両群ともにデキサメタゾン8 mg/日とラニチジン200 mg/日と補液が行われた．

結果 オクトレオチド群はプラセボ群と比較して，投与開始から3日間のうち嘔吐のなかった日数と嘔吐が1回もなかった人数において，プラセボとの間に有意差がなかった（オクトレオチド1.87日，プラセボ1.69日，p = 0.41，図1）（オクトレオチド17例，プラセボ14例，p = 0.67）．副次評価項目の嘔吐回数ではオクトレオチド群がプラセボと比較して有意に減少を示した（incidence rate ratio：IRR = 0.40，p = 0.019）．

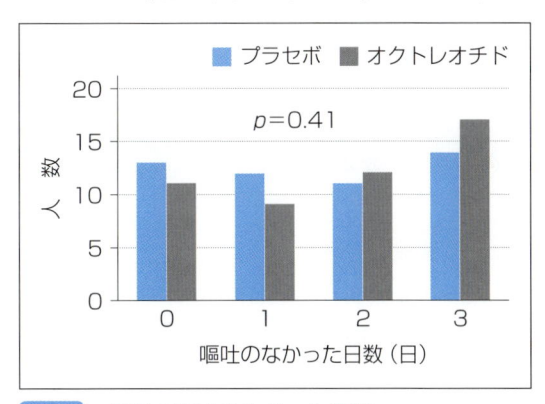

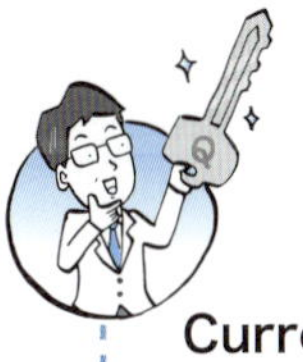

図1 各群の嘔吐のなかった日数

EVIDENCE SUMMARY

オクトレオチドは手術・化学療法の適応とならない消化管閉塞患者の嘔吐を改善する十分な根拠を示せなかった．

エビデンスを臨床に生かすコツ

　この論文からは消化管閉塞症状の改善に対して，オクトレオチドに十分な根拠がないことが示唆された．しかしながら，「どのようなときにオクトレオチドを用いたら良いか」，「症状の改善後どのようなときにオクトレオチドを止めても良いのか」ということについては，本研究の結果では明らかにされていない．また，プラセボ群においても嘔吐が減少していることからも，オクトレオチドの効果だけではなく症状の自然経過をみている可能性や併用治療（ステロイド，H_2受容体拮抗薬，補液，絶食など）の効果も含めて評価している可能性についても考える必要がある．

　われわれは，オクトレオチド開始後に症状が改善したケースについて，以下のPRACTICEで目安として示した項目のうちで，いくつかを満たすような場合に中止を考慮している．

　中止する場合には，症状の再増悪に注意しながら漸減し，2，3日かけて完全に中止するようにしている．突然の中止は，消化液の急激な増加に伴う症状の増悪や，最悪の場合腸管穿孔を引き起こすことも考えられるため注意を要する．

PRACTICE

①症状が軽快している場合のオクトレオチド中止の目安
- 全身状態が良く，日常生活動作（ADL）が保たれており，予後が月単位以上期待できる．
- 全身状態が悪いが，補液の減量や経口摂取量の減少により体液過剰傾向が軽快してきている．
- 身体所見において腹部の膨隆が軽快している．
- 腹部超音波検査やCTにおいて，腸管の拡張が改善している所見がある．
- 排便の再開，もしくは消化管閉塞の再開通が得られている．
- 食事がとれ，食欲もでてきている．
- 持続皮下投与が在宅移行やADL向上のバリアとなる．

②漸減中止の方法
- 症状の再増悪や腹部所見に注意をしながら漸減していく．
- 1～2日ごとに300 μg→200 μg→100 μg→中止のように数日かけて中止する．

③ステロイドやH_2受容体拮抗薬についても必要に応じて減量中止や投薬経路の変更を検討する．

④食事の目標について十分に話し合う．

A では，このケースではどうするか？

- **Ⓐを選んだ→5点**
  オクトレオチド継続の必要性について十分な検討を行わず，患者の希望をまったく考慮していない点ですすめられない．

- **Ⓑを選んだ→60点**
  オクトレオチド継続の必要性については検討していないが，ステロイドやH_2受容体拮抗薬の必要性や投与経路の簡便化について検討をしたこと，患者の希望と家族の不安への対処を行ったうえで退院支援を行っている点で評価はできる．

- **Ⓒを選んだ→100点** good!
  十分な検討のうえでオクトレオチドやその他の薬剤を在宅で継続できるように中止，変更し，そのうえで必要な退院支援を行っている．合格！

このケースの解説

　このケースでは，卵巣がんのがん性腹膜炎による消化管閉塞で，オクトレオチドを含む薬物療法が奏効して症状が落ち着いた後の治療や療養の方針について問われている．

　排便が再開していることから，**消化管の再開通が得られ食事も再開できている．またADLが自立して，全身状態も良く予後も月単位以上が期待できる．本人に在宅療養の希望がある**場合には，可能な限り在宅で継続しやすい薬剤を使用したり，投与経路の工夫をしたりすることが求められる．

　これらの状況を考慮すると，**腹部所見や画像所見で腸管の拡張が改善しているようであれば，オクトレオチドの漸減中止が可能と判断することができる．**

　退院後にどのような食事や生活の目標を設定していくかについては，病態をふまえて退院前に本人・家族とよく相談し，退院前カンファレンスで在宅医や訪問看護と本人・家族の意向や価値観を共有するとともに，ケアや指導を退院後も継続していく必要がある．消化管閉塞は病態が変化しやすく，そのつどケアの目標を話し合いながら再修正することが求められる．

文 献

1) がん患者の消化器症状の緩和に関するガイドライン2011年版，日本緩和医療学会（編），金原出版，東京，2011
2) Ripamonti C et al：Role of oceotide, scoporamine butylbromide, and hydration in symptom control of patients with inoperable bowel obstruction and nasogastric tubes：a prospective randomized trial. J Pain Symptom Manage **19**：23-34, 2000
3) Mercadante S et al：Comparison of octreotide and hyoscine butylblomide in controlling gastrointestinal symptoms due to malignant inoperable bowel obstruction. Support Care Cancer **8**：188-191, 2000
4) Mystakidou K et al：Comparison of octreotide administration vs conservative treatment in the management of inoperable bowel obstruction in patients with far advanced cancer：a randomized, double-blind, controlled clinical trial. Anticancer Res **22**：1187-1192, 2002

CASE 21 終末期の輸液量をどうするか？

CASE

肺がん，がん性胸膜炎で右胸水のある患者さんが，1週間前より食事や水分摂取量が減少してきました．3日前よりウトウトとしていることが増え，つじつまの合わない言動が増えてきています．抗がん剤治療は progressive disease（PD）となり3ヵ月前に中止されており，発熱や呼吸器症状など感染を思わせる所見，高カルシウム血症はありません．ご家族は食事がとれていないために衰弱して苦しいのではないかと心配し，せめて点滴でもしてほしいと希望しています．モルヒネ徐放製剤の内服により呼吸困難の症状は現在落ち着いており，浮腫やミオクローヌスはありません．

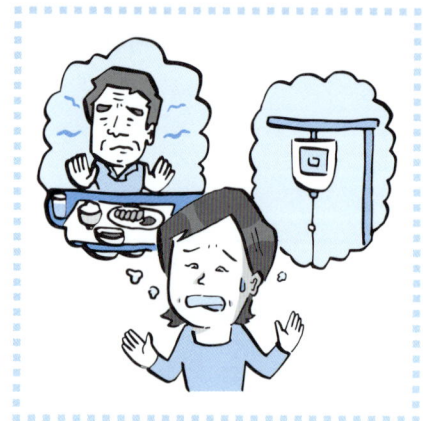

Q あなたならどうする？

Ⓐ せん妄の改善を期待し，また予後を考慮したうえで 1,000 mL の維持輸液を開始する．
Ⓑ 予後を考慮し，家族の気持ちに配慮して 200 mL の皮下点滴を開始する．そのうえで家族の心配な気持ちを傾聴し，食べやすいものの工夫を一緒に行う．
Ⓒ 必要カロリー量を計算し，1,500 mL 高カロリー輸液を開始する．

このケースを解くためのエビデンス

わが国のガイドラインでは，生命予後が1ヵ月程度と考えられる経口的に水分摂取が可能な終末期がん患者に対して，胸水による苦痛がある場合，胸水による苦痛を悪化させないことを目的として，①患者・家族の意向を確認し，輸液を行わないことが強い推奨，② 1,000 mL 以下の維持輸液を行うことが弱い推奨となっている[1]．推奨の根拠としては腹部原発の悪性腫瘍の患者を対象として 1,000 mL 以上輸液した群が 1,000 mL 未満の群と比較して死亡前の胸水による症状が悪化したという研究が示されている[2]．

また，生命予後が1ヵ月程度と考えられる脱水を伴ったせん妄がある終末期がん患者に対して，せん妄の改善を目的として，500〜1,000 mL/日の輸液を行うこと，生命予後が1〜2週間と考えられる場合，せん妄の改善を目的とした輸液を行わないことがそれぞれ弱い推奨となっている[1]．

Brueraらによって行われた，終末期の脱水のあるがん患者に対して輸液の効果をみた無作為化比較試験（KEY ARTICLE）の結果では，**輸液群はプラセボ群と比較して脱水症状，せん妄，生活の質（QOL），生命予後を改善する効果に差がないことが明らかになった**．しかしながら，せん妄については両群で悪化したものの，輸液群のほうが悪化が少ない傾向がみられ，今後せん妄に対して輸液の有効な患者群を明らかにしていく研究が必要と結論付けられている．本研究の結果は終末期がん患者に対して，補液を行わないという米国での一般的な診療を支持する．

これを受けて更新されたコクランレビューでも，緩和ケア患者に対し輸液施行を推奨できるだけの質の高い研究は不足していると結論付けられている[3]．

KEY ARTICLE

Bruera E et al：Parenteral hydration in patients with advanced cancer：a multicenter, double-blind, placebo-controlled randomized trial. J Clin Oncol 31：111-118, 2013

対象 終末期の脱水のあるホスピス入院中の進行がん患者

方法 輸液群1,000 mL生理食塩液の経静脈投与とプラセボ群100 mL生理食塩液の皮下投与を比較した二重盲検無作為化比較試験

結果 4つの脱水症状（倦怠感，ミオクローヌス，眠気，幻覚）のEdmonton Symptom Assessment Scale（ESAS）スコア合計値の変化は補液群：3.3，プラセボ群：2.8，$p = 0.77$で両群とも改善し，2群間で差はなかった．

副次評価項目でもせん妄（Memorial Delirium Assessment Scale：MDAS，Richmond Agitation Sedation Scale：RASS，Nursing Delirium Screening Scale：NuDESC），QOLと倦怠感（Functional Assessment of Chronic Illness Therapy-Fatigue：FACIT-F），ミオクローヌス（Unified Myoclonus Rating Scale：UMRS），生存期間中央値（21日，15日，$p = 0.83$）について2群間で差はなかった（**表1**）．

表1 4日目の脱水症状，せん妄，ミオクローヌス，7日目のQOLの変化量の平均値

	補液 1,000 mL $n = 49$	プラセボ 100 mL $n = 51$	p値
4つの脱水症状（倦怠感，ミオクローヌス，眠気，幻覚）	−3.3	−2.8	0.77
MDAS	1	3.5	0.084
NuDESC	0	0	0.13
UMRS	0	0	0.54
FACIT-F（7日目）	9.1	1.4	0.23

EVIDENCE SUMMARY

1,000 mLの輸液はプラセボ（100 mLの生理食塩液）と比較して脱水症状，QOL，生存期間を改善させなかった．

エビデンスを臨床に生かすコツ

　終末期の輸液が脱水症状の改善に十分な根拠がないことはわかったが，一方で輸液を行うことにより症状やQOLなどを悪化させることがないことも明らかとなった．また，逆にせん妄がある場合には，輸液が有効なケースがある可能性も示唆された．つまり**輸液を行う，行わないどちらが正解とは結論付けることがむずかしい**ということになる．すなわち，ルーチンに輸液を行う／行わないと決めるのではなく，患者・家族の心配や希望を考慮し，いずれの場合でも症状の変化をていねいに観察したうえで，柔軟に方針を変更していくことが求められる．時には，期間を2，3日など限定して補液を行い評価する（time limiting trial）ことも選択肢として考慮すべきである．

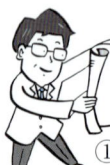

PRACTICE

①予後，患者・家族の意向や価値観，体液過剰傾向の有無などに留意し，輸液を行うか／行わないかを決定する．
②予後が1ヵ月以内と予測できる場合には，1,000 mL以上の輸液は行わない．
③輸液を開始した場合は体液過剰傾向の悪化に注意をして経過観察する．

A では，このケースではどうするか？

- **Ⓐを選んだ→60点**
　せん妄の改善を期待して1,000 mLの輸液を開始することは誤りではない．ただし，胸水による症状の悪化に注意して慎重に対処する姿勢があればより良い．
- **Ⓑを選んだ→80点** good!
　胸水の悪化が予測され，患者の身体的負担も考慮して少量の皮下点滴を選択した点が良い．また輸液以外の面でも経口摂取がむずかしくなった際の家族の心配や不安に対処したうえで，現実的な目標設定を支援している点でも評価できる．合格！
- **Ⓒを選んだ→10点**
　十分な予後評価を行わずに，必要カロリー量のみで輸液を検討しているため，胸水を含めた体液過剰傾向が増悪することが予測される．

このケースの解説

　このケースは，終末期に経口摂取ができなくなった患者にどれくらいの量の輸液を行うのが適切かを問われている．**経口摂取量の減少とせん妄の出現があることから，予後は1ヵ月以内であることが**

予測される．呼吸困難は現時点ではコントロールされているものの**胸水があり，終末期せん妄と考えられるせん妄が出現していることが，輸液量を決定していくうえでポイント**となる．

　回答 Ⓐ ではせん妄があることから，1,000 mL の輸液を胸水による症状の悪化に注意しながら time limiting trial として施行するとすれば合格点をあげられる．

　回答 Ⓑ では家族の気持ちに配慮したうえでの少量の輸液を行い，そのうえで不安を十分に把握したうえで対処している．具体的には病状認識や栄養や輸液に対する受け止め方，期待，信念などを傾聴し把握していく．また輸液に対しては，「輸液をしないと衰弱する」，「輸液をしないと命が短くなってしまう」，「脱水になると苦しい思いをする」といった誤解をもっていることも多く，それらの誤解を解いていくことも求められる．

　「輸液は最低限の治療として継続すべきである」と考える家族も多いため，医療者も頑なに行わないことを押し付けないようにすることも大切である．

文　献

1) 終末期がん患者の輸液療法に関するガイドライン2011年版，日本緩和医療学会(編)，金原出版，東京，2011
2) Morita T et al：Association between hydration volume and symptoms in terminally ill cancer patients with abdominal malignancies. Ann Oncol **16**：640-647, 2005
3) Good P et al：Medically assisted hydration for adult palliative care patients. Cochrane Database Syst Rev：CD006273, 2014

CASE 22 がん患者の倦怠感にステロイドは効くの？

閉塞性黄疸を契機に転移性膵臓がんと診断された78歳男性の患者さん．胆道ステント留置後，ゲムシタビンによる治療を4ヵ月間受けましたが，CTにて多発肝転移と腹膜播種の増悪が認められました．2週間前の外来で本人，妻と話し合い，抗がん治療を中止し，外来にきて，強い倦怠感，食思不振を訴えました．直近2週間で4kgの体重減少があります．不眠や抑うつ症状はなく，歩行や軽作業などの日常生活は可能です．身体診察，血液検査上明らかな脱水所見，感染症所見，電解質異常は認められず，腎機能は正常範囲内です．肝機能は軽度上昇にとどまっています．ヘモグロビン 10.2 g/dL，血清アルブミン 3.1 g/dL．これからの過ごし方について話していると，本人は2週間後の孫の結婚式に出ることを楽しみにしているとのことでした．しかし倦怠感が強く，参加できないのではないかと心配しています．何か倦怠感が良くなる薬はないかと尋ねられました．どの薬を処方したら良いでしょうか？

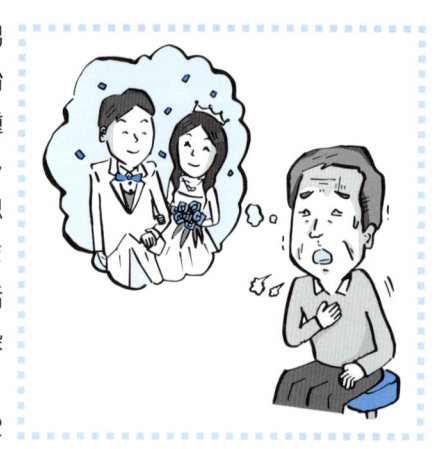

Q あなたならどうする？

Ⓐ メドロキシプロゲステロン酢酸エステル 200 mg錠　1回1錠　1日2回　朝・夕
Ⓑ ペモリン 10 mg錠　1回1錠　1日1回　朝
Ⓒ デキサメタゾン 0.5 mg錠　1回4錠　1日2回　朝・昼

このケースを解くためのエビデンス

がん関連倦怠感に対するデキサメタゾンとプラセボの効果を比較することを主目的に，米国3施設の外来通院中のがん患者を対象に，二重盲検プラセボ対照無作為化比較試験が行われた．

KEY ARTICLE

Yennurajalingam S et al：Reduction of cancer-related fatigue with dexamethasone：a double-blind, randomized, placebo-controlled trial in patients with advanced cancer. J Clin Oncol **31**：3076-3082, 2013

対象 がん関連倦怠感に関連した症状（倦怠感，疼痛，悪心，食欲不振，抑うつ，不安，不眠）のうち中等度以上（Edmonton Symptom Assessment Scale（ESAS）で4/10以上）の症状を3項目以上認める進行がん患者．その他の適格基準として，認知機能正常，感染症がない状態，Hb≧9 mg/dL，予後4週以上などが含まれた．

方法 患者はデキサメタゾン群（4 mgを1日2回，14日間内服）とプラセボ群に割り付けられた．がん関連倦怠感，食欲不振，身体・精神症状，不安・抑うつを評価する尺度として，それぞれFunctional Assessment of Chronic Illness Therapy-Fatigue（FACIT-F），Functional Assessment of Cancer Therapy-Anorexia-Cachexia（FAACT），ESAS，Hospital Anxiety and Depression Scale（HADS）など，妥当性や信頼性の検証されているものが用いられた．特にFACIT-Fは妥当性・信頼性とも検証された尺度で，27項目の全般的な生活の質（QOL）尺度（身体的，社会的，感情的，機能的に分類）と13の項目のfatigue subscaleからなる．主要評価項目はFACIT-F subscaleの試験開始時から15日目の変化量であった．

結果 無作為に割り付けられた132例のうち，84例の患者（デキサメタゾン群43例，プラセボ群41例）が評価可能であった．プラセボ群と比較してデキサメタゾン群で8日目，15日目のFACIT-F subscaleの改善量は有意に大きかった（8日目は平均8.01 vs. 3.06，$p = 0.005$，15日目は平均9 vs. 3.1，$p = 0.008$，**図1**）．その他，8日目，15日目のFACIT-Fの総スコア（QOL），FACIT physical well-beingスコア，ESASの身体的苦痛スコア（ESASの疼痛，呼吸困難，食思不振，悪心，倦怠感，眠気のスコアの合計点）はどれも，デキサメタゾン群でより改善していた．また，15日目におけるFAACTもデキサメタゾン群でより改善していた．一方，8日目，15日目ともに，ESASの各症状スコア（倦怠感も含む），心理症状（不安，抑うつ）の合計のスコア，HADSでは有意な改善は認めなかった．有害事象に関しては，不眠や浮腫，感染症の発症頻度を含めどちらの群でも有意な差はみられなかった．

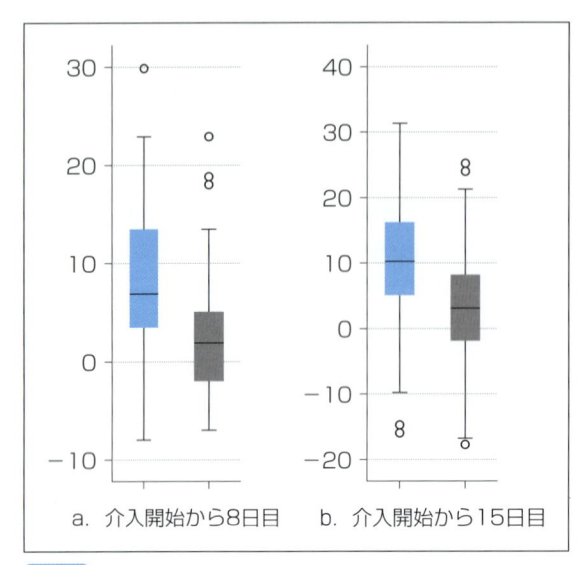

図1 デキサメタゾン群とプラセボ群でのFACIT-F subscaleの差

EVIDENCE SUMMARY

がん関連倦怠感の薬物療法に関して，十分に信頼性と妥当性が検証された評価ツールを用いた，はじめての無作為化比較試験であり，デキサメタゾン4mgを1日2回内服することで，プラセボと比較し，15日目の倦怠感が有意に改善することが示された．また，その効果は8日目にはすでにみられ始めていること，QOLや全般的な身体症状も8日目や15日目にはプラセボと比べて有意な改善がみられることも明らかになった．一方，心理症状に関しては群間差がみられなかった．

エビデンスを臨床に生かすコツ

この研究の対象になったのは，外来通院可能で包括的な質問紙に答えられるほど状態が良く，1ヵ月以上の予後が見込まれる患者である．より状態や予後が不良な患者，入院患者，ホスピス・緩和ケア病棟入院中の患者に対しての有効性は不明である．また，この研究の観察期間は2週間と短く，評価も8日目，15日目に限られている．わが国における臨床経験からは，より早期から（数日以内）奏効する印象がもたれているが，それに対して答えは出されておらず，2週間以上の長期投与時の効果や副作用は不明である．この研究で用いられたデキサメタゾンの投与量は1日8mgと，わが国の通常診療で用いられる量より多く，日本人患者における最適な投与量についてはわかっていない．

PRACTICE

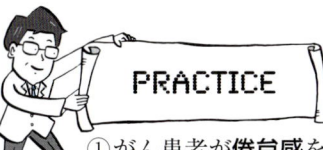

① がん患者が**倦怠感**を訴えたとき，まず原因を考えることが大切である．貧血，感染症，代謝異常（低ナトリウム血症，高カルシウム血症，甲状腺機能低下症など），薬剤性（ベンゾジアゼピン系薬，鎮痛補助薬，中枢性制吐薬など）といった可逆的な原因があれば，それらへの治療や薬物変更などの対応を行う．

② 可逆性の原因がない場合，あるいは原因への対応をしてもなお倦怠感が持続する場合は，倦怠感自体への薬物治療を検討する．

③ 現在のところ，**コルチコステロイド**や**精神賦活薬**が無作為比較試験で検証されている．

④ **コルチコステロイド**は KEY ARTICLE の他にも無作為化比較試験がある[1]．オピオイド使用にもかかわらず中等度以上の痛みを有するがん患者において，メチルプレドニゾロン16 mgを1日2回とプラセボを内服し，7日後の症状の群間差をみた研究である．主要評価項目である痛みに関しては群間差がみられなかったが，メチルプレドニゾロン群で副次的評価項目である倦怠感は有意に改善し，患者の満足感も有意に高かった．

⑤ **精神賦活薬**であるメチルフェニデートに関しては，多数の研究が行われてきた．最近の無作為比較試験ではプラセボと比較して有意性が示されず，むしろ外来患者では病院から電話をかけて調子をうかがうという看護的な介入自体が奏効することが示唆されている．わが国ではメチルフェニデートはナルコレプシーのみに適応が限定され，流通規制されている．一方ペモリンは，わが国で使用可能な精神賦活薬である．ペモリンの適応はうつ病とナルコレプシーであり，経験的に倦怠感や眠気への効果がいわれている．しかし，がん関連倦怠感を主要評価項目にした質の高い研究はなく，多発性硬化症など非がん疾患での有効性も示されていない[2]．

⑥ **情緒的サポート**，**エネルギー温存療法**を含む生活の調整に関する助言は，非薬物療法として重要であり，薬物治療をする・しないにかかわらず行う．

では，このケースではどうするか？

- **Ⓐを選んだ→30点**
  メドロキシプロゲステロン酢酸エステルを含む合成黄体ホルモン製剤は，がん患者の食思不振の改善には繋がりうるが，がん関連倦怠感に対する根拠は十分ではない[3]．また，浮腫，静脈血栓症，悪心などの副作用をきたしうる．本剤の適応も乳がん，子宮体がんであり，このケースは男性であり処方しづらい．

- **Ⓑを選んだ→60点**
  臨床的には使われることがあるが，進行がん患者における質の高いエビデンスはない．

- **Ⓒを選んだ→80点** good!
  日本人における最適な投与量に関しては十分な根拠がないが，無作為比較試験において有効性が示されている．

  ※薬物療法の選択にかかわらず非薬物療法は同時並行で行う．

このケースの解説

　このケースの倦怠感は原疾患の増悪による悪液質の進行に伴う**がん関連倦怠感**と考えられる．医療面接や身体所見，血液検査結果より，脱水，貧血，感染症，電解質異常，抑うつなどその他の原因は考えにくい．2週間後にはさらに倦怠感が進行している可能性がある．無治療のままであれば，孫の結婚式に参加できたとしても強い倦怠感に悩まされることになると予想される．このケースはKEY ARTICLEの研究が対象としたがん関連倦怠感の母集団に含まれているため，デキサメタゾンが良い適応になる．

　ただし，投与量については注意が必要である．このケースは日本人でかつ78歳と高齢であり，米国のデータ（研究対象者の最高齢は89歳であるが年齢の中央値は60歳）をそのまま適応すると過剰投与になるおそれがある．日本人患者における十分な根拠はないが，1日2〜6mg程度が適切かもしれない．デキサメタゾン2mg/回を1日2回内服で開始し，もし不眠などの副作用が生じたらデキサメタゾン2mg/回，1日1回に減量するというのが1つのやり方だろう（**漸減法**）．さらに慎重に始めるとしたら，デキサメタゾン2mg/回を1日1回から開始して1週間経過観察し，倦怠感の改善が不十分であればデキサメタゾン2mg/回を1日2回に増量しても良いかもしれない（**漸増法**）．KEY ARTICLEによれば開始後1週間後に倦怠感の改善はみられることが示されているため，再評価の時期としては1週間後がちょうど良い．外来にきてもらうのも良いが，1週間後に電話訪問を行い，重度の倦怠感に悩まされず孫の結婚式に出られるように微調節を行うことも有用であると考えられる．

文　献

1) Paulsen O et al: Efficacy of methylprednisolone on pain, fatigue, and appetite loss in patients with advanced cancer using opioids: a randomized, placebo-controlled, double-blind trial. J Clin Oncol 32: 3221-3228, 2014
2) Peuckmann V et al: Pharmacological treatments for fatigue associated with palliative care. Cochrane Database Syst Rev: CD006788, 2010
3) Minton O et al: Drug therapy for the management of cancer-related fatigue. Cochrane Database Syst Rev: CD006704, 2010

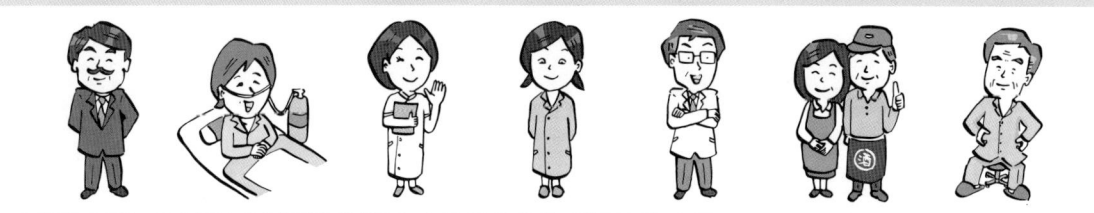

CHAPTER 3
精神的サポートと
コミュニケーション

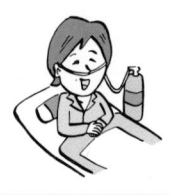

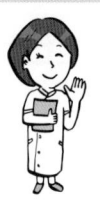

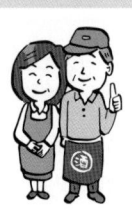

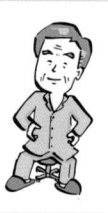

CASE 23 予後を伝えるとき,「そればかりはわかりません」はかえって良くない?

転移性乳がんの患者さんに,抗がん治療を中止して緩和ケアのみに移行することを伝える面談を行いました.面談の最後に,「私は後どのくらい生きられますか,できるだけ正確に知りたいです」と問われました.どのように説明したら良いでしょうか?

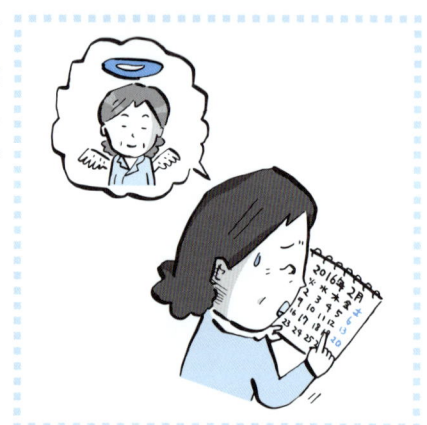

Q あなたならどうする?

Ⓐ「人によって違うので,後どのくらいかは予測できません.命にかかわる病気ですが,それだけしかいえません.あなたと同じ病気の患者さんでも,とても長く生きる方もいますし,そうでない方もいますので余命はわかりません」とのみ伝える.

Ⓑ「後どのくらいかはとてもむずかしいのですが,いくつか具体的な数字や平均値を伝えることはできます.聞きたいですか」と聞いて患者が同意したら,「あなたと同じような病気で同じような転移をもつ患者さんについての研究からは,50%が2年後には生きていることがわかっています.ですので,半分の方が2年以内に死亡し,もう半分の方が2年以上生きています.なかには半年しか生きられない方もいますし,4年などもっと長く生きる方もいます」と伝える.

Ⓒ Ⓑのように伝えたうえで,「これからどのような方向にすすんでも,私たちは今後ずっとあなたのケアに最善を尽くしていきたいと思います」と付け加える.

このケースを解くためのエビデンス

乳がん患者ががん治療を中止し緩和ケアのみに移行する際に,予後をはっきり伝えることと見捨てないということの影響を明らかにする研究が行われた.

KEY ARTICLE

van Vliet LM et al：Explicit prognostic information and reassurance about nonabandonment when entering palliative breast cancer care：findings from a scripted video-vignette study. J Clin Oncol 31：3242-3249, 2013

対象 乳がんのサバイバー51例と一般女性53例

方法 予後告知の模擬面接のビデオをみて，不安，不確実性，自己効力感，満足感にどのような差がでるかが評価された．シナリオは，

①予後をはっきりと伝える（2年生存率は50％であり，個人によってそれより長いことも短いこともありうる）×見捨てないという（ケアは継続する，最前を尽くす）

②予後をはっきりと伝える×見捨てないといわない

③予後をはっきりとは伝えない（人によって違うのでわからないが，たちの悪い病気ではある×見捨てないという

④予後をはっきりとは伝えない×見捨てないといわない

の4通り．

結果 ①のシナリオ（本ケースでは©）をみた参加者では，不確実性と不安はもっとも低く，自己効力感と満足感はもっとも高かった．一方，④のシナリオをみた参加者では，これらの項目はもっとも悪い結果であった．①に比べ②の場合は，不確実性や自己効力感，満足感で悪い結果が出た．同様に，①に比べ③の場合も，不確実性や満足感で悪い結果が出た（表1）．

表1 4通りのビデオによる効果

	予後をはっきりと伝える ①見捨てないという(©)	予後をはっきりと伝える ②言及なし(Ⓑ)	予後をはっきりとは伝えない ③見捨てないという	予後をはっきりとは伝えない ④言及なし(Ⓐ)
不確実性[*1]	55[*3〜5]	63[*4]	66[*5]	68[*3]
不 安[*2]	−0.87	0.39	−0.56	0.4
自己効力感[*1]	51[*3,4]	41[*4,6]	47[*6,7]	36[*3,7]
満足感[*1]	61[*3〜5]	49[*4,6]	55[*5〜7]	45[*3,7]

[*1] 0〜100点で評価．
[*2] ビデオをみた前後の不安の尺度（State-Trait Anxiety Inventory (STAI)-State）の点数の差．
[*3] はっきりと伝える（＋）/見捨てないという（＋）vs.はっきりと伝える（−）/見捨てないという（−）
[*4] はっきりと伝える（＋）/見捨てないという（＋）vs.はっきりと伝える（＋）/見捨てないという（−）
[*5] はっきりと伝える（＋）/見捨てないという（＋）vs.はっきりと伝える（−）/見捨てないという（＋）
[*6] はっきりと伝える（＋）/見捨てないという（−）vs.はっきりと伝える（−）/見捨てないという（＋）
[*7] はっきりと伝える（−）/見捨てないという（＋）vs.はっきりと伝える（−）/見捨てないという（−）

さらに，「はっきりと伝える」ことは，不確実性は減少させるが不安の減少には繋がらず，自己効力感や満足感上昇に繋がっていた．一方，「見捨てないという」ことは，不確実性や不

安は減少させ，自己効力感や満足感上昇に繋がっていた(表2)．

表2 「はっきりと伝えること」と「見捨てないという」ことの主効果

	予後をはっきりと伝える		見捨てないという	
	標準化係数	p値	標準化係数	p値
不確実性	−0.36	<0.001	−0.23	0.002
不安	−0.04	0.56	−0.22	0.001
自己効力感	0.2	0.004	0.47	<0.001
満足感	0.28	<0.001	0.61	<0.001

EVIDENCE SUMMARY

- 患者の希望があれば，予測しうる予後を明確に伝えることは不安を増強させず，逆に不確実性を下げ，自己効力感や満足感を向上させることが示された．さらに，「これからも最善を尽くす」と付け加えることが同様の効果があるだけでなく，緩和ケアのみへの移行に際する患者の不安を軽減させることがわかった．
- 本研究は乳がんサバイバーや健常者が対象であり，必ずしも進行がん患者で同様のことがいえるかどうかわからない．また，文化の異なるわが国の患者にも当てはまるかは，今後検証が必要だろう．何より実臨床では，個々の患者・家族の背景，予後に対する認識，話し合いに対する考え方，今後の過ごし方に関する希望などに応じて，どこまで・どのように話すかは変わってくることが多い．しかし，医師が「予後をいうと大きなショックを与えるだけなのではないか」と心配するほど患者は不安に陥らず，かえって明確に伝えないことのほうが患者にとってデメリットになりうることが示唆された．

エビデンスを臨床に生かすコツ

　予後をどのように聞きたいかという**患者の意向**を知ることが第一歩である．日本人の一般市民やがん患者の遺族を対象にした全国調査では，約60％が予後を医師から具体的に伝えてほしい，聞きたいか確認してから伝えてほしい，そして約30％が自分から聞いたときだけ伝えてほしい，約10％が伝えてほしくないと答えた[1]．また，予後について尋ねる患者においても，それが具体的なニーズからくるものか，漠然とした不安の現れとして尋ねているのかは区別する必要がある．前者であれば支持的な姿勢を保ちつつも，ある程度具体的な期間を伝える必要があるだろう．一方，後者であれば具体的な予後告知は不安を増強させるだけになりかねず，まずは不安への支持的な対応を行うことが先決かもしれない．

　家族からみても患者に予後告知をする・しないに関するさまざまなメリット・デメリットがあるため，どのような伝え方が患者にとって最適か，家族の意向にも留意する[2]．

　以上より，予後について尋ねる患者に対しては，予後を明確に伝えつつも最後まで最善を尽くすというニュアンスを出すことが有用な場合がある．予後を伝える1つの方法として，「**統計学的な数字を**

出しつつも，正確な予後予測はむずかしいこと，両極端の例外があることを提示する」は覚えておくと便利だろう．

本研究は一度の面談の直後での評価にとどまる．実際の臨床では**予後を含む終末期についての話し合い**に関して，患者・家族にどのような**意向**があるか，今後の過ごし方についてどのような**希望**や**目標**があるか，どのように伝えられたいか，などを関係性の中で把握し，伝えた後の気持ちの揺れも認識しながら，**多職種で支持的な関与を継続**することが肝要である．

では，このケースではどうするか？

- **Ⓐ**を選んだ→**40点**
  予後予測が困難なのはもちろんであるが，患者のニーズに沿えていない．
- **Ⓑ**を選んだ→**60点**
  明確さはあるが，不安な気持ちには十分に寄り添えていない．
- **Ⓒ**を選んだ→**80点** 👍 good!
  明確さもあり，不安な気持ちにも寄り添えている．

このケースの解説

Ⓐでは返答内容は不明確で，かつ支持的な言葉がけもないため，説明後患者は不確実性を感じ自己効力感や満足感も低いだろう．患者が自分の余命について質問した背景を理解しようとしつつ，不安にも配慮した返答が必要である．

Ⓑでは具体的な数字を伝えるだけであれば患者は自分の予後の幅が明確に理解できる反面，不安感は抱き続ける可能性がある．患者の不安に配慮した支持的なメッセージを伝えていないため，説明後も患者の自己効力感や満足感は低いだろう．

Ⓒでは理想的な返答の1例といえるが，さらに患者の意向に沿った説明をするためには，余命について「できるだけ正確に知りたい」理由を確認するのが望ましい．面談の前に看護師など他の医療者から患者や家族の具体的な気がかりを確認しておいてもらうことも有用である．

文献

1) Sanjo M et al：Preferences regarding end-of-life cancer care and associations with good-death concepts：a population-based survey in Japan. Ann Oncol **18**：1539-1547, 2007
2) Yoshida S et al：Pros and cons of prognostic disclosure to Japanese cancer patients and their families from the family's point of view. J Palliat Med **15**：1342-1349, 2012

CASE 24　治らないことを伝えれば良い, ってものでもないらしい

　骨転移を伴う進行肺がんと診断された65歳の女性, 外来で抗がん剤治療を受けています. 診断時に, 主治医から化学療法で治癒することは困難であると説明が行われています. ある日の点滴中に, 「がんが治って抗がん剤治療が終わったら, 夫と旅行に行くつもり」と話しており,『化学療法でがんが完治する』という認識で治療を受けているようです.
　さて, この患者さんにはどのように対応するのが良いでしょうか?

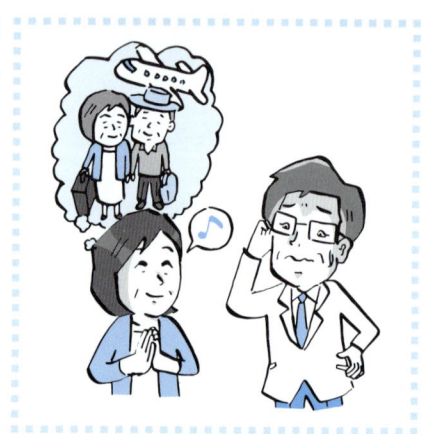

Q あなたならどうする?

Ⓐ 患者の認識をもう一度確認し, 本当に誤った認識をもっているなら, 再度面談を設定する.「治らない」ことははっきり伝えるが, 患者の気持ちに配慮した言葉をかけ, 実現可能な目標設定を話し合う. 旅行などの患者の希望が叶えられるように配慮する.

Ⓑ 治らないことをわかってもらう必要があるので再度面談を設定し, はっきりと「治らない」ことだけを強調して伝える.

Ⓒ 治らないことを伝えると希望を失わせてしまうので, あえて説明は行わず治るつもりで治療を続けてもらう.

このケースを解くためのエビデンス

　化学療法で治癒が期待できる一部のがん種を除いて, 転移を伴う進行がんや再発がんに対する化学療法の目的は, 延命や症状緩和・生活の質(QOL)改善であり, 治療を目的とすることは困難である.
　米国で肺がん, 大腸がん患者に対して主治医から説明を受けた治療の目的について, 患者がどう理解しているかの調査が行われた.

KEY ARTICLE

Weeks JC et al：Patients' expectations about effects of chemotherapy for advanced cancer. N Engl J Med **367**：1616-1625, 2012

対象 転移を伴うStage Ⅳの肺がん，大腸がんと新たに診断され，診断後4ヵ月の時点で生存しており化学療法を受けた患者1,193例

方法 インタビュー調査

結果 肺がん患者の69％，大腸がん患者の81％が，「がんは治癒する可能性がある」と考えていた（**図1**）．医師のコミュニケーションを79点以下と評価した患者と比較して100点と評価した患者は1.9倍，80点から99点と評価した患者は1.37倍，「がんは治癒する可能性がある」と考えていた．つまり，医師とのコミュニケーションは良好と思っている患者ほど，誤った認識をもつ傾向が明らかになった（**表1**）．

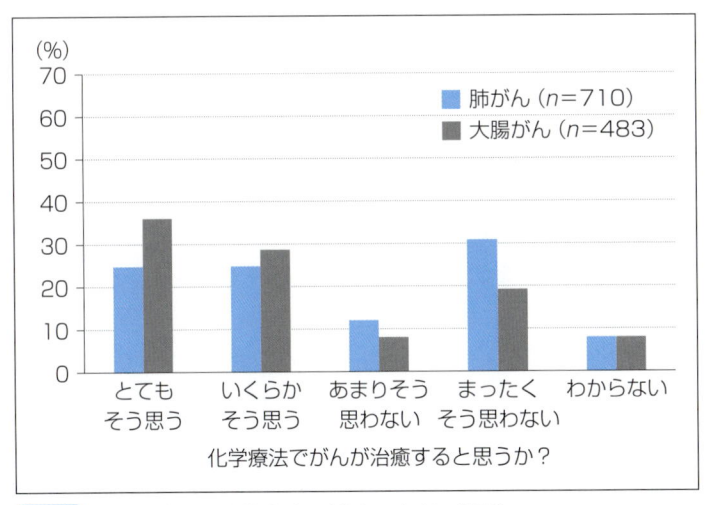

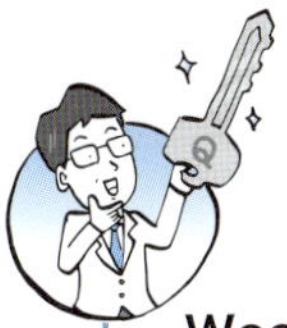

図1 進行がんの化学療法に対する患者の認識

表1 化学療法でがんが治癒するという認識に関連する因子

	オッズ比	p値
患者が評価した医師のコミュニケーションスコア＊（0〜100）		0.002
0〜79	1	
80〜99	1.37（0.93〜2.02）	
100	1.90（1.33〜2.72）	

＊医師のコミュニケーション（良く話を聞いてくれる，わかりやすく説明する，治療について自分が望む十分な説明がある，質問を促してくれる，ていねいに尊重して扱ってくれる，の5項目）を100点満点で評価した点数．

EVIDENCE SUMMARY

- 治癒困難な進行がんに対して化学療法を受けている患者は,「化学療法でがんが完全に治る」と期待していることが多い.
- 医師は正確な情報を伝え,患者の認識を訂正することはできるが,それによって患者の満足度を低下させるかもしれない.

エビデンスを臨床に生かすコツ

　医師は説明したつもりでも患者は理解できていない,ということはよく経験するだろう.この研究で示されたように,治らないことが伝えられていても「治るかもしれない」と期待している患者が多いことを理解しておく必要がある.治らないことや治療目標の説明は理解できていたとしても,治る希望をもって治療を受けている患者もいる.

　しかし,希望をもつことだけを優先していると病状が進行したときに,「どうして良くならないのか」,「この治療はいつまで続くのか」などの疑念を患者が抱き,患者と医療者の間に溝ができることもある.また,患者によっては先々の時間が限られているなら,状態の良いうちにやっておきたいことがあるかもしれない.やはり,患者にある程度正確な認識をもってもらうことも必要である.医師は「治らない」ことを伝え,正確な認識を促すことは可能であるが,一方でこれは患者の医師に対する満足度を下げる可能性がある.がん治療を行っていくうえで,医療者と患者の良好な関係は大切である.

　では,どうすれば患者の満足度を下げることなく正確な情報を伝えられるだろうか？　難治がんの告知や抗がん治療の中止といった悪い知らせを伝えるには,コミュニケーションの工夫が重要である.事実は正直に明確に伝えるが,同時に個々に配慮した治療方針の話し合いをもち,心配事や気がかりを話すように促す工夫が必要である.個々人で気がかりや心配事は異なるので,思いを十分に表出できる場を提供して,それを十分に理解したうえで治療について相談することが大切である.また,1回の面談ですべてを理解してもらうことは困難なこともあるので,何回かに分けて説明することが必要な場合もある.そして悪い知らせを伝えたとき,患者のつらい気持ちに配慮すること,思いやりの言葉,共感的な態度や言葉をかけ,医療者も一緒に頑張っていく気持ちを伝えて安心感を与えることも必要である.治らないという情報に患者は見放された感覚をもつこともある.医療者によるサポートがある,つらい気持ちをわかってもらえた,と患者が思える工夫が大切である.

　ただ「治らない」という情報を伝えるだけでは,患者は「何も手立てがない」と受け取ってしまうだろう.実際には,治癒することはむずかしいが「治療をしながら病気と付き合っていく」,「できるだけ長く良い状態を保つ」,「がんの進行に伴う症状を緩和する」などが治療の目標となる.できないことだけでなく,できることを一緒に考えていく姿勢が望まれる.

　そして,悪い知らせは伝えた後のサポートが重要である.医師からの話の後に看護師が気持ちを聞くと,医師には話せなかった気持ちを表出することがある.悪い知らせを伝えるときだけでなく,その後も医療者は患者のことを気にかけているという安心感は,良好な患者と医療者との関係を保つのに有効だろう.

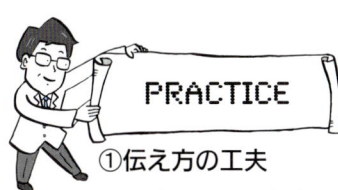

CASE 24. 治らないことを伝えれば良い，ってものでもないらしい

PRACTICE

①伝え方の工夫
- 正確な情報を伝えると同時に患者の心配事，気がかりを確認する．
- 患者が受け止められる量に応じて，段階的に話をする．
- つらい気持ちに配慮した態度，言葉をかける．

②達成可能な目標の相談
- 「治らない」ことだけを強調するのではなく，達成可能な具体的な目標を相談する．

③伝えた後のサポート
- 患者の理解度を確認する．
- 医療者は継続してサポートすることを現す．

A では，このケースではどうするか？

- **Ⓐを選んだ→90点** good!
  患者の認識を再確認し，正確な情報を伝えている．伝えるだけではなく，気持ちへの配慮や現実的な目標設定ができている．伝えた後のサポートもできればさらに良い！

- **Ⓑを選んだ→40点**
  正確な認識をもつように促すことは必要であるが，それだけを強調してしまうと希望をもてず治療の意欲を失ってしまうかもしれない．

- **Ⓒを選んだ→20点**
  誤った認識のままでは先々問題が生じてくる．「時間がないのならもっと家族との時間をもちたかった」と思われるかもしれない．

このケースの解説

　進行肺がんで化学療法による治癒はむずかしいことが説明されているが，患者の理解が不十分と思われるケースである．誤った認識のまま化学療法を続けていくと，今後病状が進行したときに，医療者との間に溝ができてしまう可能性がある．まずは患者が病気，治療についてどのように理解しているのかを聞こう．認識のずれが明らかになれば，誤解の内容に焦点をあてて説明することができる．
　「治ると思って治療を受けている」といわれたとき，「治りたい」気持ちを否定する必要はない．患者の希望として受け止め，「治したいと思って治療を頑張っていらっしゃるのですよね」と返答すると良いだろう．そしてその希望を叶えたいと思うが，残念ながら化学療法で完治をめざすのはむずかしいことを伝え，その代わりに実現可能な目標を相談する．余裕があれば，「**hope for the best, prepare for the worst（最善を期待して，最悪に備える）**」を提示し，治したいと思って治療を

続けていくが，もしそうならかったときに慌てないように準備を促していけると良いだろう．そして悪い知らせを伝えた後も変わらず継続してサポートする姿勢を示し，患者に見捨てられた感をもたせないように配慮したい．

CASE 25 「どう伝えれば良いんだろう」のような現場の質問で

80歳男性の患者さんです．肺がんの手術，補助化学療法後に再発し，化学療法を行っていました．サードラインの化学療法を継続中に呼吸困難感と倦怠感を訴えたため，検査を行いました．その結果として，病気の進行と全身状態の悪化のため抗がん剤を中止することを本人と家族に提案しました．しかし，本人はどうしても継続したいと希望し，家族も本人の希望を尊重したいと主張します．どのように対応したら良いでしょうか？

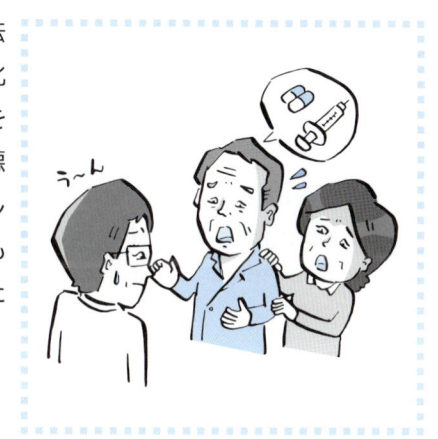

Q あなたならどうする？

Ⓐ 患者と家族の希望どおりに抗がん剤を継続する．
Ⓑ 家族にだけさらに説得する時間をもち，家族から患者を説得してもらう．
Ⓒ 患者や家族の気持ち，病気や治療の認識について話し合う時間をもつ．

このケースを解くためのエビデンス

難治がんの診断や再発，抗がん剤治療の中止といった**悪い知らせ**は，患者にとって大きなストレスであると同時に，医師にとってもむずかしいコミュニケーションである．しかし，悪い知らせを伝える際の**コミュニケーション技術研修（CST）**により，参加者の患者とのコミュニケーションに対する自己効力感，第三者評定による望ましいコミュニケーション行動が増加すること，患者の抑うつ得点が低いこと，医師への信頼感が高いことが，無作為化比較試験で示されている．

KEY ARTICLE

① Fujimori M et al：Preferences of cancer patients regarding the disclosure of bad news. Psychooncology **16**:573-581, 2007

対象 がん患者

方法 質問紙調査

結果 わが国のがん患者が悪い知らせを伝えられる際に医師に望んでいるコミュニケーションは，以下の4要素であることが示された（**表1**）．

表1 患者が悪い知らせを伝えられる際に医師に望んでいるコミュニケーションの4要素

場の設定	例：十分な時間，落ち着いた場所を設定
悪い知らせの伝え方	例：納得できるように認識を確認しながら，はっきりと，わかりやすく
話し合う情報	例：今後の方針，日常生活への影響
情緒的サポート	例：家族も含めた気持ちへの配慮

②Fujimori M et al：Effect of communication skills training program for oncologists based on patient preferences for communication when receiving bad news：a randomized control trial. J Clin Oncol **32**：2166-2172, 2014

対象 がん専門医，がん患者

方法 無作為化比較試験によるCSTに参加する医師（介入群）としない医師（統制群）を対象に，CST前後に（統制群は何もせず1週間程度あけて）コミュニケーションに対する自己効力感，第三者評定による望ましいコミュニケーション行動，外来受診した患者の抑うつ，医師への信頼感を評価し，群間の比較を行う．

結果 介入群は統制群よりもコミュニケーションに対する自己効力感のCST後の増加量が大きく，第三者評定による望ましいコミュニケーション行動のCST後の増加量が大きい（**表2**），CST後に診察した患者の抑うつ得点が低く，医師への信頼感の評定点が高かった（**表3**）．

表2 医師のコミュニケーション行動の印象評定

	ベースライン				フォローアップ				
	介入群		統制群		介入群		統制群		
	平均	SD	平均	SD	平均	SD	平均	SD	p値
場の設定	8.73	1.83	7.87	2.00	10.93	2.09	8.13	1.92	0.002
悪い知らせの伝え方	18.53	5.24	15.73	7.40	25.93	8.57	14.67	7.01	0.001
話し合う情報	17.00	3.27	16.67	4.69	18.93	5.04	15.67	4.65	0.05
情緒的サポート	18.67	5.91	15.33	7.19	22.53	7.81	13.80	7.17	0.01

表3 CST後の患者のストレス，医師のコミュニケーションに対する満足感，医師への信頼感の評価

	介入群 平均	SD	統制群 平均	SD	p値
Hospital Anxiety & Depression Scale					
不　安	4.83	3.75	5.17	3.42	0.33
抑うつ	4.59	3.75	5.32	4.04	0.03
合　計	9.36	6.93	10.50	6.90	0.05
医師のコミュニケーションに対する満足感	8.58	1.62	8.35	1.74	0.10
医師への信頼感	9.15	1.28	8.87	1.54	0.01

EVIDENCE SUMMARY

CSTは，医師のコミュニケーションに対する自己効力感を高め，第三者評定のよる望ましいコミュニケーション行動を増加させる．さらに，患者の抑うつの程度を軽減し，医師への信頼感を高める．

エビデンスを臨床に生かすコツ

コミュニケーションの学習は**知識を得るだけでは十分ではない**．CSTは，**小グループでの講義**，**ロールプレイ**，**ディスカッション**で構成されている．なかでも，主要な要素はロールプレイである．コミュニケーション技術の習得にはロールプレイを含む学習が良いだろう．

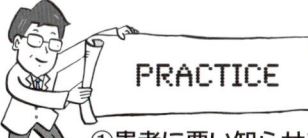

PRACTICE

①患者に悪い知らせを伝える．
- **悪い知らせ**を伝える際にはいきなり伝えるのではなく，**十分な準備**（重要な面談であることを事前に伝える，家族の同席をすすめるなど）を行い，これまでの経過を振り返るなど現在の状態の**認識を確認**して，これから伝える悪い知らせと認識のギャップを埋める．
- 悪い知らせは**はっきりとわかりやすく伝える**．
- 悪い知らせによって生じた気持ちを受け止め，**共感を示す**．
- 悪い知らせを理解できたか確認し，**今後のこと**を話し合う．

②患者のコミュニケーションに対する意向を理解する．
　患者ごとにコミュニケーションに対する**意向**は異なるため，それぞれの患者がどのようなコミュニケーションを望んでいるのか，家族や他の医療者といった周囲から情報を得る，話し合いの中で理解を深めるなどして，それぞれの患者の意向を理解する．

では，このケースではどうするか？

- **Ⓐを選んだ→0点**

  身体状態から治療が望ましい場合を除き，患者や家族が伝えた情報を十分に理解していないにもかかわらず，希望したからという理由だけで治療を行うことは望ましくない．

- **Ⓑを選んだ→30点**

  家族に理解してもらうために話し合いの時間をもつことは大切である．しかし，患者への説明を家族に任せてしまうと，正しく情報が伝えられるかどうかがわからないため，再度，家族と一緒の場で話し合うなどの工夫が必要である．

- **Ⓒを選んだ→80点** good!

  患者が伝えた内容をきちんと理解しているのかを把握するために，病気の認識を確認することは有効である．また，そのうえで治療の継続を希望している場合など，背景にある気持ちや懸念などを理解することで，問題解決の糸口が見い出せることがある．

このケースの解説

　このケースは，現在の身体の状態や治療に対する**認識**が十分ではないために，抗がん剤の治療の継続を希望している可能性がある．このような場合，まずは患者の現在の状態や抗がん剤に対する認識を確認したい．全身状態の悪化を抗がん剤の副作用と考えていたり，これまでのように異なる抗がん剤であれば効果が期待できると考えて，抗がん剤の治療の継続を希望しているのかもしれない．このように，認識と現状にギャップが大きい場合には，これまでの経過を振り返るなどして，ギャップを埋める必要がある．そのうえで，再度，抗がん剤治療の中止を提案する．

　また，抗がん剤の治療を止めてしまうと死期を早めてしまうのではないかといった誤解があったり，きちんと現状を理解していても，あきらめきれない思いや家族に迷惑をかけたくないといった気持ちから，治療の継続を希望しているのかもしれない．こういった場合には，情報を伝えることに先立ち，気持ちや懸念を十分聞き，気持ちへの**共感**を示すことが大切である（例：他の患者さんでも同じような心配をする方がいますよ）．

CASE 26　先々のことを話し合うことは大事

　55歳の男性患者さん．大企業の会社社長で53歳の妻と32歳の長男の3人家族です．会社の健康診断で，膵臓がん・肝臓転移を認め，精査目的であなたの病院に来院しました．手術適応はなく，抗がん剤を開始しても生命予後は数ヵ月と思われます．患者さんは膵臓がんについての知識はある程度あるようですが，症状がないためか楽観的です．あなたはアドバンス・ケア・プランニング（advance care planning：ACP）に関する研修を受けたばかりで，患者にすぐにでも終末期に関する話をしなければと思っています．さて，どう対応したら良いでしょうか？

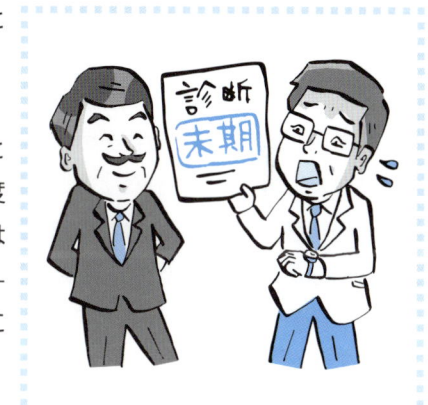

Q あなたならどうする？

Ⓐ 健康診断の超音波検査の画像をみせながら，その場で，「あなたの病気は膵臓がんです．予後数ヵ月と思われます．心臓がもし止まったときの心臓マッサージなどの延命治療については，どのように考えていますか」と，単刀直入に延命治療に関する患者の意向をあらかじめ尋ねる．

Ⓑ 健康診断の超音波検査の画像をみせながら，その場で膵臓がんであること，膵臓がんの考えられる今後の病状の変化，抗がん剤治療を行うこと，抗がん剤治療ができなくなったときにはホスピス病棟を紹介することなど，今後の起こりうることについて一通り話し，終末期医療について次回の外来までに考えていただくことを伝える．

Ⓒ まず，患者の現在の具体的な病状理解と見通しに対する認識，そして仕事や家族のことなど患者の価値観や信念を尋ねながら，患者との関係性の構築を図る．そして，患者の言葉を利用し，「今，○○とお話されましたが，もしも△△となった場合××について考えたことがありますか」や「今まで何か困難な状況に陥ったとき，どのように乗り越えましたか」など，患者の心理的反応（コーピングスタイル）を推し量りながら，今後の方針について話し合うための時間が十分取れるよう，精査検査結果が出る数日後に次回外来を予約し，可能であれば家族の同席を求める．

このケースを解くためのエビデンス

　現在の病状を患者に話すことだけでも大変なのに，先々のことを話し合うことは重苦しいことだろう．それが終末期の話となれば，なおさらである．前書『エビデンスで解決！ 緩和医療ケースファイル』134〜139頁でACPについて記載されている．ACPとは，「より良い療養生活を送るために，将来の医療上の意思決定能力低下に備えて，今後の治療・療養についてあらかじめ話し合うプロセス」である．ACPを行うと，終末期ケアに関する患者の意向が尊重される可能性が高まり，また患者と家族の満足度を改善し，遺された家族のストレス，不安，抑うつを減らすことが報告されている[1]．しかし，「こんな話をしたら患者を傷付けてしまうのではないか」などACPに対する懸念があげられている．そこで，実際に臨床現場でACPを行っていく際に，その方法について示唆する論文がある．Temelらの「早期からの緩和ケア」の論文のappendix（付録）に，実際に行われた介入についての詳細が記載されている[2]．それによると，「初回の外来」では，「関係性構築」，「病気の理解」，「コーピングと気分の状態」，「家族のかかわり」を確認することから始め，また，「関係性構築」では病気に関係のない社会的なこと（家族，仕事，趣味など）についても尋ねている．どうやら，はじめから終末期計画についての話をしていないようである．つまり，先々のことを話し合うことは大事であるが，さまざまなバリアや懸念が存在する．しかしながら，この論文のディスカッションで触れられているように，関係性の構築やケアの継続性によって終盤の終末期ケア計画の話がしやすくなるだろうということのようである．

KEY ARTICLE

Yoong J et al：Early palliative care in advanced lung cancer：a qualitative study. JAMA Intern Med **173**：283-290, 2013

- 対象　早期緩和ケアの介入を受けた非細胞肺がん患者のうち無作為に20例を選択
- 方法　電子カルテ記載からの早期緩和ケアの介入内容についての質的分析
- 結果　初期の外来では患者家族との関係性の構築・予後認識を含む病気の理解に焦点があてられ，終盤の外来で終末期医療の話し合いが行われていた（**図1**）．

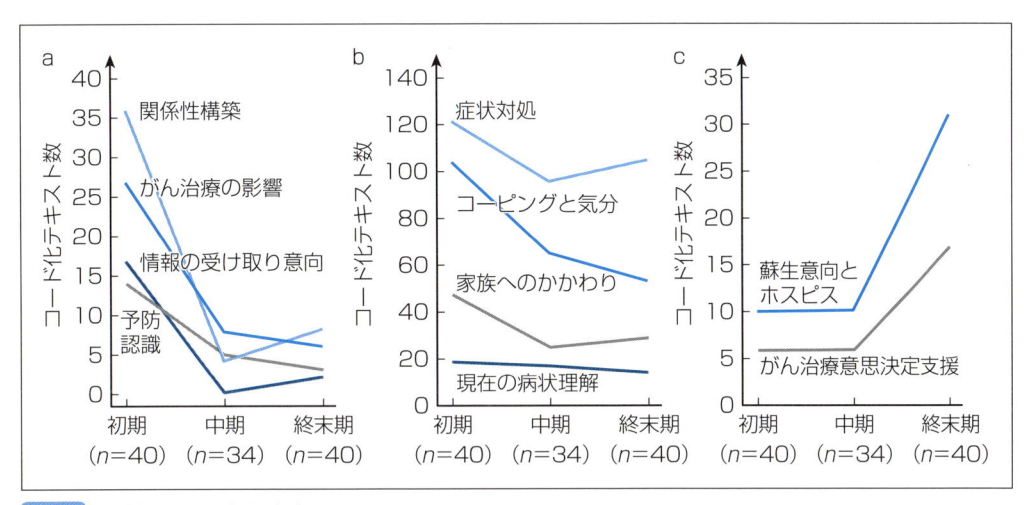

図1 緩和ケアの介入内容
a：初期に多かったこと，b：初期から終末期を通じて多かったこと，c：終末期に多かったこと．

EVIDENCE SUMMARY

　終末期医療に関する先々のことを話し合うことは大事であるが，まず，患者の現在の具体的な病状理解と見通しに対する認識，そして仕事や家族のことなど患者の価値観や信念を尋ねながら，患者との関係性の構築を図ることから始めることが大切である．

エビデンスを臨床に生かすコツ

　初期の外来で患者家族との関係性を構築するとはいっても，膵臓がんなど進行の早いがんは，みつかった時点で生命予後数ヵ月，あるいは2週間後の外来のときには状況が大きくかわっていたということがあり，患者との関係性の構築どころではない場合がある．

　では，どうすれば良いのだろうか．1つの方法として，CTの読影などの精査結果が出る「数日後」にも再来してもらうなど，短期間の中で数回の外来をもうけて戦略を練ることも良いのかもしれない．さらに，初診時にはやはり短時間でも良いので，患者の現在の具体的な病状理解と見通しに対する認識・心配事，そして仕事や家族のことなど**患者の価値観や信念を尋ねることが，患者との関係性の構築・患者の全体像を捉えることに繋がり，厳しい先々のことを話し合う近道ともなる**だろう．また，あらかじめ待合室などで，患者の仕事歴・趣味，家族の年齢・既往歴などを質問紙で尋ねておくことも，時間を有効に利用できる方法である．

　では，どうしてそこまで患者の認識，過去・現在の価値観や信念を知ることが重要なのだろうか．先々のことを話し合うといっても，経験していない将来の意向を予測すること自体むずかしい．また，意向は身体状況によっても変動するかもしれない．けれども，患者の価値観・大切にしていることを知っておけば，その過去・現在のことを土台に将来のことが話し合えるからである．逆に，**過去・現在のことを知らずに，将来のことは語りようがない**だろう．たとえば，過去・現在を語る患者の言葉

を利用し，「今，○○とお話されましたが，もしも△△となった場合××について考えたことがありますか」と過去・現在のことをもとに，将来のもしものことの話題を出したり，「今まで何か困難な状況に陥ったとき，どのように乗り越えましたか」など過去のコーピングスタイルをもとに，将来のコーピングスタイルが予想できるだろう．

ACPとは，「**過去・現在で培われたその患者の価値観・大切にしてきたことを土台**」に，将来の医療上の意思決定能力低下に備えて，治療選択で起こりうる可能性の理解を確認し，そのうえで治療選択についての今後の意向を確認する．そして，その意向・価値観を医療者間と家族（代理意思決定者）で共有する**プロセスの記録**である．

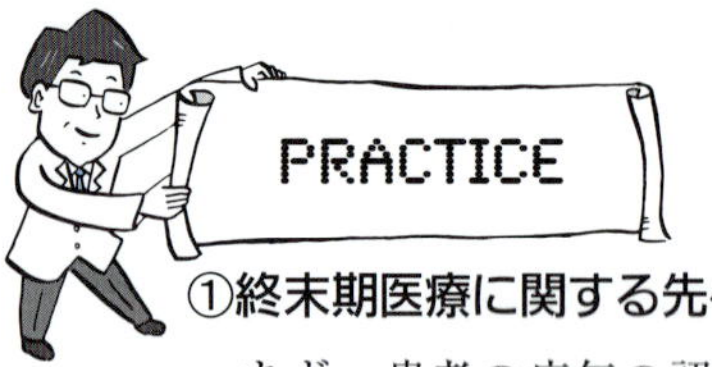

PRACTICE

①終末期医療に関する先々のことを話し合う前の準備

- まず，患者の病気の認識や心配事，過去・現在の価値観や信念を尋ね，これらを共有することで患者の心をぐっとつかむ．
- 過去のコーピングスタイルをもとに，将来のコーピングスタイルを予想する．

②コミュニケーションの工夫

- 過去・現在を語る「患者の言葉をそのまま利用」して，将来の話題をさりげなく振ってみる．「今，○○とお話されましたが，もしも△△」．
- 可能なら家族の同席も尋ねてみる．
- 共有したプロセスを記録していく．

では，このケースではどうするか？

- **Ⓐを選んだ→20点**

  先々のことを尋ねていることは良い．ただし，延命治療のような話を聞くとは思いもしなかった患者は，見捨てられたという感情がふつふつと湧き上がり，憤慨するかもしれない……．

- **Ⓑを選んだ→40点**

  先々のことを話していることは良い．ただし，先々のことを話し「合うこと」が大事であり，これでは患者の病状認識が不明のままの一方方向の話である．Ⓐと同様に，患者は見捨てられたという感情がふつふつと湧き上がり，憤慨するかもしれない……．

- **Ⓒを選んだ→80点** good!

  患者の病状理解を具体的に聞き，病気と関係のない社会的なことについても尋ねており，病気ではなく病人をみる全人的なかかわりがうかがえる．患者の心をぐっとつかんだかもしれない．合格．さらに，医療者間と家族（代理意思決定者）で共有し記録していくプロセスを行っていけば，なお良いだろう．

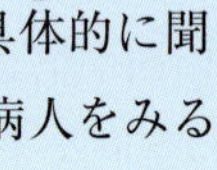

このケースの解説

　このケースでは，患者は進行膵臓がんにもかかわらず楽観的な様子で，もしかするとまだ重大な病気であるという認識をしていないのかもしれない．大企業の会社社長であるため，担当医は，患者にすぐにでも終末期に関する話をしなければと思うのも無理がないことだろう．けれども，逆に大企業の会社社長だからこそ**終末期に関する話をする前に，患者の病気の認識や心配事，過去・現在の価値観や信念を尋ね，患者との関係性の構築を図ることから始めることが大切である**．そして，先々のことを話し合うにあたってのポイントは，過去・現在を語る「患者の言葉をそのまま利用」して，将来の話題をさりげなく振ってみることである．

　回答 **Ⓐ** を選び意気込んで延命治療に関する患者の意向を尋ねたあなた．患者の先々の姿が予想できるため，ついつい延命治療について確認したくなる気持ちはわかる．しかし，患者はまだ心の準備はできていない．また，どのようなコーピングスタイルをされるかもわからない．ここはひとまず深呼吸……．まず，患者の病気の認識や心配事を尋ねることから始めてみよう．

　回答 **Ⓑ** を選び今後の起こりうる病状，緩和医療までていねいに時間をかけて話したあなた．たしかに，患者の中には，「今後どんなことが起きるのかわからないことが不安だから，すべてを今知りたい」と思う方も大勢いる．しかし，すべての患者がそうではない．まずは，その患者がどのような方なのか知ることから始めるのも良いかもしれない．

文　献

1) Detering KM et al：The impact of advance care planning on end of life care in elderly patients：randomised controlled trial. BMJ **340**：c1345, 2010
2) Temel JS et al：Early palliative care for patients with metastatic non-small-cell lung cancer. N Engl J Med **363**：733-742, 2010

CASE 27 療養場所を話し合うことは大切

再発腎がんに対して分子標的治療薬の治療を受けている患者さんがいます．現在の薬剤は3種類目で，残された抗がん治療の選択肢はほとんどありません．骨転移による痛みは，放射線治療・オピオイドの使用によりまずまずコントロールされていますが，原疾患の進行による倦怠感が強く，最近は身の回りのことをするのがやっとの状態になってきました．家族は同居の奥さんと，近くに住む娘さんがいます．これからの療養場所をどのように決めていけば良いでしょうか？

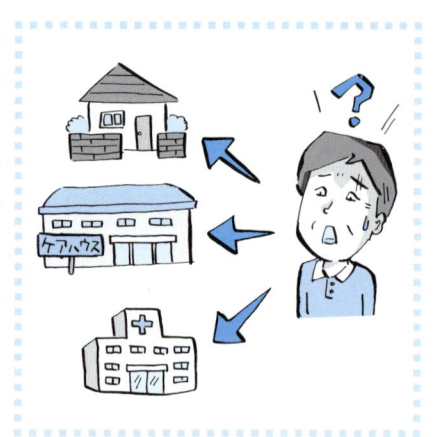

Q あなたならどうする？

Ⓐ これから全身状態が悪くなることが予想されるので，病院で過ごすのが一番である．
Ⓑ 全身状態が大きく改善する可能性が低いことも含めて病状について話し合い，患者に希望を聞いてみる．
Ⓒ 家族を呼んで，どうするのが患者のためになるか相談する．

このケースを解くためのエビデンス

終末期の療養場所と患者・遺族のアウトカムに関する研究が行われ，**在宅で死亡した群で患者の生活の質（QOL）がもっとも高く，次いで緩和ケア病棟，病院の順であることが示されている**．また，病院での死亡（特に集中治療室（ICU）での死亡）は，遺族の精神疾患増加と関連するとの報告がある．関連するエビデンスとして，終末期の療養場所と関連する要因のメタアナリシス[1]では，固形がん，Performance Status の低下，患者・家族の希望，同居家族がいること，郊外に居住していることなどが在宅死と関連することが示されている．また，わが国の一般市民を対象とした調査[2]では，急な病状への対応，地域に在宅医がいないこと，家族の介護負担，費用が高いことなどが在宅療養に際しての懸念としてあげられている．

KEY ARTICLE

①Kinoshita H et al：Place of death and the differences in patient quality of death and dying and caregiver burden. J Clin Oncol **33**：357-363, 2015

対象 Outreach Palliative care Trial of Integrated regional Model（OPTIM）研究の対象となったがん患者の遺族（2,247例）

方法 患者の終末期QOLをGood Death Inventory，遺族の介護負担感をCaregiving Consequence Inventoryで評価し療養場所ごとに比較する．

結果 患者の終末期QOLは，在宅，緩和ケア病棟，病院の順に高かった．遺族の介護負担感は在宅が病院に比べ有意に低かった（図1）．

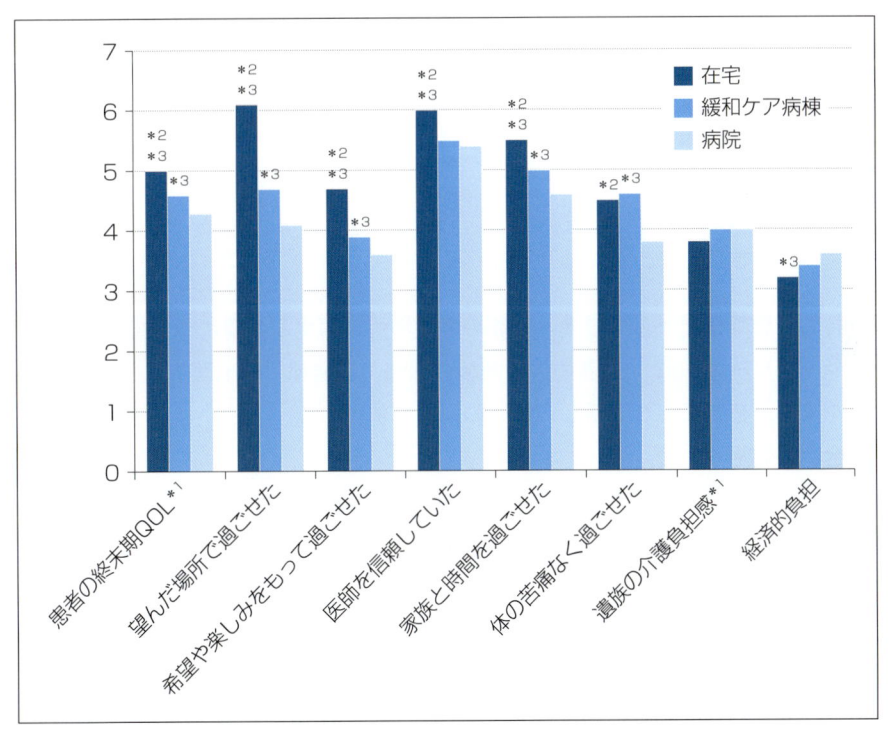

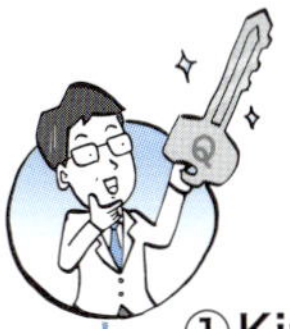

図1 療養場所ごとの患者の終末期QOLと遺族の介護負担感
*[1] 7段階評価：1（QOLが悪い，負担が小さい）〜7（QOLが良い，負担が大きい）．
[2] 緩和ケア病棟と有意差あり（$p<0.01$），[3] 病院と有意差あり（$p<0.01$）．

②Wright AA et al：Place of death：correlations with quality of life of patients with cancer and predictors of bereaved caregivers' mental health. J Clin Oncol **28**：4457-4464, 2010

在宅で死亡した患者では終末期QOLが良く，患者の死後6ヵ月後の遺族の精神疾患が少なかった（心的外傷後ストレス障害（PTSD）：ICUで死亡した場合の1/5，遷延性悲嘆：病院で

死亡した場合の1/8).

> **EVIDENCE SUMMARY**
> ・終末期を在宅で過ごすことは，患者・遺族のアウトカムを改善させ，それ自体が緩和ケアの重要な目標の1つであるといえる．
> ・終末期QOLは多次元的な概念で，病院や緩和ケア病棟など在宅以外の場所では達成困難なものも含まれる．

エビデンスを臨床に生かすコツ

療養場所の話し合いは，正確な医学的情報に基づいてオープンに行われることが望ましい．このケースでは，今後考えられる治療のオプションが限られていること，全身状態が大きく改善することは期待できないことを伝えることが重要だろう．続いて患者・家族の意向，懸念を確認し，適切な情報提供を行うとともに具体的な対応について話し合っておくことが必要である．

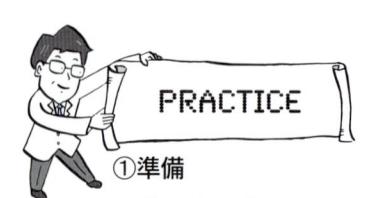

PRACTICE

①準備
受け持ち看護師などから，患者・家族の療養場所に関する希望についての情報を集める．
ソーシャルワーカーに，患者の居住地域の緩和ケア病棟・在宅ケアリソースについての情報提供を求め，必要に応じて話し合いへの同席を依頼する．

②話し合いの開始
病状に関する患者・家族の認識を尋ね，今後の見通しについて何を知りたいかを確認しながら話し合いをすすめる．正確な医学的情報に基づいて，オープンな話し合いを行うことを心がける．

③患者・家族の療養場所の希望を聞く
患者の希望を自分の言葉で語ってもらうようにする．これは患者自身の希望が意思決定においてもっとも大きな推進力となることが多いためである．
意思決定に際しては，患者－家族間の認識・意見の不一致を減らす方向に助言を行うことが望ましい．
希望に沿って具体的な提案ができるように，①で収集した情報を活用する．

④懸念に焦点をあてた話し合い
緊急時の対応，家族の負担を軽減する方法について話し合う．継続的に話し合いをすすめ，双方にとって満足できる成果を得ることが目標であるという認識を共有することが重要である．

では，このケースではどうするか？

- **Ⓐを選んだ→10点**

  今後，全身状態が悪くなる可能性が高いという認識は間違いではなく，がん治療を受けた病院で最期までみてもらいたいと希望する患者も存在するので，病院で過ごすこと自体が間違いではない．しかし，患者の希望を聞かずに医療者だけで判断することは誤りである．

- **Ⓑを選んだ→80点** good!

  今後の見通しを正確に伝えたうえで患者の希望を聞くことは，終末期の緩和ケアを考えるスタートラインとなる．患者・家族の希望するケアを提供すること，そのための懸念を軽減することが目的であって，療養場所の移行自体が目的ではないことを双方が理解して話し合いをすすめることが望ましい．

- **Ⓒを選んだ→50点**

  実臨床ではこのような場面が多いだろうし，家族の希望や介護力，地域で活用できるリソースを知るために家族から情報を得ることは重要だろう．ただし，ケアに関する意思決定から患者が取り残されることがないように注意する必要がある．

このケースの解説

　このケースは，近い将来がんに対する積極的治療の選択肢がなくなり，がん治療病院への入院継続がむずかしくなると考えられるケースであり，療養場所の選択が必要になることが予想される．理想的には，全身状態が悪化する前に終末期医療の話し合いをもつべきであるが，実臨床ではこのような時期に話し合いが行われる場合が多いだろう．

　本項で紹介したエビデンスでは，在宅死が良い患者・遺族アウトカムと関連することが示されているが，これは「在宅療養が可能な病状・環境であった患者・遺族」での結果であり，すべての患者にとって在宅が最善の選択であることを示すものではないことに注意する必要がある．

　一方，OPTIM研究の介入により地域全体の在宅死亡率が上昇したことは，病院で死亡している患者の中にも在宅移行が可能な患者が多く含まれていることを示唆している[3]．**地域の緩和ケアリソースを有効利用し，患者・家族が希望した場合は在宅移行が可能になるような体制を備えておくことが重要である．**

　在宅療養に際して一般市民が抱く懸念として，急な病状への対応，地域に在宅医がいないこと，家族の介護負担，費用が高いことなどが明らかにされており，多くの患者・家族はこれらの懸念から在宅移行を躊躇している可能性がある[2]．しかし，KEY ARTICLEの結果をみる限りこれらの多くは誤りないし過剰な懸念である可能性がある．十分な情報提供と懸念に焦点をあてた話し合いによって，これらの問題が軽減されることが期待される．

　終末期の意思決定においてわれわれ医療者に望まれていることは，患者の病状・周囲の環境を適切に評価し，これらの変化を正しく予見すること，治療内容・地域リソースを調整して患者・家族の希

望するケアを提供することである．

文　献

1) Gomes B et al：Factors influencing death at home in terminally ill patients with cancer：systematic review. BMJ **332**：515-521, 2006
2) Yamagishi A et al：Preferred place of care and place of death of the general public and cancer patients in Japan. Support Care Cancer **20**：2575-2582, 2012
3) Morita T et al：Effects of a programme of interventions on regional comprehensive palliative care for patients with cancer：a mixed-methods study. Lancet Oncol **14**：638-646, 2013

CASE 28 在宅療養への移行をどう紹介するか？

CASE

　左上葉の肺がん，胸膜浸潤と胸椎への転移が認められ，標準治療として白金製剤を含む化学療法を行い，いったん腫瘍は縮小しましたが増悪が認められたため，異なるレジメンで化学療法を行うため入院となりました．しかし，効果はなくPerformance Status が悪化したため（2→3），本日，化学療法が中止となった患者さんです．

　少量の胸水は認められますが，腹水，浮腫はありません．意識は清明で，コミュニケーションも可能です．背部と左胸部に疼痛がありますが，ロキソニン®（ロキソプロフェン）とオキシコンチン®（オキシコドン徐放製剤）の内服で疼痛コントロールは良好です．生命予後としては数週～1，2ヵ月と予測されます．家業で酒屋を営んでおり，入院中は妻が店番をしています．「なじみの客とかあちゃん（妻）と店先で四方山話をするのが日々の楽しみだった」と常々話している患者さんに対し，どのように在宅療養への移行を紹介しますか？

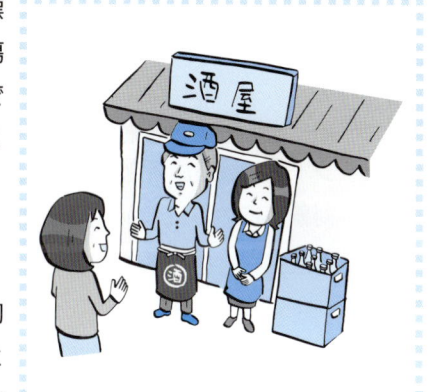

Q　あなたならどうする？

❹ わが国の場合，家族による希望が在宅療養継続の決定因子の1つであるというエビデンスがあるため，まずは家族を呼んで，「ご自宅でみてあげたいというお気持ちはありますか？　もし，在宅療養するとしたら準備に時間がかかるので，急いで決断しましょう」と話をする．

❺ 患者や家族が決断しやすいように，「病院でできる医療はここまでです．後は，ご家族でどうしたいかをよく話し合ってみてください」とわかりやすく提案する．

❻ 「もし，自宅で過ごしたいという希望が少しでもあるなら，私が信頼している在宅医療の医師や訪問看護師を紹介するので，会ってみませんか」と尋ねる．同時に，自宅で療養することで体調の良い日は店に顔を出したり，家族と過ごす時間を増やすことができることを患者・家族に伝える．

このケースを解くためのエビデンス

終末期がん患者にとって在宅療養移行は，がんの積極的治療の中止を意味することも多い．がん治療の領域において，積極的治療の中止に関するコミュニケーションは重要な課題であり，またもっとも困難感を伴うものとして報告されている．ここでは，在宅療養移行時におけるコミュニケーションについての家族の評価から，望ましいコミュニケーションスタイルを提示した論文を紹介する．

KEY ARTICLE

山岸暁美ほか：終末期がん患者に在宅療養移行をすすめるときの望ましいコミュニケーション：多施設遺族研究．癌と化療 42：327-333, 2015

対象 15の診療所から在宅緩和ケアを受けて死亡したがん患者の遺族1,052例

方法 在宅療養移行時における医師とのコミュニケーションについて，改善の必要性と家族のつらさについて郵送調査を施行した．これらに関連する要因として，医師の説明の仕方7項目，医師の説明の内容12項目について回答を求めた．

結果 在宅療養移行時のコミュニケーションにおいて，患者の家族の30％が改善の必要性を感じており，また約60％が「つらさ」を感じていた．これらの要因は，①担当医師の「在宅療養への移行は治療の失敗や医学の敗北」とした考え，「もう何もすることはない」といった医師の言動，②患者や家族の心の準備に合わせた説明がないこと，③病院医師と在宅医療を担う医師との緊密性が感じられないこと，④医師の説明の途中で患者や家族が質問できる雰囲気がないこと，⑤説明後の看護師によるわかりやすい補足がないこと，⑥在宅療養に関して早急な決断をせまること，の5カテゴリーに分類された（表1）．

表1 在宅の移行に関するコミュニケーションの改善の必要性と家族のつらさの決定要因（多変量解析）

	改善の必要性 オッズ比	p値	つらさ オッズ比	p値
患者の年齢			0.98	0.004
患者や家族の心の準備に合わせて説明した	0.56	<0.001	0.61	<0.001
説明の途中で質問できる雰囲気があった			1.53	0.004
看護師が医師の説明をわかりやすく補足した	0.76	0.024		
往診を担当する医師に直接連絡して紹介するといった	0.78	0.009		
家でできることに関する患者や家族の希望をよく聞いた	0.69	0.004		
「してあげられることは何もありません」，「もう何もできません」といわれた	1.25	0.031		
医師は在宅療養に切り替えることを，「治療の失敗」，「医学の敗北」と感じているように思えた	1.43	0.005		
在宅療養するかを急いで決断するよういった			1.29	0.003

$R^2 = 0.43$（改善の必要性），$R^2 = 0.098$（つらさ）．改善の必要性（かなりある・非常にある vs. 少しある，必要ない），家族のつらさ（つらい・とてもつらい vs. 少しつらい・あまりつらくない・つらくない）を目的変数とした多変量ロジスティック回帰分析の結果を示す．

> **EVIDENCE SUMMARY**
>
> この結果は,Fallowfield らによる抗がん治療の中止と緩和ケア病棟への転科を経験した家族を対象とした先行研究よりも評価が低い[1].在宅療養移行に関するコミュニケーションについて改善策が必要であることが強く示唆される.

エビデンスを臨床に生かすコツ

では,具体的にどのように在宅移行に関するコミュニケーションを改善していけば良いだろうか.終末期がん患者の家族による評価より示唆される改善点やつらさの要因から,望ましいコミュニケーションのあり方をみてみよう.

1. 在宅療養への負のイメージを伝えるのではなく,新たな目標の設定をともに考える.

先行研究では,積極的抗がん治療の適応でなくても「何もできない」というのではなく,症状緩和や気持ちのサポートを通して医師として行えることを具体的に伝えることをすすめている[2〜4].在宅療養移行にあたっても,がんの積極的治療に代わる新たな目標を設定し,その達成のための方法について患者や家族とともに考え,希望を支えていくことが重要である.

2. 患者や家族の理解や心の準備に合わせて,在宅療養を1つの選択肢として提示する.

患者や家族が現実と釣り合わない治療への期待や見通しをもつことはしばしばある[5,6].このような,現実と釣り合わない治療への期待や見通しと「現状」とのギャップは大きな精神的負担を与えうる.それぞれの疾患に関する理解や心の準備に合わせて,在宅療養を選択肢として提示しておくことが患者・家族とのコミュニケーションにおいて重要である.

3. 病院・在宅医療それぞれを担う医師・訪問看護師との連携を強め,関係性を患者・家族に伝える.

わが国では general practitioner 制度がないため,かかりつけ医がいないとする国民は 35〜65% にのぼる.多くのがん患者が終末期になって,診断・治療を担当してきた医師から,これまで面識のない在宅医療を担う医師へと担当医の変更を体験する.その際,病院医師と在宅医療を担う医師,または病棟看護師と訪問看護師が知り合いであり,かつ今後も連携を取りながらサポートしていくという言葉は,どれだけ患者や家族にとって心強く響くだろう.さらに,信頼関係を築いている間柄であり,病院医師・看護師から「僕も(私も)信頼している医師(看護師)です」と紹介されれば,患者や家族は在宅医療を担う医師や訪問看護師と新たな関係を築きやすくなる.

4. 在宅療養移行への決断がスムーズにすすむよう看護師がフォローアップする.

医師の前では緊張してしまい,聞きたいことが聞けないという患者・家族も少なくない.看護師が医師の説明の合間で,患者や家族に質問を促したり,補足説明すると,理解がよりすすむことも多い.また事前に看護師が患者・家族に,「医師から今後についての話があると思いますが,聞きたいことや心配なことはありませんか」と尋ね,医師に説明前に伝えておく,あるいは説明の場で患者や家族が聞けない様子ならば代弁するなどすると良い.そもそも療養に関する意思決定を支えることは,大切な看護業務の1つでもある.

5. できるだけ早い段階での聞き取りと迅速な退院支援・調整を行う.

　自宅療養で看取られた終末期がん患者の遺族の42％が,「退院が遅すぎた」と評価している[7]. 同調査では, 患者の平均在宅療養日数は35日で, 約10％は1週間以内に, 約20％は2週間以内に亡くなっていた. しかし, 生活の質(QOL)やケアの質の評価に有意に関与していたのは, 実際の在宅療養の長さではなく, 遺族の「退院が遅すぎた」という評価であった. また,「退院が遅い」と評価した決定要因5つのうち2つは,「新たな医師(訪問診療の医師)との関係性への懸念」および「病院医師による継続的なかかわりへの希望」と医師-患者の関係性に基づくものであった. したがって, 在宅療養移行の可能性のある患者については, できるだけ早く, 地域医療従事者に引き継ぎ, 新たな関係性を築き上げる時間を確保したい.

PRACTICE

①できるだけ早い段階から, 療養場所や今後の生活に関する希望を患者や家族から聞いておく.
②入院中に患者・家族と在宅医療を担当する医師や訪問看護師とが顔を合わせる機会をつくる.
③患者家族に対し医師から今後の見通しを説明する際には, 看護師が同席する.
④地域の医療福祉従事者の交流会・勉強会に参加し, ネットワーキング(顔のみえる関係の構築)を心がける.

A では, このケースではどうするか？

- **Ⓐを選んだ→20点**
　たしかに, 在宅療養の決断は早ければ早いほど, 在宅療養に向けての準備を着実にすすめることができ, 何より患者・家族の希望の場所での療養期間が長くなるなどメリットは大きい. しかし, 在宅療養について急いで決断するようにいわれることは, つらさの決定要因の1つであることも念頭に置いてコミュニケーションを取りたい. いくら家族の希望が在宅療養継続の決定要因とはいえ, 意思決定可能な患者本人抜きの方針の決定はすすめられない.

- **Ⓑを選んだ→20点**
　患者や家族にわかりやすい説明をすることは重要であるが,「ここまでです, これ以上何もできない」という医療者の言葉は, 患者や家族の「見放され感, 見捨てられ感」に繋がる.

- **Ⓒを選んだ→90点** good!
　「客と話をするのが日々の楽しみ」という患者の言葉をもとに, がんの積極的治療に代わる新たな目標を設定し達成する方法についてともに考え, 希望を支えていこうという姿勢がみえる.

このケースの解説

　余命が限られている場合，迅速に療養場所や今後の過ごし方に関する患者や家族の希望を確認し，短期決戦で体制を整える必要がある．このケースの場合，なじみの客と妻と話をするのが楽しみだという発言もあり，また妻が店番で家をあけられない事情も鑑みて，早期に自宅療養の選択肢を示すと同時に，地域の医療者との顔合わせも提案した．

　在宅療養移行にあたっては，**治療に代わる新たな目標の設定，その達成方法について患者や家族とともに考えることが重要**であり，**患者の生活上の楽しみや過ごし方の希望に関して，早めにコミュニケーションを取っておくことが推奨**される．

文　献

1) Fallowfield L et al：Truth may hurt but deceit hurts more：communication in palliative care. Palliat Med **16**：297-303, 2002
2) Baile WF et al：Oncologists' attitudes toward and practices in giving bad news：an exploratory study. J Clin Oncol **20**：2189-2196, 2002
3) Okamura H et al：Guidelines for telling the truth to cancer patients：Japanese National Cancer Center. Jpn J Clin Oncol **28**：1-4, 1998
4) Back AL et al：Hope for the best, and prepare for the worst. Ann Intern Med **138**：439-443, 2003
5) Hofmann JC et al：Patient preferences for communication with physicians about end-of-life decisions：SUPPORT Investigators：study to understand prognoses and preference for outcomes and risks of treatment. Ann Intern Med **127**：1-12, 1997
6) Bruera E et al：Patient preferences versus physician perceptions of treatment decisions in cancer care. J Clin Oncol **19**：2883-2885, 2001
7) Yamagishi A et al：Length of home hospice care, family-perceived timing of referrals, perceived quality of care, and quality of death and dying in terminally ill cancer patients who died at home. Support Care Cancer **23**：491-499, 2015

CASE 29 退院前カンファレンスというコミュニケーションの価値

Case28の患者さん．家族ともよく相談し，できるだけ早く在宅療養に移行したいと希望しました．しかし，がん性リンパ管症が認められ，体動時と安静時にも呼吸困難を生じるようになってきており，また疼痛も増強しつつあります．この患者さんの在宅療養における症状マネジメントについて少し不安を感じている一方で，地域全体の緩和ケアの質向上を図っていきたいと常々考えているあなたは，この患者さんの退院にあたり，地域の医療者に対しどのように行動したら良いでしょうか？

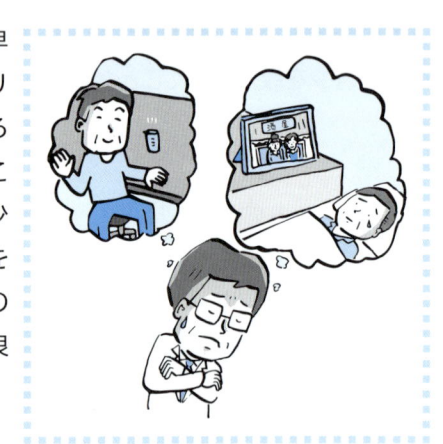

あなたならどうする？

Ⓐ 患者にかかわる医療福祉従事者に参集してもらい退院前カンファレンスを開催する．
Ⓑ 患者の訪問診療を担当する訪問診療医にアウトリーチによる疼痛マネジメントについての教育を行う．
Ⓒ 患者・家族に「症状マネジメントが困難になってくるため，やはり在宅での療養はむずかしい」と説明し，療養場所に関して他の選択肢を模索する．

このケースを解くためのエビデンス

地域を単位とする緩和ケアの提供の重要性が唱えられて久しい．しかし，具体的にどのようにすれば地域単位の緩和ケアサービスの質を向上できるのかの知見は，それほど多くない．本項では，地域のケアコーディネーションや患者の心身機能の最適化に関する実践的な介入が，地域単位の緩和ケアの質を向上するかを検証した論文を紹介する．

KEY ARTICLE

Abernethy AP et al : Delivery strategies to optimize resource utilization and performance status for patients with advanced life-limiting illness : results from the "palliative care trial". J Pain Symptom Mange **45** : 488-505, 2013

対象 general practitioners（GP）により，疼痛があり，余命48時間以上の新たに紹介された成人患者

方法 3つの介入について効果を比較した無作為化比較試験（**図1**）．①多職種（GPを含む）によるケースカンファレンス群，②専門緩和ケア医のアウトリーチによるGP教育群，③疼痛緩和を主とする患者・家族に対する教育提供群に分け，通常の緩和ケアが提供された対照群と，Australia-modified Karnofsky Performance Status（AKPS），60日後の疼痛，および入院率をそれぞれ比較した．

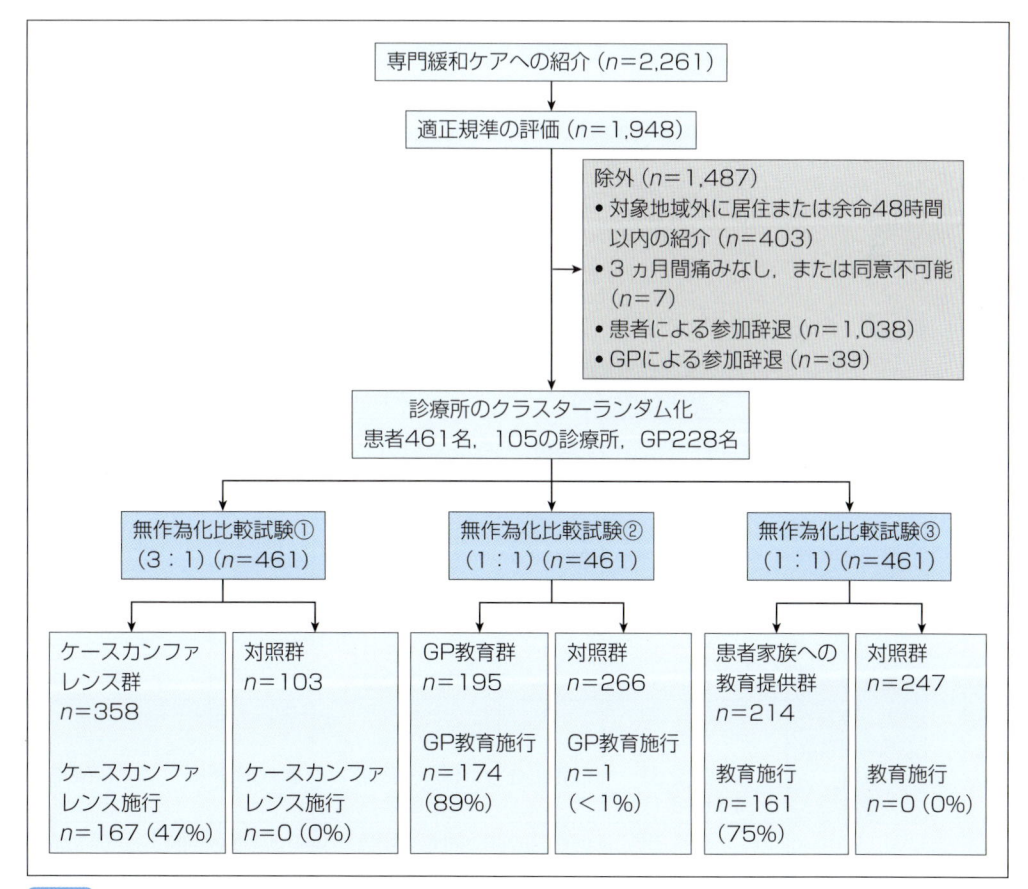

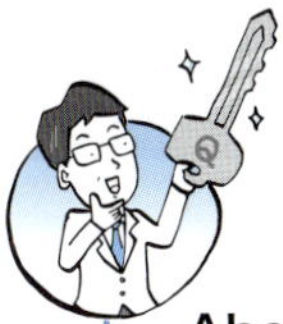

```
                専門緩和ケアへの紹介 (n=2,261)
                          │
                適正規準の評価 (n=1,948)
                          │
                          │──→ 除外 (n=1,487)
                          │      • 対象地域外に居住または余命48時間
                          │        以内の紹介 (n=403)
                          │      • 3ヵ月間痛みなし，または同意不可能
                          │        (n=7)
                          │      • 患者による参加辞退 (n=1,038)
                          │      • GPによる参加辞退 (n=39)
                          │
                診療所のクラスターランダム化
                患者461名, 105の診療所, GP228名
        ┌─────────────────┼─────────────────┐
  無作為化比較試験①     無作為化比較試験②     無作為化比較試験③
  (3:1) (n=461)        (1:1) (n=461)        (1:1) (n=461)
    ┌────┴────┐         ┌────┴────┐         ┌────┴────┐
 ケースカンファ 対照群    GP教育群   対照群    患者家族への  対照群
 レンス群    n=103     n=195     n=266    教育提供群   n=247
 n=358                                    n=214
                      GP教育施行 GP教育施行
 ケースカンファ ケースカンファ n=174    n=1       教育施行    教育施行
 レンス施行   レンス施行   (89%)     (<1%)     n=161      n=0 (0%)
 n=167 (47%) n=0 (0%)                        (75%)
```

図1 3つのpalliative care trial

結果 多職種によるケースカンファレンス群は，対照群と比較し入院率が26％低く，Performance Status（PS）が有意に維持された（**表1**）．特にPSが低い患者（AKPS <70）は，ケースカンファレンスおよび患者・家族への訪問教育によりPSが維持される傾向がみられた（**表2**）．疼痛に関してはいずれの群も変化がみられず，またGPへのアウトリーチ教育はアウトカムに変化をもたらさなかった（**表3**）．

表1 各介入群の対象者

属性	全対象	全分析対象者*	全AUC分析対象者**
n	461	273	147
ベースラインPS（AKPS）			
平均値（SD）	61.0（13.8）	63.1（13.3）	63.2（13.6）
中間値（範囲）	60（20〜90）	60（20〜90）	60（20〜90）
生存期間（日）			
平均値（SE）	144（161）	217（166）	316（169）
中間値（範囲）	87（1〜833）	168（60〜833）	258（119〜833）
ケースカンファレンス群			
介入修了者	167（47）	145（70）	95（87）
GP教育群			
介入修了者	174（89）	117（97）	68（97）
患者・家族への教育提供群			
介入修了者	174（65）	112（94）	55（96）

AUC：area under the curve（濃度曲線下面積），AKPS：Australia-modified Karnofsky Performance Status scale.
*60日後のアウトカムが分析された．**AUC分析には60日後のAKPS，痛み，その他の症状，の3つのデータが用いられた．

表2 介入によるPS（デイリー）への影響

	ベースラインPS <70%（n=74）		ベースラインPS ≧70%（n=71）		相互作用項
	PS（デイリー）の平均，LSM（SE）	p値	PS（デイリー）の平均，LSM（SE）	p値	介入とベースラインにおける低/高PSの相互作用，p値
ケースカンファレンス群					
介入群	55.0（2.1）	0.0143	59.5（1.8）	0.6708	0.0425
対象群	46.5（2.9）		61.1（3.2）		
GP教育群					
介入群	49.7（2.7）	0.5467	61.6（2.5）	0.4155	0.1783
対象群	51.8（2.3）		59.0（2.3）		
患者・家族への教育提供群					
介入群	54.7（2.8）	0.0206	57.8（2.3）	0.1096	0.0037
対象群	46.8（2.1）		62.8（2.5）		

LSM：least squares means, GP：general practitioner, AKPS：Australia-modified Karnofsky Performance Status scale, AUC：area under the cure.
AKPSは事前の解析プランにより70％で分割した．PS（デイリー）の平均は1日あたりのAKPSの濃度曲線下面積の最小二乗平均により示す．

表3 介入とPSへの影響の相互作用

	PS（デイリー）の平均，LSM（SE）*	p値
ケースカンファレンスとGP教育		0.6510
ケースカンファレンスのみ	56.6(2.0)	
GP教育のみ	53.1(3.6)	
両　方	56.9(2.1)	
どちらも行わない	50.3(2.7)	
ケースカンファレンスと患者/家族教育		0.0216
ケースカンファレンスのみ	57.4(2.0)	
患者/家族教育のみ	57.1(3.8)	
両　方	56.0(2.1)	
どちらも行わない	46.3(2.4)	
GP教育と患者/家族教育		0.9453
GP教育のみ	52.5(2.2)	
患者/家族教育のみ	55.7(2.3)	
両　方	57.4(3.5)	
どちらも行わない	51.2(2.4)	

LSM：least squares means，GP：general practitioner，AKPS：Australia-modified Karnofsky Performance Status scale，AUC：area under the cure.
*LSM of the AKPS AUC per day.

EVIDENCE SUMMARY

　多職種によるケースカンファレンスは，在宅療養患者の入院率を減少させると同時に，患者のPSを維持させることが示唆された．なお，このケースカンファレンスは，基本的には患者にかかわる多職種のための構造的な討論の手段（あらかじめ指定されたフォーマットを用いるなど）として利用される．つまり，患者にかかわる医療福祉従事者が，患者の予測される事態を含む緊急時対応や，患者の懸念の解消や希望に沿ったサポートのコーディネートなど，先を見越した計画を立案し，多職種協働チームを形成するためのface-to-faceの会合を意味する．しかし，このケースカンファレンスにおける討論が，患者中心で展開されることはいわずもがなである．

エビデンスを臨床に生かすコツ

　病院スタッフも在宅医療スタッフも多忙である．効率良く有効なケースカンファレンス（退院前カンファレンス）を行う必要がある．そのためのコツを以下にあげる．

1. 退院前カンファレンスの事前準備をしっかりしておく．

　退院前カンファレンスは，基本的には1時間以内で終わりたい．そのために事前準備をしておく．
- ⓐ患者・家族の聞きたいことや希望，望む療養スタイルや看取りの場所を聞いておく．
- ⓑ在宅医療従事者にⓐの情報を流しておく．

2. 医師の参加可能な時間に設定する．

　いかに退院前カンファレンスに医師を巻き込むかは，世界共通の課題である[1,2]．忙しい医師に参加してもらうには，最初の10分，もしくは最後の10分などと時間を限定して参加を依頼するなどの

工夫も必要である．

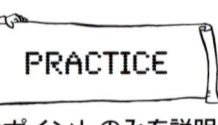

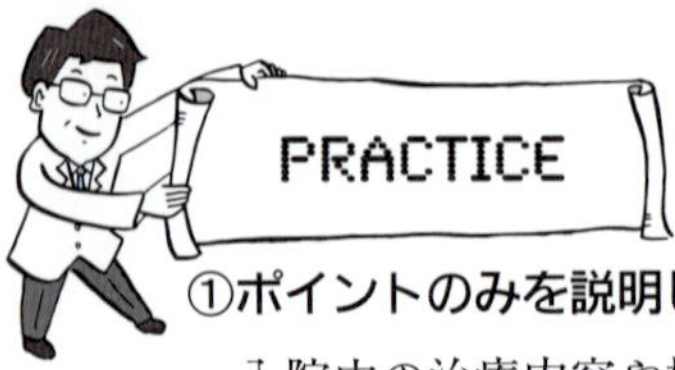

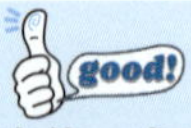

PRACTICE

①ポイントのみを説明し，資料を利用する．

入院中の治療内容や検査結果の詳細を説明していては，いくら時間があっても足りない．退院後に必要となる情報共有および今後の療養に関する討議の場となるよう，退院前カンファレンスシートなどを用いながら，患者・家族の希望，緊急時の連絡先と具体的対応，予測される心身の変化と対処法について情報を共有する．

②福祉職のケアマネジャーの場合は，医学用語や略語の使用を控える．

現在，ケアマネジャーの約80％が福祉職であり，医療側との連携に困難を感じ，その理由として自らの医療に関する知識不足をあげている．しかし，ケアマネジャーはそもそもケアマネジメントの専門職であり，医療の専門職ではない．多職種連携・協働のファーストステップは，相手の理解である．皆が共通理解をし，共通の目標に向かって協働できるようなカンファレンスにするために，できる限り医学用語や略語などの使用は避け，わかりやすい言葉を使うようにしたい．

③退院日を週末にしない（訪問診療や訪問看護が利用可能な日であることを確認する）．

退院日に訪問看護師が患者宅を訪問し，療養環境を整えることは重要である．しかし，金曜日退院もしくは週末の退院であると，土日休みの訪問看護の場合は利用できない．できる限りウィークデイの退院，可能であれば週の前半の退院であると在宅医療の従事者もフレキシブルに対応しやすいことを病院医療者は知っておいてほしい．なお，主治医の特別指示書があれば，必要に応じて退院後2週間は毎日の訪問看護が可能になる．

では，このケースではどうするか？

- **Ⓐを選んだ→80点** good!

　呼吸困難や疼痛など症状マネジメントの必要性や，妻が仕事（店番）をしているため介護力としてはあまり期待できないことから，退院前カンファレンスを開催し多職種で患者・家族の希望をふまえ，どのように支援していくかの方針を共有することは重要である．

- **Ⓑを選んだ→50点**

　Abernethyらの報告では対照群と変わらないという結果であったが，緩和ケア専門職が一般医療者の臨床の現場に訪問し，実践に即した研修を行うことは，ケアの質の改善，専門ケアへのアクセス向上，診療プロセスの改善[1,2]に有効であるとされる．緩和ケア領域においても，疼痛評価，終末期ケア，ホスピスの紹介率について有用性を示唆した報告がある[3〜7]．しかし，地域の単位で考えた場合に，地域のすべての医師が一定以上の緩和ケアの知識を有することを目的とすることは現実的ではなく，地域の医師がより相談しやすい体制でサポートできる仕組みがあれば良いと考えられる[8]．

- **ⓒを選んだ→20点**

 患者・家族の療養場所の希望は自宅である．病院医療者だけの判断でその希望を断つのは避けたい．地域の医療福祉従事者は，自宅で療養するための数々のノウハウをもっている．協働により，患者・家族の希望に沿った療養環境と適切な治療，ケアが可能になることも多い．また，地域の病院，在宅の医療福祉従事者のネットワーキングの構築が，その地域全体の緩和ケアの質に関するアウトカム向上に大きく影響したという報告もある[9]．

このケースの解説

 患者にかかわる医療福祉従事者に参集してもらい退院前カンファレンスを開催することは，患者の再入院率を減らし PS の維持に貢献するというエビデンスに裏付けられる有益な臨床実践といえる．がんの終末期患者で麻薬などの鎮痛薬を使用している場合，薬局薬剤師もカンファレンスのメンバーとして招聘することが推奨される（在庫などの確認も含めて）．ただし，非常に時間が限られている場合，かかわるすべての職種がそろう日程を迅速に調整するのはむずかしいこともある．その場合は，訪問診療医師，訪問看護師など都合のつく最小限の人数でカンファレンスを行えば良い．退院前カンファレンス参加者の都合がつかないので退院日を延期するなど言語道断である．

 退院前カンファレンスは，もっとも身近で取り組みやすいネットワーキングの手段でもある．退院前カンファレンスの開催により，今後さらなる地域の多職種との連携を深めると同時に，患者のアウトカム向上に向けた協働が望まれる．

文　献

1) Katon W et al：Collaborative management to achieve depression treatment guidelines. J Clin Psychiatry 58：20-23, 1997
2) Gruen RL et al：Specialist outreach clinics in primary care and rural hospital settings (review). Cochrane Database Syst Rev：CD003798, 2004
3) Ferrell BR et al：Improving end-of-life care education in home care. J Palliat Med 1：11-19, 1998
4) Ferrell BR et al：Community implementation of home care palliative care education. Cancer Pract 10：20-27, 2002
5) Keay TJ et al：Adult education program in palliative care for nursing facility physicians：design and pilot test. J Palliat Med 3：457-463, 2000
6) Keay TJ et al：Nursing home physician educational intervention improves end-of-life outcomes. J Palliat Med 6：205-213, 2003
7) Taylor CL：Improving referral of patients to hospice through community physician outreach. J Pain Symptom Manage 28：294-295, 2004
8) 木澤義之ほか：医師の知識・困難感・実践の変化．OPTIM Report 2012 エビデンスと提言，厚生労働科学研究費補助金（第3次対がん総合戦略研究事業）「緩和ケアプログラムによる地域介入研究」班（編），p197-209, 2012
9) Morita T et al：Effects of a programme of interventions on regional comprehensive palliative care for patients with cancer：a mixed-methods study. Lancet Oncol 14：638-646, 2013

CASE 30 スピリチュアルケアに生かす posttraumatic growth（外傷後成長）の視点

あなたは急性リンパ性白血病に罹患した20歳代，学生の女性を担当しています．診療を担当し始めた当初は心理的な距離があり，「大丈夫？」と声をかけても彼女は「はい」と答えるだけでしたが，時間が経つ中で徐々に打ち解けていく感じがありました．入院して化学療法を開始したころ，回診の最後に彼女が次のようなことをいいました．「私は今まで悪いこともせずに生きてきたのに，なんでこんな目に合わなければならないの？　友達は普通に学校に通って楽しく過ごしているのに，私はこの病室の中で1日過ごしていて，抗がん剤にまみれている．しかも，こんなつらい思いをしても治らなければ死ぬんですよね．この病気になって，すごく悔しいし，悲しい，怖い」．さて，この患者さんにどのように向き合えば良いでしょうか？

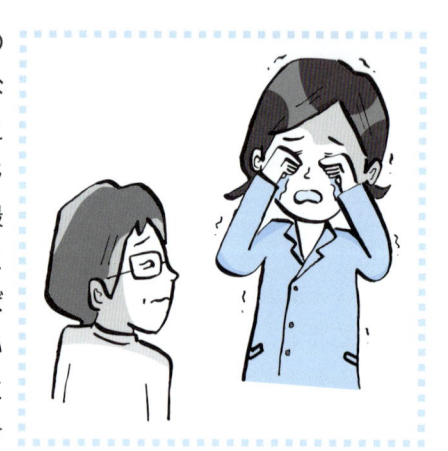

Q あなたならどうする？

A「絶対に病気は治るから心配しないで」と伝え，大丈夫であることを保証しようとする．
B「なってしまったものはしょうがないのだから，今できるベストの手段を一緒に考えよう」と，過去ではなく現在に目を向けることを提案する．
C 彼女の悔しさや悲しさなどの気持ちを想像しながら，「悔しさと悲しみでいっぱいなんですね……」と声をかける．

このケースを解くためのエビデンス

苛烈な出来事を体験した後に，人が積極的に生きて成長していく過程については，古くから文学や哲学，あるいは宗教のテーマであったが，体系的かつ科学的に理解するための試みが心理学領域で行われるようになってきたのは比較的近年になってからのことであり，その1つが外傷後成長モデルである．外傷後成長の定義は，「それまでその人がもっていた『基本的世界観の崩壊』に起因する『精神的なもがきや闘い』の結果生ずる，『ポジティブな心理的変容の体験』」である．「基本的世界観」とは，普段意識されないが人がそれぞれもっている価値観であり，「普通に過ごしていればこの世の中は安全

であり，生命を脅かされるような危機には直面しない」というような価値観を有している人は少なくない．本ケースにおける「私は今まで悪いこともせずに生きてきたのに，なんでこんな目に合わなければならないの？」という語りは，まさに彼女の「基本的世界観」が崩壊したことを示唆している．「『基本的世界観の崩壊』に起因する『精神的なもがきや闘い』」は，**スピリチュアルペイン**とほぼ同義といえる．スピリチュアルペインと向き合いながら新しい価値観の生成に至る過程について，外傷後成長モデル(図1)[1]はさまざまな示唆を与えてくれる．

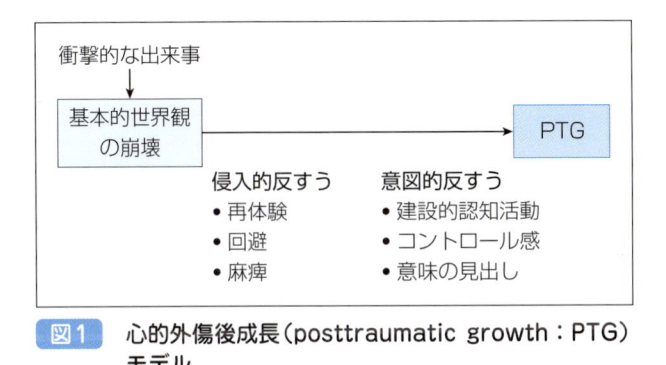

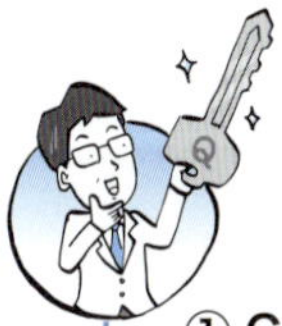

図1 心的外傷後成長(posttraumatic growth：PTG)モデル

[宅 香菜子ほか(監訳)：心的外傷後成長ハンドブック，医学書院，東京，p2-30, 2014 より]

KEY ARTICLE

① Cann A et al：Assessing posttraumatic cognitive processes：the Event Related Rumination Inventory. Anxiety Stress Coping **24**：137-156, 2011

対象 大きなストレスを体験した後の198例

方法 自分が置かれた状況について悩み考えること(反すう)が，その後の精神的成長と関連するかを調査する．

結果 反すうすることは精神的成長と関連した．

② Hijazi AM et al：Brief narrative exposure therapy for posttraumatic stress in Iraqi refugees：a preliminary randomized clinical trial. J Trauma Stress **27**：314-322, 2014

対象 イラク戦争の難民63例(介入群41例，対象群22例)

方法 無作為化比較試験(waiting list control)

介入 自身の体験を物語りのように臨床心理士に語る3回のセッション(60〜90分/回)を行った．

結果 自身の体験を表出することが介入2ヵ月後，および4ヵ月後の精神的成長と関連した(表1).

表1　2ヵ月後および4ヵ月後の介入効果(効果量)

	2ヵ月後	4ヵ月後
心的外傷後成長	0.48*	0.83**
精神的健康	0.56*	0.54*
トラウマ症状	−0.48*	−0.32
うつ症状	−0.46*	−0.27
身体症状	−0.32	−0.13

*$p<0.05$, **$p<0.001$.

EVIDENCE SUMMARY

　外傷後成長に関する観察研究において,「患者が受け入れ難い事実と向き合い苦悩すること」そのものが,その後の成長と関連することが示されている.つまり,苦悩することは,葛藤を整理して状況を受け入れるための必要なプロセスといえる.また,「患者が抱えている苦悩を表出すること」や,「苦悩を表出することを妨げない社会的サポート」が精神的成長を促し,有用であることが示唆される.医療者が解決策を見い出せない状況であっても,患者の語りの聞き手となることが助けとなる.

エビデンスを臨床に生かすコツ

　スピリチュアルケアは「doing」ではなく「being」であるといわれる.しかしながら,医療者が陥りがちな自分本位の3つの罠に,「すべての患者を治し,すべての患者を理解し,すべての患者を愛したい」という思いがあるといわれており,患者を治したいという気持ちが強すぎると,苦痛に満ちた語りを聞いていくこと(being)に医療者は居心地の悪さを感じ,アドバイスを行ったり治療法を提案したりしたい(doing)という気持ちが生じやすい.このため,「being」の実践は医療者自身の感情やあり方にも注意を払わないとむずかしいことがある.外傷後成長モデルに基づく研究は,患者が苦悩すること自体がスピリチュアルペインと向き合うことに繋がることと,苦悩の表出に対する聞き手の存在が大きな力になることをわかりやすく示しており,「being」の重要性を示唆している.一方で,スピリチュアルペインに対する無理な「doing」(たとえば,うつ病の診断基準を満たさないのに抗うつ薬を投与しようとするなど)は,時に苦悩の表出を妨げることもありうることに留意しておくと良いかもしれない.

CASE 30. スピリチュアルケアに生かす posttraumatic growth（外傷後成長）の視点

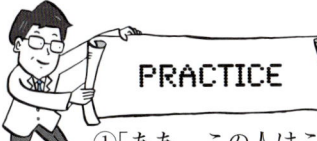

PRACTICE

① 「ああ，この人はこういうことでつらいんだな」と自分が「理解できた」と感じるまで聞くことが大切である．

> **例**　根治不能ながんに対して，「死にたくない，助けてほしい」といい，いつも外来で担当医を困らせる症例に対する問いかけ．
> 「〇〇さんが死にたくないとおっしゃるには何か〇〇さんなりの理由があるのですか？」

② 患者の苦悩が「理解できた」と感じた場合，医療者が「理解できた」と思うストーリーを患者に投げかけてみることを繰り返す．

> **例**　「〇〇さんが『死ぬのが怖い』，『絶対に治してほしい』というのは，お父さんが同じ病気で亡くなっていて，〇〇さんも同じ苦しみを体験するのではないかという恐怖があるからなのですか？」

③ ケアの工夫は常に考える必要があるが，患者のスピリチュアルペインに伴う表出が続くと，「自分達の対応が良くないのではないか……」など，医療者の中に罪悪感や無力感が生じることがあるが，必ずしも医療者の対応が悪いわけではない．本人の感情が絶望感や怒りに満たされ続けるケースも時々遭遇する．そのような場合のケアの目標は，「患者が満足すること」ではなく，「最後までできるケアを提供し続けること」になる．

④ すべての患者が医療者に葛藤を表出したいわけではないので，無理に話を聞きだそうとしなくても良い．苦悩があっても感情を抑圧（やせがまん）したり，明るく振舞ったりすることで精神の平衡を保っている人もおり，このような人に無理に語らせようとすることは逆に負担になる．いつでも話は聞くという姿勢を示しつつ，語りの表出がある場合はしっかり聞く．ただし，時間的制約がある場合はきちんと理由を述べて今はむずかしいことを伝える．

> **例**　「〇〇さんの話を聞かせていただきたいのですが，外来の患者さんがまっているので，また日を改めて教えてくださいませんか」

では，このケースではどうするか？

- **Ⓐを選んだ→30点**
  この時点で治癒できるかどうかは不確定な状況の中，「絶対に治る」と事実に基づかないことを伝えることは，信頼関係を損なうリスクをはらんでいる．「自分は絶対に治したいと思っているし，最善を尽くしたい」という自分の気持ちを伝えることは可．

- **Ⓑを選んだ→50点**
  患者が状況を受け入れることができない中で葛藤を表出しているが，「なってしまったものはしょうがない」と，現実を受け入れることを無理強いしている．このような叱

叱激励が有効であることもあるが，一般的には現在の葛藤に焦点をあてたほうが良いだろう．「今できることを考えていく」ことは必要であるが，その前に喪失に伴う感情を整理しないと前にすすもうという気持ちも出てこない．

- **⊙を選んだ→ 100点** good!

　患者の言葉を反復し，現在の感情を理解しようとしている姿勢を伝えている．そのうえで，「この人はこういう理由で悔しいし，悲しいと感じているのだな」と理解できるように，患者の考えや感情を詳しく探索していくと良い．

このケースの解説

　多くの人は魔術的な思考を信じているわけでもないし，「死」は誰にでも訪れることは知的には理解しながらも，心の奥底では自分たちは安全で守られているという「基本的世界観」を無意識的に信じている．本ケースは，「自分は悪いこともしていないのに，なんでこんな目に合わなければならないの」という問を発しており，今まで彼女が有していた「基本的世界観」が崩壊していることを示している．

　「基本的世界観」が崩壊の後，現実は理不尽であるという事実と直面することにより，彼女の中で苦悩に満ちた「反すう」が生じている．その際に，「生きることの意味」が自問されることもある．このような試行錯誤を繰り返す努力が続けられた後に，「世界は安全ではないし不確実である」という前提を受け入れて，「新たな世界観」が確立されて積極的に生きる人もいる．その「新たな世界観」には「自分の強さを発見する」，「他者との関係がより充実したものになる」，「物事の優先順位が変わる」などが含まれることが多いことを外傷後成長モデルは示している．一方で，状況が受け入れられずに怒りや絶望感が続くことも少なくない．「成長の出現」と「負の感情」は2分法的なものではなく，1人の患者の中に同居することのほうが多いかもしれない．患者には現状を受け入れて積極的に生きてほしいと思うのは医療者の自然な願いであるが，患者を無理に変えようという医療者の態度は有益でないことに留意する必要がある．

文　献

1) Calhoun LG et al：The foundation of posttraumatic growth：new considerations. Psychological Inquiry **15**：93-102, 2004

CASE 31 家で最期を迎えたい患者の希望をどう叶えるか？

　進行した膵臓がんで外来通院中の患者さんが，腰背部痛の増悪であなたの外来にやってきました．すでに医療用麻薬は投与されていますが，「今日は必死の思いで受診したけれど，今後はもう通院する自信がない」とのことです．検査の結果からは，膵臓がんが進行したことによる症状と思われ，予後もそれほど長くはなさそう（月単位以下）です．本人は以前から「もう入院はしたくない」，「できる限り最期まで家で過ごしたい」，「延命治療はいらない」といっており，今後の在宅緩和ケア（訪問診療）を希望していますが，家族はどうするか決めかねているようです．本人の希望を叶えるために，あなたはどうすれば良いでしょうか？

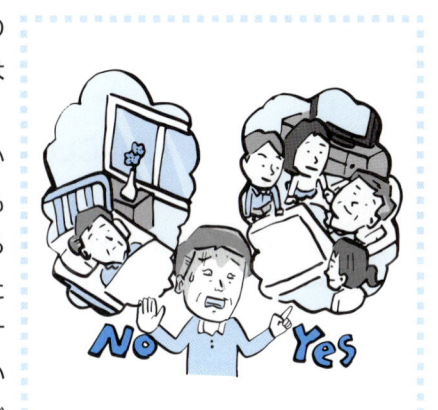

Q あなたならどうする？

Ⓐ 症状緩和と在宅療養の調整のために，何とか本人を説得してとりあえず病院に入院させる．

Ⓑ 「これからどういう療養をしていきたいですか？」と，家族とともに本人の希望を再確認したうえで在宅緩和ケアを導入し，適切な症状緩和を早急に行うために最初は頻回に訪問診療・訪問看護が入れるよう調整を行う．

Ⓒ 疼痛緩和のために医療用麻薬などを調整して処方し，頑張って外来通院を継続するよう促す．

このケースを解くためのエビデンス

　通院が困難となった患者の今後の療養場所を調整すること（療養環境調整）はきわめて重要な作業であり，外来通院患者だけでなく入院患者においても退院支援・退院調整の一環として当然必要である．特に，できる限り自宅で療養したい患者に対応する際には，適切かつ迅速な調整が求められる．もしも，あなたの医療機関が在宅緩和ケアに対応していないのであれば，適切な医療機関へ紹介するという作業も必要だろう．

詳細はCase 28に譲るが，わが国の調査では，病院から在宅緩和ケアを紹介されて在宅死するまでの在宅療養期間が4週間以上であった患者の遺族と比べて，4週間以下であった遺族は病院から在宅緩和ケアへのタイミングが遅かったと考えており，また終末期ケアや死の質がより低かったと答えている．一方，在宅療養期間の長さは終末期ケアや死の質と関連がなく，適切なタイミングで在宅緩和ケアへ紹介することは非常に重要である[1]．

また，**在宅緩和ケア導入初期の数日間には，こまごまとした医療上あるいは生活上の問題が発生することが多い**．そのような時期に地域の医療介護従事者がこまめに患家を訪問することによって，適切な症状緩和を行うこと，また不要な急性期病院への入院を回避し，患者の在宅死の希望を叶えることができる可能性がKEY ARTICLEで報告された．

KEY ARTICLE

Jeuker N et al：Which hospice patients with cancer are able to die in the setting of their choice? results of a retrospective cohort study. J Clin Oncol 30：2783-2787, 2012

対象 米国のホスピスケア・プログラムを利用したがん患者7,391例

方法 後ろ向きコホート研究により，希望していた死亡場所と実際の死亡場所との比較を行い，それらに関連する要因を検討する．

結果 ホスピスケア開始時に在宅死を希望した在宅療養患者3,153例での在宅死の独立した関連要因は，ホスピスケア開始後の最初の4日間に少なくとも1日1回医療者の訪問があったこと，既婚であること，事前指示を有すること，痛みが中程度以下であること，Palliative Performance Scale（PPS）が低いこと，ホスピスケア日数が短いことであった（表1，2）．

表1 在宅死を希望した患者における実際の在宅死との関連要因（多変量解析）

	オッズ比	p値
中等度以上の疼痛	0.56	<0.001
既 婚	1.35	0.001
事前指示	2.11	<0.001
最初の4日間の頻回訪問	1.23	<0.001
PPS score　0〜30	―	―
40〜60	0.79	0.005
70〜100	0.53	0.005
ホスピスケア日数（日）	0.99	<0.001

PPS：Palliative Performance Scale.

表2 PPS

	起居	活動と症状	ADL	経口摂取	意識レベル
100	100%起居している	正常の活動が可能 症状なし	自立	正常	清明
90		正常の活動が可能 いくらかの症状がある			
80		いくらかの症状があるが，努力すれば正常の活動が可能		正常または減少	
70	ほとんど起居している	何らかの症状があり，通常の仕事や業務が困難			
60		明らかな症状があり，趣味や家事を行うことが困難	時に介助		清明または混乱
50	ほとんど座位か横たわっている		しばしば介助		
40	ほとんど臥床	著明な症状があり，どんな仕事もすることが困難	ほとんど介助		清明または混乱または傾眠
30	常に臥床		全介助	減少	
20				数口以下	
10				マウスケアのみ	傾眠または昏睡

ADL：日常生活動作．

[Anderson F et al：J Palliat Care 12：5-11, 1996 より]

EVIDENCE SUMMARY

家で最期を迎えたい進行がん患者の希望を叶えるために，以下の4点が重要である．
① ホスピスケア開始時に死亡場所の希望に関する質問をする．
② 適切な疼痛緩和を行ったうえで，患者の目標を明らかにして入院を回避するために事前指示などに注意を払い，患者に必要なケアを提供する．
③ 患者の目標をより包括的に評価し家族とともにケアプランを考えていくために，ホスピスケア開始時に医療介護従事者による頻回訪問を行う．
④ ホスピスケアを提供する施設によって在宅死できる割合にばらつきがあるため，きちんと在宅看取りに対応できる医療機関へ紹介する．

エビデンスを臨床に生かすコツ

2013年の調査では，わが国のがん患者の比較的多くは最期まで自宅で過ごすことを希望しており，遺族調査からの推計では在宅死を希望するがん患者は全国で約11万人（がん死亡の31.2％）とされるが[2]，実際に在宅死の希望を叶えられるがん患者は多くなく（自宅死亡率9.6％），非がん患者を合わ

せても同様である（自宅死亡率12.9％）．

　これまでの系統的レビューでは，在宅死と関連する要因として，ADLの低さ，患者の希望，在宅医療の利用しやすさ，療養環境調整，家族の介護サポートがあげられている．また，患者の在宅死の希望を叶えるためには，介護する家族への支え，市民啓蒙，在宅ケアのモデル構築，適切なリスク評価，緩和ケア実践者のトレーニングが重要と報告されている[3]．

　KEY ARTICLE は米国の患者を対象とした研究であるが，わが国でも同様の点を考慮することはできるだろう．家で最期を迎えたい患者の希望を叶えるためには，まず大前提として適切な症状緩和が重要である．症状を落ち着かせたうえで，患者と家族が今後どこでどのように過ごしたいのかを確認し療養環境調整を行う．可能ならば，患者と家族の最期の場所の希望を把握することによって，より適切な医療機関への紹介ができるかもしれない．本当に患者の望む在宅死を実現できるかどうかはホスピスケアを提供する施設によってばらつきがあるため，きちんと在宅看取りに対応できる地域の医療機関へ繋ぐことが，家で最期を迎えたい患者の希望を叶えることに繋がるのではないだろうか．

PRACTICE

① まず，疼痛などの症状がある場合には，適切に症状緩和を行う．
② そのうえで，患者と家族が希望する療養場所（どこでどのように過ごしたいのか）を確認する．
　可能であれば，最期の場所の希望，入院の希望，事前指示などについても確認する．

> 例　「今後，どのような療養をされたいですか？」，「これからどこでお過ごしになりたいですか？」

③ 家で最期を迎えたい希望を叶えるためには，在宅看取りを含めた在宅緩和ケアを提供可能な地域の医療機関と連携し，最初はこまめに医療介護従事者が患家に顔を出せるような訪問体制を組む．

A では，このケースではどうするか？

- **Ⓐを選んだ→50点**
　症状緩和と在宅療養調整のための入院という目的はすばらしいが，そもそも本人が希望しない入院が必要かどうか，他に本人の希望を叶える方法がないのかをよく考えるべきである．予後が短いならば，入院期間は意味のない時間となってしまう．

- **Ⓑを選んだ→100点** good!
　本人の意向を家族とともに再確認してケアのゴールを共有し，スムーズに本人の希望する在宅緩和ケアに繋ぐことができている．また，在宅緩和ケア導入初期に細やかなケアを提供できるような多職種連携を行うことができている．満点！

- **ⓒを選んだ→5点**
 たとえ医療用麻薬などの調整で症状が緩和できたとしても，今後病状が進行していくのは明らかである．本人はもう通院は負担だといっており，これ以上の外来通院をすすめるのは無理がある．患者・家族の意向を最大限尊重し，その希望を叶えるためにも，ぜひとも適切なタイミングで在宅緩和ケアを導入してほしい．

このケースの解説

　患者本人が家で最期を迎えたい希望をもっていることは明らかである．まず家族とともに今後の療養とケアのゴールを考えることが大変重要であり，家族の理解と協力が得られればスムーズに在宅緩和ケアに移行できるよう調整する必要がある．

　療養環境調整や在宅緩和ケア導入目的の入院を行って調整の仕切り直しをする医療機関も多いかもしれないが，予後が月単位程度の患者にとっては，たとえ短い入院期間であってもその時間は患者の限られた人生にとって大きな損失である．場合によっては，そのまま病院で死を迎えることもあるかもしれない．**残された患者の貴重な時間を入院で費やすのであれば，1日でも長く家で過ごす時間を確保できるように，入院を回避しつつ適切かつ迅速に在宅緩和ケアを導入してあげてほしい．**何より本人は，「もう入院はしたくない」といっているのだから．

　もちろん，本人や家族が家で過ごすことのできるような適切な症状緩和が重要であることはいうまでもない．**地域の多職種と連携して最初はこまめな訪問を行えるようなスケジュールを調整し，早期に症状緩和ができるように努める．**具体的には，在宅緩和ケア開始初日（入院患者であれば退院同日）に医師が患家へ訪問を行って現在の病状，家族の状況，療養環境などの評価を行い，翌日からの訪問看護師の連日訪問を数日間指示して症状緩和のモニタリングを行ってもらう．また，介護する家族のサポートという点においても，医師以外の地域の医療介護従事者のはたす役割は非常に大きい．実際の在宅での看取りでも，医師がその現場に居合わせることはほとんどなく，訪問看護師が家族からの報告を受けて患家に訪問し，先に心肺停止を確認，そのうえで医師が訪問して死亡診断を行うのが一般的だろう．いずれにしても，**家で最期を迎えたい患者の希望を叶える在宅緩和ケアは，地域での多職種連携が鍵になるだろう．**

文献

1) Yamagishi A et al：Length of home hospice care, family-perceived timing of referrals, perceived quality of care, and quality of death and dying in terminally ill cancer patients who died at home. Support Care Cancer 23：491-499, 2015
2) 森田達也ほか：遺族調査に基づく自宅死亡を希望していると推定されるがん患者数. Palliative Care Res 7：403-407, 2012
3) Gomes B et al：Factors influencing death at home in terminally ill patients with cancer: systematic review. BMJ 332：515-521, 2006

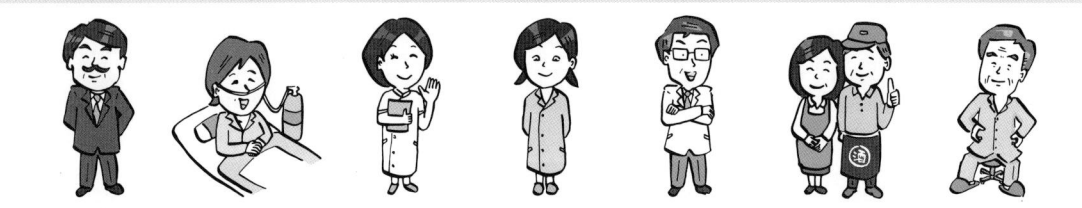

CHAPTER 4

終末期ケア

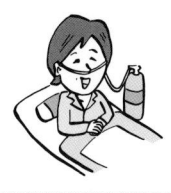

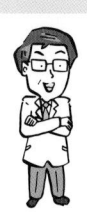

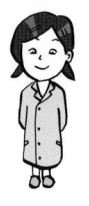

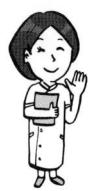

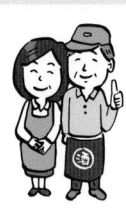

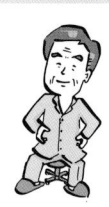

CASE 32 予後をどうやって予測するか？①
——複数のツールの比較：どれが一番良いか？

治癒を目的とすることがむずかしい進行がんの患者さんが入院しました．入院後，ご家族との話し合いの中で，約1ヵ月先に娘さんの結婚式が予定されているので，余命を含む先の見通しについて，より正確に教えてほしいと依頼されました．主治医の臨床経験に基づく生命予後の予測（clinical prediction of survival：CPS）では，予後は週単位から月単位と予測されました．

緩和領域で予後の判定で用いる指標として，Palliative Prognostic Score（PaP score）/Delirium-Palliative Prognostic Score（D-PaP score）やPalliative Prognostic Index（PPI）があります．PaP score/D-PaP scoreは30日生存を予測する指標であり，PPIは21日，42日生存を予測する指標です．このケースでは，どのように予後を予測するのが良いでしょうか？

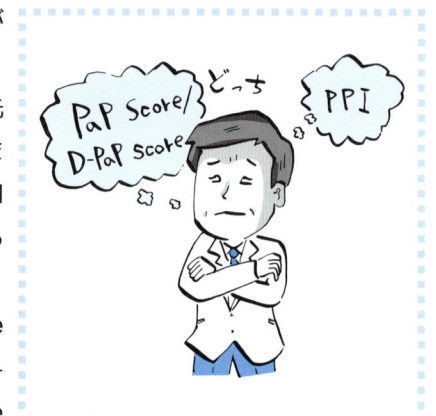

Q あなたならどうする？

Ⓐ 指標は使わずに，CPSだけに基づいて判断する．
Ⓑ PaP scoreもしくはPPIが使い慣れているので，どちらかだけを用いて判断する．
Ⓒ PaP scoreとPPIの両方もしくはどちらかだけを用いて，CPSや日常生活動作（ADL）などの臨床症状と合わせて総合的に判断する．

このケースを解くためのエビデンス

PaP score/D-PaP scoreの開発研究を行ったMaltoniらの研究グループから，多施設共同のコホート研究としてPaP score，D-PaP score，PPIの予測精度の正確性を比較した研究結果が報告されている．PaPの予測精度（正確性）がやや高い傾向はあったが，正確性はすべての指標で70％以上となっており，どの指標もおおむね差がないことが示された．

KEY ARTICLE

Maltoni M et al：Prospective comparison of prognostic scores in palliative care cancer populations. Oncologist 17：446-454, 2012

対象 緩和ケアを提供されている進行がん患者

方法 多施設共同前向きコホート研究．PaP score, D-PaP score, PPIの予測精度を比較する．

結果 PaP score, D-PaP score, PPIの予測精度はおおむね差がなかった（表1）．

表1 予測精度の比較

リスクグループ	PaP score	D-PaP score	PPI
生存期間の中央値（日）			
A	59	51	139
B	18	17	52
C	6	6	14
p値	＜0.0001	＜0.0001	＜0.0001
C統計量	0.72	0.73	0.62
21日生存の正確性（%）	77.0	76.7	70.3
30日生存の正確性（%）	88.0	79.6	72.3

C統計量：ROC曲線の曲線下面積AUC (area under the curve).
C統計量0.9〜1.0は高い正確性，0.7〜0.9は中等度の正確性，0.5〜0.7は低い正確性を示す．

EVIDENCE SUMMARY

- 予測精度の正確性は，PaP score, D-PaP score, PPIとも70％以上であった．C統計量で比較するとPPIの予測精度はやや劣るが，その差は0.1程度であった．
- PaP score, D-PaP scoreは，評価項目にCPSや血液検査の結果を含むため，やや予測精度が良かった可能性がある．
- PPIは，CPSや血液検査を含まず簡便に行えるという特徴がある．簡便に行えるが，予測精度はPaP scoreやD-PaP scoreにそれほど劣らないということが利点といえる．

エビデンスを臨床に生かすコツ

緩和ケアが提供されている環境において，患者の生命予後を正確に予測することは，その後の目標設定や治療方針を決めるうえで非常に重要になる．予測指標を用いて生命予後を予測する場合は，これまで多くの検証試験によりその有用性が評価されているPaP scoreやPPIを用いることが多いが，

その予測精度はおおむね70％以上で，その精度に大きな差はない．しかし，**CPSを評価しにくい場合**（医師以外の医療者が用いる場合など）や，緩和ケア病棟や在宅環境などで血液検査が頻繁に行われない環境においては，それらの評価が必要のない**PPI**のほうが簡便に使用できるという点で，利点が大きいだろう．

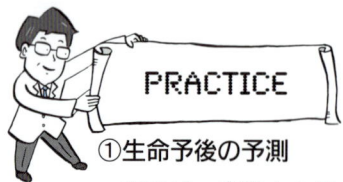

PRACTICE

①生命予後の予測

- CPSは，実際より長く見積もられることが多いことが報告されている[1]．
- より正確な生命予後の予測を行うために，その客観的な指標として数多くの予測指標が開発されてきた．
- これまで有用性が評価されてきた予測指標は，PaP scoreとPPIである．
- PaP scoreには，予後因子として重要なせん妄の評価項目が含まれていなかったので，その改良版として，せん妄の評価項目を追加したD-PaP scoreが開発された[2]．

②生命予後の予測指標の使い分け

- PaP score，D-PaP score，PPIの予測精度はおおむね同等なので，どれを使っても一定の精度で予後を予測することができる．
- CPSを評価しにくい場合や，血液検査が容易に手に入らない環境においては，それを評価項目に含まないPPIが有用となる．

A では，このケースではどうするか？

- **Ⓐを選んだ→0点**

    CPSだけでは正確な生命予後を予測することがむずかしい場合が多くある．これまでの研究でCPSは実際の予後より長く見積もる傾向があり，また，患者自身が予後を楽観的にとらえているときは，さらにその傾向が強くなることが報告されている[3]．指標が使用できる環境であれば，それを用いて評価するのが良いだろう．

- **Ⓑを選んだ→30点**

    使い慣れた指標を用いることは良いことであるが，どの指標も予測精度は正確性では70〜80％程度であるので，ADLなど臨床的な評価とともに総合的に判断するのが良いだろう．

- **Ⓒを選んだ→80点** good!

    緩和ケアを提供されているそれぞれの環境で，使用可能な指標による評価と臨床的な評価の総合的判断が良いだろう．

このケースの解説

　このケースは，進行がん患者が緩和ケアを提供されている環境において，人生における大切な行事を控えている場合に，その目標設定（大切な行事）が実現可能なものであるか，目標を達成するためにどのような工夫が必要かなどを考えなければいけない状況である．このようなケースでは，**生命予後をより適切に予測し，それを患者に携わる多職種の医療者が共有して，患者・家族と協力しながら計画をすすめていくことが重要**である．

　生命予後をより客観的に評価するために，数多くの生命予後の予測指標が開発されてきたが，現在臨床でよく用いられている指標は，PaP score と PPI である．PaP score にせん妄の評価項目を追加して改良されたのが，D-PaP score である．その予測精度は，おおむね差がないことがエビデンスベースで示さているので，患者が療養している環境によって利用可能な指標を用いで生命予後を客観的に評価するのが良いだろう．また，指標による予測精度は 70〜80％程度のため，指標による評価と合わせて，CPS や ADL などの臨床症状も含め総合的に予後を評価することが重要である[4]．

　予測された生命予後を患者・家族にどこまで伝えるかということも含めて，慎重に検討し，多職種の医療スタッフが互いに協力し，患者・家族の希望を最大限取り入れることができる意思決定支援を行うことができれば，質の高い緩和ケアの提供に繋がるだろう．

文　献

1) Glare P et al: A systematic review of physicians' survival predictions in terminally ill cancer patients. BMJ **327**: 195-198, 2003
2) Scarpi E et al: Survival prediction for terminally ill cancer patients: revision of the palliative prognostic score with incorporation of delirium. Oncologist **16**: 1793-1799, 2011
3) Christakis N: Death Foretold: Prophecy and Prognosis in Medical Care. Chicago University Press, Chicago, 1999
4) Maltoni M et al: Prognostic factors in advanced cancer patients: evidence-based clinical recommendations: a study by the Steering Committee of the European Association for Palliative Care. J Clin Oncol **23**: 6240-6248, 2005

CASE 33 予後をどうやって予測するか？② ——新しい予後予測指標の評価

治癒を目的とすることがむずかしい進行がん患者さんが入院しました．今後の見通しをふまえて患者さん・ご家族の希望をできるだけ叶えるために，病棟内でカンファレンスが予定されています．生命予後を客観的に評価するため，Palliative Prognostic Score（PaP score）とPalliative Prognostic Index（PPI）を用いたところ，PaP scoreは5.5以下，PPIは4点以下となり，30日生存率は70％以上，42日より長い予後が見込まれると評価されました．しかし，予後は週単位なのか，月/年単位なのか，もう少し詳しく評価したい場合，どのようにしたら良いでしょうか？

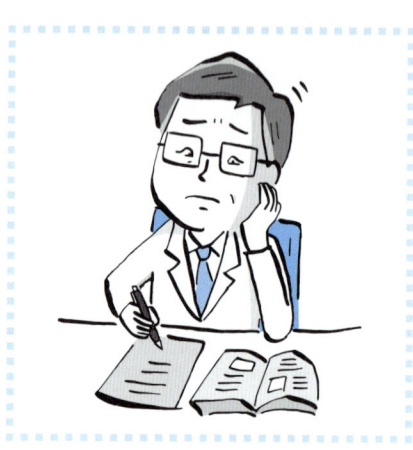

Q あなたならどうする？

- **Ⓐ** PaP scoreとPPI以外にPrognosis in Palliative Care Study（PiPS）modelsでも客観的な評価を行った後，医師の経験に基づく判断と日常生活動作（ADL）などの臨床症状をふまえて，総合的に判断する．
- **Ⓑ** PaP scoreとPPIから得られた評価，医師の経験に基づく判断とADLなどの臨床症状をふまえて，総合的に判断する．
- **Ⓒ** 予後予測の指標には頼らず，医師の臨床経験に基づく判断のみで評価する．

このケースを解くためのエビデンス

GwilliamらはWpre，2011年BMJに新しい生命予後の予測指標であるPiPS modelsを報告している．PiPS modelsは，生命予後が0〜13日（日単位）か，14〜55日（週単位）か，56日以上（月/年単位）かを評価し，判断する予後予測の指標である．評価項目に採血結果が必要なPiPS-Bと採血結果が必要のないPiPS-Aに分かれている．

KEY ARTICLE

①Gwilliam B et al：Development of prognosis in palliative care study (PiPS) predictor models to improve prognostication in advanced cancer：prospective cohort study. BMJ **343**：d4920, 2011

対象 局所進行もしくは遠隔転移のあるがん患者

方法 新しい生命予後の予測指標の開発研究．原発巣，転移巣，身体症状などを含む評価項目を用いて，14日生存率と56日生存率を算出する計算式を作成する．2つの計算式から，予後が0〜13日（日単位），14〜55日（週単位），56日以上（月/年単位）を予測する指標を開発する．評価項目に採血結果を含まないPiPS-Aと採血検査を含むPiPS-Bの2種類を作成する．

結果 PiPS-AおよびPiPS-Bで予測される予後と，実際の予後との一致率は60％程度で，今回の研究で同時に行われた医師，看護師の予測と実際の予後との一致率（52〜56％）より良い値であった（**表1，2**）．

表1 PiPS-Aで予測される予後と実際の予後との一致率

予測される予後	実際の予後				
	日単位	週単位	月/年単位	総数	一致率(%)
日単位	149	32	16	197	
週単位	86	191	136	413	
月/年単位	22	93	229	344	
総数	257	316	381	954	59.6

表2 PiPS-Bで予測される予後と実際の予後との一致率

予測される予後	実際の予後				
	日単位	週単位	月/年単位	総数	一致率(%)
日単位	46	18	5	69	
週単位	58	159	88	305	
月/年単位	11	69	192	272	
総数	115	246	285	646	61.5

②Baba M et al：Independent validation of the modified prognosis palliative care study (PiPS) predictor models throughout three palliative care settings. J Pain Symptom Manage **49**：853-860, 2015

対象 局所進行もしくは遠隔転移のあるがん患者2,426例

方法 多施設共同前向きコホート研究．modified PiPS models（評価項目のうち，認知機能検査を医師の推定値で行ったPiPS models）の再現性の検証，緩和ケアを提供する3つの環境（緩和ケアチームの介入している一般病棟，緩和ケア病棟，在宅）のそれぞれで評価する．

結果 modified PiPS-A, PiPS-Bとも緩和ケアを提供する3つの環境すべてで再現性が得られた．また，modified PiPS-AおよびPiPS-Bで予測される予後と，実際の予後との一致率はそれぞれ56～60％および60～62％であり，開発研究①の結果(PiPS-A/B＝60％/62％)と同等であった．

EVIDENCE SUMMARY

- PiPS modelsは2011年に英国の緩和ケアを提供する環境で新しく開発された指標である．
- modified PiPS models（認知機能検査を医師の推定値で代用したPiPS models）は，わが国の緩和ケアを提供する3つの環境（緩和ケアが介入している一般病棟，緩和ケア病棟，在宅）においても，有用であることが示唆された．
- 緩和ケアが提供される環境では，患者の協力が必要な検査を行うことがむずかしいことも多いため，PiPS modelsの評価項目のうち，認知機能検査に医師の推定値を用いることができることが証明されたことは利点が大きい．

エビデンスを臨床に生かすコツ

今回新しく開発されたPiPS modelsは，これまで汎用されていた予後予測の指標（PaP scoreやPPI）と異なり，日単位，週単位，月・年単位の3つのカテゴリーで予後を予測することができる．また，わが国の緩和ケアを提供する3つの環境それぞれで有用性が評価されているので，療養環境が変化した後も，同じ指標で評価を継続できる点が，良い点といえるだろう．

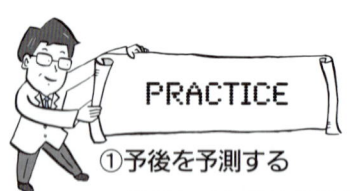

PRACTICE

①予後を予測する

緩和ケアを受ける患者・家族の希望を最大限取り入れるための意思決定支援を行うため，生命予後の予測をすることは非常に重要である．また，緩和ケアに携わる多職種の医療者が同じ認識をもつことで，より質の高い緩和ケアが提供できることを目標とする．

②これまでの生命予後の予測指標

PaP scoreやPPIは，それぞれ30日もしくは21/42日の生存率を評価する指標であるため，日常診療で関心の高い日単位，週単位，月/年単位を評価することがむずかしい．

③新しい予測指標

PiPS modelsは，生命予後が日単位，週単位，月/年単位のいずれであるかを評価する指標である．また，PiPS modelsのうち，PiPS-Aは評価項目に採血結果が必要でないため，日常臨床で採血検査の結果が容易に手に入らない環境（在宅や緩和ケア病棟）においても使用しやすい指標といえるだろう．

では，このケースではどうするか？

- **Ⓐを選んだ→80点** 👍 good!
    PiPS modelsをこれまでの指標と合わせて用いるのが良いだろう．ただし，予測指標の予測精度はおおむね70～80％程度なので，臨床症状などと合わせて総合的に判断するのが良いだろう．

- **Ⓑを選んだ→30点**
    臨床症状などと合わせて判断することは良いことであるが，これまで使用してきた指標では十分に評価できないときはPiPS modelsも用いることを検討すると良いだろう．

- **Ⓒを選んだ→0点**
    医師の臨床経験に基づく予後の予測は，実際の予後より長く見積もることが多く報告されている．客観的な指標が使用できる場合は，その評価も合わせて判断するのが良いだろう．

このケースの解説

今回のケースは，治癒を目的とすることがむずかしい進行がん患者の生命予後を予測する際，これまで汎用されてきたPaP scoreやPPIでは十分に評価が困難なケースの対応について検討した．

PiPS modelsは，2011年英国の緩和ケアを提供する18施設（緩和ケア病棟，緩和ケアチーム，在宅を含む）の多施設共同研究で開発された新しい生命予後の指標である．PiPS modelsの問題点は，開発研究が行われた環境と独立した環境でしっかりとした再現性の検証が行われていなかったことであったが，今回わが国で行われた大規模コホート研究の結果から，緩和ケアを提供するさまざまな環境で利用可能であることが報告された．

また，同じ研究の結果から，PiPS modelsの評価項目に含まれる認知機能検査（短縮版メンタルテスト）は，医師の推定値を用いても，PiPS modelsの再現性が証明されている．**緩和ケアが提供される環境では患者への認知機能検査を行うことがむずかしいことも多いため，医師の推定値が利用できることが証明されたことは，PiPS modelsの利用可能性が増えたともいえる．**

PiPS-Aは評価項目に採血結果を含まず，原発巣や臨床症状など13項目の評価項目で予後を予測することができる．よって，在宅や緩和ケア病棟などで，血液検査を頻繁に行わない環境においては使用しやすい指標といえるだろう．

また，患者・家族の希望は時間の経過とともに変化するので，予後の予測は1回のみで評価するのではなく，何度か繰り返し行い，そのつど目標設定の確認や見直しをする必要がある．その点においても，採血検査なしに簡便に用いることができるPiPS-Aの有用性が高いと考えている．より慎重に予測を行いたい場合や，採血検査が手に入る状況の場合は，PiPS-Bを併用すると良いだろう．

今回のわが国での研究で，緩和ケアチームが介入している一般病棟，緩和ケア病棟，在宅の3つの環境でPiPS modelsの有用性が評価されたことから，繰り返し予後の評価を行う際に，療養場所が変化した場合も引き続き同じ指標を用いることが可能である点においても，PiPS modelsは利用価値が

高いといえる．
　最終的には，指標による評価だけに頼ることなく臨床症状を含めて総合的に予後を評価し，患者に携わる多職種の医療者が共通の認識をもって患者・家族の意思決定支援を行うことで，質の高い緩和ケアが提供されることを目標としている．

CASE 34 看取りの説明とパンフレットの使用

CASE

大腸がん，多発肺転移，がん性腹膜炎で入院中の70歳代の女性患者さん．1週間くらい前からトイレへの移動も困難となり，食事もほとんどとれなくなり，うとうとして過ごす時間が長くなってきています．訪室時に付き添っている家族から，「これからどうなっていくのでしょうか？」と尋ねられました．どのように対処するのが良いでしょうか？

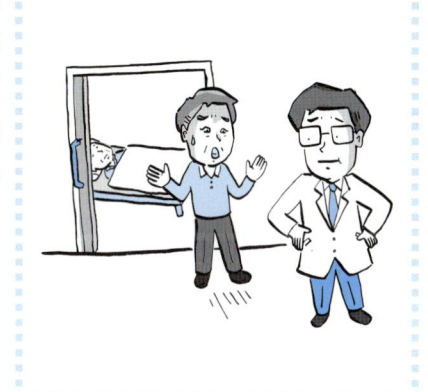

Q あなたならどうする？

- Ⓐ「これからどうなっていくのかは，人それぞれなので何ともいえません」と答える．
- Ⓑ『看取りのパンフレット』を渡し，「これを読んでおいてください」と伝える．
- Ⓒ これから起こるかもしれないことについて，『看取りのパンフレット』を使いながら家族に説明する．

このケースを解くためのエビデンス

看取りの時期を体験する家族は，死亡直前にみられるさまざまな症状（死前喘鳴，せん妄，下顎呼吸など）をまのあたりにすることなどで，強い苦痛を感じることが明らかにされている[1]．また，医師や看護師から患者の状態についての説明を受け，どのように接したら良いか相談できることは，家族の苦痛の軽減や満足に繋がることが示されている．このような説明を行うときに，単に口頭で行うのではなく，パンフレット（図1）を用いながら行うことで，より理解が深まり家族の苦痛の緩和にさらに有効であることがわかっている．

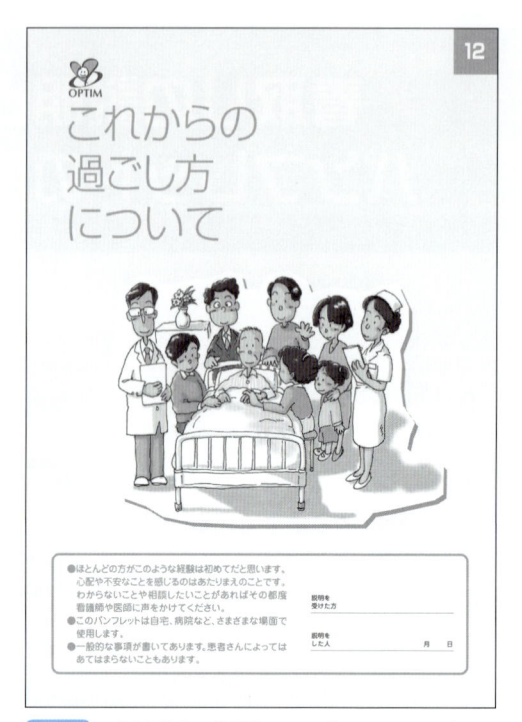

図1 OPTIMの『看取りのパンフレット』
［木澤義之ほか（編）：3ステップ実践緩和ケア，青海社，東京，2013より］

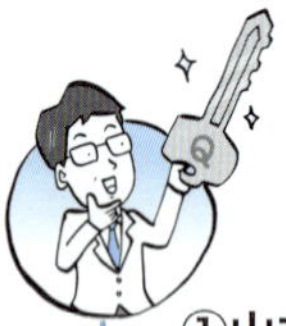

KEY ARTICLE

①山本　亮ほか：看取りの時期が近づいた患者の家族への説明に用いる『看取りのパンフレット』の有用性：多施設研究．Palliative Care Res **7**：192-201, 2012

対象　『看取りのパンフレット』を用いて説明を受けた遺族

方法　多施設質問紙調査

結果　81％の家族が，パンフレットは「役に立った」，「とても役に立った」と回答した（**表1**）．パンフレットを用いた説明を受けた家族の体験は**表2**のようであった．

表1 パンフレットの有用性

		n	%
パンフレットの有用性（n＝226）	とても役に立った	71	31
	役に立った	113	50
	少し役に立った	35	15
	役に立たなかった	7	3.1
他の家族への有用性（n＝235）	とても役に立つ	61	26
	役に立つ	140	60
	少し役に立つ	29	12
	役に立たない	5	2.1
パンフレットのわかりやすさ（n＝234）	とてもわかりやすい	61	26
	わかりやすい	159	68
	少しわかりにくい	11	4.7
	わかりにくい	3	1.3

欠損値を除いて％を算出した．

表2 パンフレットを用いて説明を受けた家族の体験

	とてもそう思う	そう思う	少しそう思う	あまりそう思わない	そう思わない
この先どのような変化があるのかの目安になる（n＝235）	57(24)	141(60)	34(15)	3(1.3)	0(0.0)
いろいろな症状や変化がなぜ起きているのかがわかる（n＝235）	47(20)	131(56)	49(21)	7(3.0)	1(0.4)
気持ちの準備をすることに役に立つ（n＝237）	55(23)	123(52)	44(19)	12(5.1)	3(1.3)
患者の状況と照らし合わせて現状を理解するのに役に立つ（n＝235）	54(23)	121(52)	47(20)	10(4.3)	3(1.3)
家族ができることやしても良いことがわかる（n＝233）	48(21)	124(53)	47(20)	11(4.7)	3(1.3)
自分たちがどんなときに医師や看護師に相談したら良いかがわかる（n＝234）	38(16)	120(51)	59(25)	16(6.8)	1(0.4)
他の家族に状況を伝えるために利用できる（n＝230）	44(19)	111(48)	54(24)	13(5.7)	8(3.5)
患者の苦しさが増したときの対応がわかる（n＝231）	43(19)	112(49)	55(24)	13(5.6)	8(3.5)
せん妄の原因がわかる（n＝210）	50(24)	86(41)	53(25)	14(6.7)	7(3.3)
パンフレットをみながら，医師や看護師に具体的に尋ねることができる（n＝227）	35(15)	111(49)	57(25)	18(7.9)	6(2.6)
せん妄の対処がわかる（n＝211）	38(18)	87(41)	61(29)	16(7.6)	9(4.3)
不安や心配が和らぐ（n＝234）	29(12)	111(47)	70(30)	16(6.8)	8(3.4)
家族からは医師や看護師に直接尋ねにくいが，知りたいことが説明されている（n＝227）	27(12)	107(47)	60(26)	27(12)	6(2.6)
家族としてできることは十分にできたと感じられることに役に立つ（n＝227）	35(15)	93(41)	63(28)	23(10)	13(5.7)
疲労や悩みなど自分の思いがわかってもらえた気持ちがする（n＝217）	26(12)	88(41)	61(28)	31(14)	11(5.1)
いろいろな情報があり，かえって不安になる（n＝232）	3(1.3)	6(2.6)	28(12)	70(30)	125(54)
あまり知りたくない内容だと思う（n＝227）	2(0.9)	12(5.3)	28(12)	48(21)	137(60)
大切なことなのに紙上のことのように冷たく感じる（n＝231）	2(0.9)	4(1.7)	24(10)	64(28)	137(59)

表中（ ）内は，％を示す．欠損値を除いて％を算出した．

② Otani H et al：Usefulness of the leaflet-based intervention for family members of terminally ill cancer patients with delirium. J Palliat Med **16**：419-422, 2013

パンフレットを用いた終末期せん妄のケア介入は，多くの家族にとって有用である（Case 36参照）．

EVIDENCE SUMMARY

看取りを体験する家族に，『看取りのパンフレット』を用いてこれから起こりうることについて説明を行うことは，多くの家族にとって有用であることが示唆される．

エビデンスを臨床に生かすコツ

日に日に状態が悪くなっていく患者をみている家族にとって，これからどのような変化が起こるのかがわからないことは不安のもとになる．このような**パンフレットを用いて説明を行うことは**，状況が理解できるだけでなく，他の家族への説明にも用いることができるなどのメリットもある．ただし，注意が必要な点がある．それは5％程度の家族は「あまり知りたくない内容だと思う」，「いろいろな情報があり，かえって不安になる」と回答していたことである．つまり，**家族の心情に配慮してコミュニケーションを取ることが重要**であり，**パンフレットはあくまでも説明のための補助ツール**であることを認識しておかなければならない．パンフレットをただ単に配布するだけでは，かえって不安を助長させてしまう危険性があることを十分に理解しておくべきだろう．

PRACTICE

①パンフレットの入手方法

パンフレットは，がん対策のための戦略研究『緩和ケア普及のための地域プロジェクト』のホームページよりPDF形式でダウンロード可能である（http://gankanwa.umin.jp/pdf/mitori02.pdf）．また，青海社より発行の『3ステップ実践緩和ケア』では，書籍購入者限定でホームページよりダウンロードできる．

②誰がパンフレットを渡して話すのが良いか？

渡すのは何も医師でなくても良い．重要なのはパンフレットを渡すことではなく，十分なコミュニケーションを取ることである．書かれている内容やパンフレットの使い方について，**病棟であらかじめ勉強会を行ったうえで運用するようにすると良いだろう**．

③パンフレットを家族に渡すタイミング

いつパンフレットを渡すのが良いのかについては明確な指標はない．先に示した研究では，半数が死亡前1週間〜1ヵ月に，25％が死亡前1週間，あるいは死亡1ヵ月以上前に渡されて

いた．死亡1ヵ月以上前に配布された家族のほうが，それ以降に渡された家族よりも「遅すぎた」と回答した割合が少なく，渡されたのが「早すぎた」と回答した家族が2％以下であったことからは，ぎりぎりのタイミングで渡すよりも，少し早めに渡すようにしても良いかもしれない．**これからどうなっていくのかについて家族が不安に思っていると感じた場合には，パンフレットの準備をしたうえで，家族とコミュニケーションを取る**ようにするのが良いだろう．

A では，このケースではどうするか？

- **Ⓐを選んだ→0点**
  家族が不安に思っている気持ちをまず傾聴し，これから起こりうることについて説明をしなければ，家族はますます不安になり，苦痛が増してしまうだろう．

- **Ⓑを選んだ→20点**
  パンフレットを渡すことで，それを読んだ家族は納得できるかもしれないが，書いてある内容でかえって不安になってしまうかもしれない．

- **Ⓒを選んだ→80点** good!
  パンフレットはあくまでもコミュニケーションのための補助手段であるが，パンフレットを用いて説明をすることで，理解がより深まるだろう．家族の状況によっては，もちろんパンフレットを使用せずにコミュニケーションを取るようにしても良い．

このケースの解説

　Case 32，33でも示されているように，移動が困難となり，食事量が低下し，傾眠傾向となってきていることから，この患者の予後は週単位となっていると考えられる．このような状況で家族から，「これからどうなっていくのでしょうか」と尋ねられたのがこのケースである．今後さらに傾眠が強くなり，終末期せん妄が出現してくるかもしれない．どのようなことが起こるのかはたしかに患者ごとに異なるが，回答Ⓐのように「何ともいえない」と伝えてしまうと，家族の不安は解消されない．これから起こるかもしれないことをわかりやすく説明することで，家族の不安をいくらかでも軽減することができるだろう．さらに家族は動揺しており，説明を聞いただけでは十分には理解できないかもしれないし，他の家族から質問をされて，うまく答えることができないかもしれない．パンフレットを用いて説明することで，繰り返し読むことができたり，後で他の家族に状況を説明するときに用いたりできることから，パンフレットを用いて説明を行ったほうが良いケースが多い．ただし，**パンフレットに書かれていることすべてが起こるわけではない**ことを伝え，今回の面談の後に新たに心配なことが生じた場合には，遠慮せずにそのつど尋ねて良いことを伝えておくようにするとさらに良いと思われる．

文　献
1) Teno JM et al：Family perspectives on end-of-life care at the last place of care. JAMA **291**：88-93, 2004

CASE 35 終末期せん妄をどうするか？① ──ケアのあり方

57歳男性の患者さん．コンビニエンスストアを経営しています．子ども達は自立し55歳の妻と2人暮らしです．肺がん術後，骨転移を認めていましたが，各種の抗がん剤治療と医療用麻薬（モルヒネ）による鎮痛治療を受けながら仕事を続けていました．けれども，3日前に意識消失発作で入院となり，入院後つじつまの合わない会話が続き，肝転移による肝障害の悪化を認めていました．付き添っていた妻は，「あなた，何いってるの！ここは病院よ」と夫を叱りつけながら1日中介護をし，憔悴しきっているようです．今日，あなた（主治医）は担当看護師から，「奥さんはどうやら医師には直接いわないけれど，モルヒネで認知症になってしまったのではないかと不信感を抱いているようです」との話を聞きました．さて，どのように対応したら良いでしょうか？

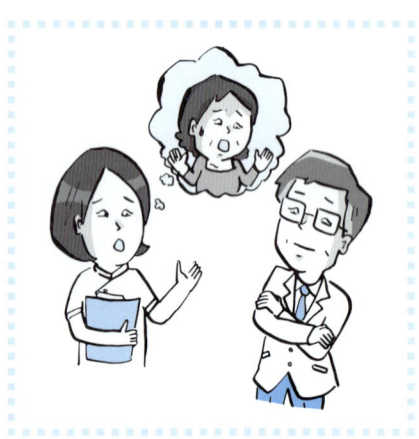

Q あなたならどうする？

Ⓐ 病室にいき，妻に患者は認知症ではないことを説明し，患者に「ここは病院である」ことなど伝え，妻とともに患者の見当識を可能な限り修正する．そして，患者の失見当識に対し，モルヒネを中止したからといって治るわけでもなく，打つ手がなくもうこれ以上は何もできないことを妻に伝える．

Ⓑ ひとまず，疲れている妻に家に帰ったほうが良いことを伝える．

Ⓒ 妻の患者に対する病状に対する認識と理解を確認した後，失見当識などつじつまの合わない会話の原因は，モルヒネよりも肝不全が主な要因であり，そのため思考力が落ち認知障害が生じていること（認知症ではないこと），そして，せん妄といって，体全体が弱ってきてお話できる時間が限られてきている指標にもなり，子ども達にも早めにきたほうが良いことを説明する．そして，妻の負担にも配慮しながら，患者との接し方について伝え，心配なときにはいつでも医療者に声をかけても良いことを伝える．

このケースを解くためのエビデンス

「最期は頭がおかしくなって苦しませてしまったな……」。大切な方を亡くした遺族から、このようなつぶやきを聞いたことがないだろうか？ がんに対する対処の中でも、せん妄に対する対応は大変なことだろう。患者だけでなく家族のつらさも考えれば、なおさらである。前書『エビデンスで解決！緩和医療ケースファイル』163〜167頁では、終末期せん妄の家族の体験について記載されている。せん妄状態にある患者をまのあたりにして、「精神的に追いつめてしまった」と自責感を抱いていた家族、「モルヒネのせいでおかしくなってしまった」と後悔する家族、けれども、これらの発言の中には家族の誤解が含まれていることも多い。

われわれ医療者は、せん妄状態にある患者をまのあたりにし、つらい思いをしている家族に対して、何ができるのだろうか？ この疑問を解決すべく、終末期せん妄を認め死亡したがん患者の家族560例を対象に、質問紙により、家族の「つらさ」と「医療者のケアに改善が必要であった」という評価に関連した要因を探索する調査が行われている。それによると、せん妄を体験した家族の54％が、「とてもつらかった」、「つらかった」と回答し、その家族の精神的つらさに関連した体験は、①落ち着きのない行動、②つじつまの合わない会話、③疼痛などの身体的苦痛が原因で、せん妄になったと思ったこと、④精神的な弱さや死の恐怖が原因で、せん妄になったと思ったことなどであった（参考：身体的苦痛や精神的な弱さや死の恐怖が原因でせん妄は発症しない（意識障害は生じない）ので、これらは家族の誤解である）。また、医療者のせん妄への対応に改善が必要と感じたことに関連した体験は、①薬が原因でせん妄になったと考えたこと、②医療者が家族とともにいなかったこと、③医療者が患者の主観的な世界を大切にしなかったこと、④医療者が起こりうる症状の説明を家族に十分に説明しなかったこと、⑤家族の身体的・精神的負担に配慮しなかったことなどが報告されている。つまり、患者家族に対して**医療者に求められる行動として、せん妄の原因と見通しを説明し、家族が患者にできることを伝えながら一緒に側に寄り添うことが望ましい**ということである。

KEY ARTICLE

①Morita T et al：Terminal delirium：recommendations from bereaved families' experiences. J Pain Symptom Manage **34**：579-589, 2007

- **対象** 死亡前2週間のいずれかの期間にせん妄が認められた患者の遺族
- **方法** 多施設質問紙調査
  終末期せん妄患者を体験した家族のつらさと医療者のケア改善の必要性認識の関連要因を同定する。
- **結果** 「つらさ」と「改善の必要性」のともに同定された決定因子として、「家族のせん妄の原因に対する誤解」と「医療者の家族や患者に対する配慮」であった（表1）。

表1 家族のつらさとケア改善の必要性の認識の関連要因

	つらさ		改善の必要性	
	オッズ比	p値	オッズ比	p値
疼痛などの身体的苦痛が原因でせん妄になったと家族が考えた	1.3	0.10		
薬が原因でせん妄になったと家族が考えた			1.5	0.01
精神的な弱さや死の恐怖が原因でせん妄になったと家族が考えた	1.3	0.08		
医療者が家族とともにいたこと			0.35	0.05
医療者が患者の主観的な世界を大切にした対応をしたこと			0.16	0.09
医療者が起こりうる症状の説明をしたこと			0.13	0.01
家族の身体的・精神的負担に配慮したこと			0.84	0.03

EVIDENCE SUMMARY

患者の終末期せん妄を体験する家族に対して医療者に求められる行動は，せん妄の原因と今後の見通しを説明することである．そして，家族が患者にできることを伝えながら，患者のつじつまの合わない話でも否定や修正をせずに患者に合わせて話をすること，さらに，家族の身体的・精神的負担に配慮することである．

エビデンスを臨床に生かすコツ

そうはいっても，過活動型せん妄のようにせん妄の一症状として，たとえばベッドから降りようとしたり点滴を抜こうとしたりする患者がいる中では，家族に対し説明どころではないだろう．患者・家族・医療者にとって，本当に大変な状況が目に浮かぶ．

では，どうすれば良いだろうか？ 前書『エビデンスで解決！ 緩和医療ケースファイル』163〜167頁で触れられている，「終末期せん妄の家族の体験についての質的調査」の結果がヒントになるかもしれない．それによると，ある家族はせん妄患者の行動の一部を「排泄・口渇などの生理的欲求の訴え」ととらえていたというのである．前述のEVIDENCE SUMMARYで，「患者のつじつまの合わない話でも否定や修正をせずに患者に合わせて話をすること」と記載したが，実は，つじつまの合わない話の中でも，対処可能なヒントが隠されている可能性がある．たとえば，ベッドから降りようとした患者は，実は排泄のために体を動かそうとしていたが，せん妄のため適切な訴えができず周囲には理解できていなかったこともあるだろうし，点滴を抜こうとする患者は，幻視のため点滴ルートが別のものにみえ怖くなって自己抜去してしまったということもあろう．過活動型せん妄患者に遭遇したときは，まず，「患者の主観的な世界を大切にした対応」を行い，行動の意味を推定し対処すること（尿閉で膀胱が緊満していないか確認すること，点滴ルートをみえない位置に工夫するなど）が何よりも重要となるだろう．

また，このようなせん妄に対する対処の工夫は個人の力では限界があることが多いため，多職種で話し合いながら検討していくことが有用だろう．その**話し合うポイントとしては，「せん妄症状の見通し」，「せん妄を悪化させない工夫」**の2つが大きなテーマとなるだろう．「せん妄症状の見通し」は，

①せん妄の原因の検討，②その原因は治るものか治らないものか，③せん妄に対する目標設定（誰がどのように困り，どのようになれば良いか），たとえば目標設定として，「患者の転倒リスク予防なのか」，「患者の幻覚による苦痛軽減なのか」，「家族の悲嘆軽減なのか」，「夜間の医療者の負担軽減なのか」など，④この目標達成のために専門家に依頼が必要か，などが話し合うポイントとなるだろう．また，「せん妄を悪化させない工夫（すなわち，意識障害で混乱しているところをさらに混乱させない工夫）」は，①環境に対する工夫（カレンダー・時計・危険物の除去・点滴の工夫（目につかない位置・投与時間）），②一緒に混乱している家族に対する説明および対応をしたか，などが話し合うポイントとなるだろう．

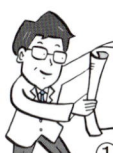

PRACTICE

①せん妄の原因と今後の見通し
- せん妄の原因とその原因の改善の見込み，せん妄症状の目標設定を多職種で話し合う．
- それらを家族に適時・適切に説明する．

②患者の行動の意味を推定し対処すること
- 患者のつじつまの合わない話でも否定や修正をせずに患者に合わせて話をする．
- つじつまの合わない話の中でも，対処可能なヒントが隠されていないか考える．

③家族への配慮
- 家族が患者にできることを伝え，家族の身体的・精神的負担に配慮する．

では，このケースではどうするか？

- **Ⓐを選んだ→20点**
  せん妄の原因を家族に説明していることは良い．ただ，配慮のない見当識の修正は患者の尊厳を傷付けてしまうかも……．また，家族に「せん妄の原因に対して何もできないこと」を説明しようとしたが，ケアの工夫も含めて本当に何もかもができないというメッセージが伝わり，見捨てられたという思いが家族に生じるかもしれない．

- **Ⓑを選んだ→40点**
  とにかく疲れている家族を何とかしなければ，という家族に対する優しい配慮で伝えたのだろう．けれども説明がない中では，家族は家に帰っても患者のことが気になって十分な休息がとれないだろう．

- **Ⓒを選んだ→80点** good!
  家族の病状に対する認識と理解を確認し，適時適切にせん妄の原因と今後起こりうる症状の説明，家族への配慮がなされている．合格．さらに，患者の言動・行動の意味を推定し対処できればなお良いだろう．

このケースの解説

　このケースでは，子どもを立派に育て上げ，肺がんを患いながらも夫婦で頑張ってきた中，突然の夫の認知機能障害で戸惑っている妻の困惑とつらさがうかがえる．そして，モルヒネで認知症になってしまったのではないかと，医療者に対する不信感を抱いている．多くの家族が医療用麻薬が主な原因でせん妄になったと考え，また，その誤解が医療者への不信感，しいては患者が亡くなった後でも後悔の言葉を家族が話していることをよく耳にする．われわれ医療者は，明らかな全身の衰弱の中でせん妄がいつ発症してもおかしくないことを知っているが，家族にはなかなかそれが伝わらない．また，亡くなる直前まで過活動型せん妄であることがあり，家族の中には患者はまだまだ元気と勘違いをしてしまうことがある．**だからこそ，意識して家族に，せん妄の原因と今後起こりうる症状を説明する必要がある**．

　回答 **Ⓐ** を選び，妻にしっかりと説明をしなければと意気込んで病室に向かったあなた．そんなに意気込まないで，まず妻の患者に対する病状に対する認識と理解を尋ねることから始めてみよう．そこから家族への配慮すべき点がみえてくるだろう．

　回答 **Ⓑ** を選び，家族の疲労を心配したあなた．とても大切な視点だろう．ただ，**もう少し広い視野(家族の心配事や子どものことなど)に立つ**と，患者の終末期せん妄を体験する家族に対して医療者がすべきことがみえてくるだろう．

CASE 36　終末期せん妄をどうするか？② ──パンフレットの効果

65歳男性の患者さん．5人兄弟の一番上で，60歳の妻と2人暮らしをしています．食道がん術後，多発肝転移を認めていましたが，各種の抗がん剤治療を受けながら仕事を続けていました．けれども，数日前からつじつまの合わない会話と眠っている時間が多くなり，血液検査で高カルシウム血症を認めました．妻は，急な夫の体の変化で困惑している様子で，「明日の日曜日に，夫の兄弟がくるのですが何と説明したら良いのか……」と戸惑っています．さて，どのように対応したら良いでしょうか？

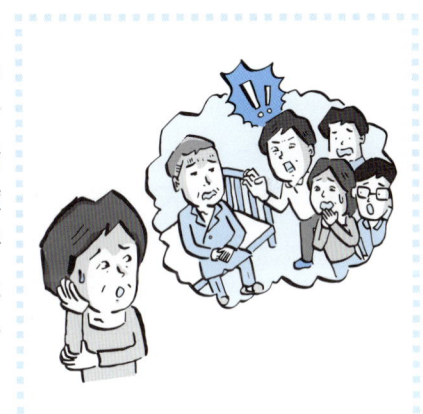

Q　あなたならどうする？

Ⓐ 『看取りのパンフレット』(http://gankanwa.umin.jp/pdf/mitori02.pdf) の7～8頁（つじつまが合わず，いつもと違う行動をとるとき）を印刷し，「これを読んでおいてください」と妻に渡す．

Ⓑ 口頭で，妻の心情に配慮しながら，つじつまの合わない会話と眠っている時間が多くなっているのは高カルシウム血症によって生じていること，この状態をせん妄ということを説明する．そして，せん妄の症状は全身状態の悪化の指標ともなることを話し，患者の兄弟にも伝えるよう説明する．

Ⓒ まず，妻の患者に対する病状の認識・心配していること，妻の心情を共感的に尋ねる．そして，その心配内容に合わせて，口頭だけでなく『看取りのパンフレット』（つじつまが合わず，いつもと違う行動をとるとき）を利用しながら，本書のCase 35の「終末期せん妄をどうするか？①──ケアのあり方」を考慮しつつ話す．患者の兄弟にも，もし良ければ支援小冊子を用いて伝えるように説明し，患者の兄弟にうまく伝えられないことがあれば，いつでも医療者に声をかけて良いことを伝える．

このケースを解くためのエビデンス

　患者の側に付き添い，戸惑う家族に，患者のせん妄について説明することは大変なことだろう．終末期せん妄についての話となれば，なおさらである．また，せん妄は短期間のうちに出現するため（参考：米国精神医学会のせん妄の診断基準（DSM-5）の記載の一部），数日前まで元気であった患者が突然おかしなことをいい出す姿をまのあたりにした家族の戸惑いは，相当なものだろう．これらの問題を解決するために，国内外にせん妄を説明するための数々の支援小冊子はある．けれども，そのほとんどは医療者の経験則に基づいて作成されていて，家族の情報ニーズに沿っていないことが示唆されている．そこで，終末期せん妄を家族に説明するために，Case 35 の「終末期せん妄をどうするか？①──ケアのあり方」で紹介した論文をもとに，根拠に基づいたパンフレットを作成した（『看取りのパンフレット』7～8頁（つじつまが合わず，いつもと違う行動をとるとき））．さらに，このパンフレットを用いた終末期せん妄のケア介入の有用性を明らかにすべく，終末期せん妄を認め死亡したがん患者の家族235例を対象に直接質問紙で尋ねた調査が行われている．それによると，81％の遺族がパンフレットが「役に立った」，「とても役に立った」と回答した．その背景として，「この先どのような変化があるかの目安になる」，「家族ができることやしても良いことがわかる」，「いろいろな症状や変化がなぜ起きているのかがわかる」などが報告された．つまり，**パンフレットを用いた終末期せん妄のケア介入によって，家族の心配や不安に共感し，医療者が今後行っていくこと，家族でもできるケアや工夫について話し合うことに有用であったということである．**

KEY ARTICLE

Otani H et al：Usefulness of the leaflet-based intervention for family members of terminally ill cancer patients with delirium. J Palliat Med **16**：419-422, 2013

対象　　死亡前2週間のいずれかの期間にせん妄が認められた患者の遺族

方法　　多施設質問紙調査
　　　　パンフレットを用いた終末期せん妄のケア介入の有用性と体験を探索する．

結果　　パンフレットを用いた終末期せん妄のケア介入は，多くの家族にとって，「この先どのような変化があるかの目安になる」，「家族ができることや，しても良いことがわかる」，「いろいろな症状や変化がなぜ起きているのかがわかる」ことに有用であった（**表1**）．

表1　せん妄のパンフレットについての家族の体験

	そう思う・とてもそう思う
この先どのような変化があるかの目安になる	84%
家族ができることや，しても良いことがわかる	80%
いろいろな症状や変化がなぜ起きているのかがわかる	78%
状況と照らし合わせて，現状を理解するのに役に立つ	76%
気持ちの準備をすることに役に立つ	72%
どんなときに医師や看護師に相談したら良いかがわかる	69%
他の家族に状況を伝えるために利用できる	68%

EVIDENCE SUMMARY

　根拠に基づいて作成されたパンフレットを用いた終末期せん妄のケア介入は，「家族に対するせん妄の正しい知識の提供」，「家族が先々の見通しをつけて心構えをすること」，「家族ができることやしても良いこと」をコミュニケートすることに有用である．

エビデンスを臨床に生かすコツ

　そうはいっても，患者のせん妄状態に衝撃を受け戸惑う家族に対し，医療者は説明どころではないだろう．それが，全身状態の悪化の指標としてのせん妄の話となれば，なおさらである．おそらく家族は，患者の突然の変わりように状況が把握できず，つらさのあまり頭が真っ白になっているだろう．そのような状態で，医療者が家族にいくらパンフレットを用いて「せん妄の正しい知識」や「家族ができることや，しても良いこと」を伝えても伝わらないかもしれない．実際に，パンフレットを用いた終末期せん妄のケア介入を行っても，家族のつらさの軽減には繋がらなかったことが報告されている[1]．

　では，どうすれば良いだろうか？　どんなに優れたパンフレットがあろうとも，本書の他の項目でも繰り返し述べられているように，**何事においてもやはりより良いコミュニケーションが不可欠である．パンフレットはあくまでも，より良いコミュニケーションを築くためのツール**なのである．たとえば，パンフレットに沿って話をすすめるのではなく，家族の心情を共感的にうかがいながら話をすすめ，「今，○○さんをみていてどのようなことが心配ですか？　こんなことを聞いておきたいということはありませんか？」など，まず家族の心配事を尋ね，その内容に合わせてパンフレットを利用しながら話をする．また，家族は患者の突然の変わりように気持ちがついていけずに状況を把握できず，一度ではうまくコミュニケーションが図れないことがあるため，状況をみながら繰り返しコミュニケーションを取ることが必要かもしれない．そして，はじめは「家族ができることや，しても良いケア」を医療者が家族と一緒に行うことが，寄り添う家族への安心に繋がるだろう．

CHAPTER 4 終末期ケア

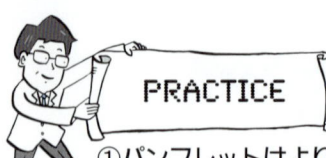

PRACTICE
①パンフレットはより良いコミュニケーションを築くためのツールである．
②まず家族の心配事を尋ね，その内容に合わせてパンフレットを利用する．
③パンフレットを利用しながら，どうすれば家族が安心して患者に寄り添えるかを考える．

A では，このケースではどうするか？

- **Ⓐを選んだ→20点**
 夫の兄弟への説明のためにパンフレットを渡したことは良い．ただ，今一番大切なことは，急な夫の体の変化で困惑している妻の気持ちのつらさへの配慮である．紙媒体を渡すだけでは，妻の悲嘆をさらに悪化させるだけかもしれない……．

- **Ⓑを選んだ→50点**
 口頭で，せん妄の正しい知識や先々の見通しを伝えたことは良い．けれども，妻は患者の突然の変わりように気持ちがついていけずに状況を把握できず，患者の兄弟にうまく伝えられないだろう．

- **Ⓒを選んだ→80点** good!
 妻の気持ちのつらさへの配慮をしながら，心配している内容に合わせてパンフレットを利用している．そして，明日くる患者の兄弟への配慮もしている．合格．さらに，どのようにすれば家族が安心して患者に寄り添えるかを考え，対処できればなお良いだろう．

このケースの解説

　このケースでは，妻自身も急な夫の体の変化で困惑し気持ちがついていっていない中で，夫の兄弟が明日くるという状況で妻がとても戸惑っている姿がうかがえる．もしかすると，妻はつらさのあまり何をどうしたら良いのか整理がつかないままでいるのかもしれない．だからこそ，何事においても，**まず妻の患者に対する病状の認識・心配していること，妻の心情を共感的にコミュニケーションを図る必要がある**．また，場合によっては患者の兄弟とも，妻と一緒にコミュニケーションを取ると良いかもしれない．

　回答Ⓐを選びパンフレットだけを渡したあなた．夫の兄弟への説明のために，パンフレットの存在を知っていたことは良い．ただ，紙媒体だけでは伝わらない「ハート」の部分が抜け落ちている．パンフレットはあくまでも，より良いコミュニケーションを築くためのツールである．何事においてもやはり心こもったコミュニケーションが不可欠である．

　回答Ⓑを選び口頭で妻とコミュニケーションを図ったあなた．あなたの「ハート」は伝わっているかもしれない．さらに，**視覚媒体を利用しながら，家族の心配事の内容に合わせてコミュニケーショ

ンを図ることで，「この先どのような変化があるかの目安になる」，「家族ができることやしても良いことがわかる」，「いろいろな症状や変化がなぜ起きているのかがわかる」などの，より良い「家族に対するせん妄の正しい知識の提供」に繋がる[1]．このことは妻の，患者の兄弟へのより良いコミュニケーションにも繋がるだろう．

文　献

1) Otani H et al：Effect of leaflet-based intervention on family members of terminally ill patients with cancer having delirium：historical control study. Am J Hosp Palliat Care **31**：322-326, 2014

CASE 37 終末期せん妄
──できれば予防したいけどできるのか？

CASE

進行肺がんで抗がん治療を中止し自宅で療養していた74歳の男性患者さんです．呼吸困難，骨転移に伴う痛みが増強し，独居でもあるため，残された時間は病院で過ごしたいと希望し入院しました．自宅で睡眠薬を原因としたせん妄を一時認めましたが，入院時は意識清明です．生命予後は週単位と見込まれ，オピオイドを中心とした症状緩和のための薬物調整が必要になりそうです．状況からせん妄の発症が予想されますが，せん妄を防ぐためにどのような介入が望ましいでしょうか？

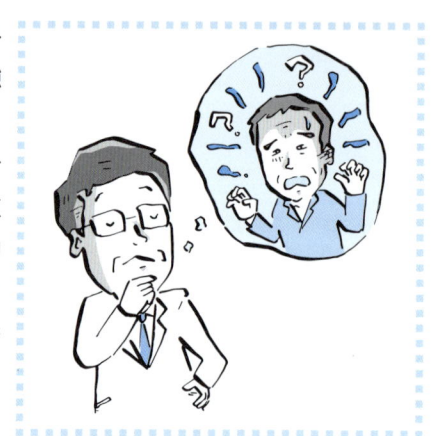

Q あなたならどうする？

Ⓐ せん妄を予防するためリスペリドン 1 mg を眠前に定期投与する．
Ⓑ オピオイドやベンゾジアゼピン系睡眠薬などせん妄を引き起こしやすい薬剤を避け，適切に補液を行うなど，せん妄の原因となる身体状態を積極的に管理する．
Ⓒ 予防ではなく，発症リスクの評価，発症時の対策を医療スタッフ，家族で共有し，発症時に適切な対応を行う．

このケースを解くためのエビデンス

複数のせん妄予防介入が報告されているが，終末期のがん患者を対象とした知見は少ない．対象を周術期や非がんを含む高齢入院患者のせん妄予防に広げてエビデンスを参照し，個々の症例に一般化できるかを考えるべきだろう．

KEY ARTICLE

① Campbell N et al：Pharmacological management of delirium in hospitalized adults : a systematic evidence review. J Gen Intern Med **24**：848-853, 2009

方法 せん妄の薬物療法（予防）に関する無作為化比較試験の系統的レビュー

結果 周術期患者で多様な薬物による予防介入研究が行われているが，一貫した信頼性の高い結果は得られていない（**表1**）．

表1 終末期がん患者のせん妄予防に関する観察研究

対象（症例数）	平均年齢	比較する介入	介入期間	発症予防効果
膝・股関節手術（80例）	67歳	ドネペジル／プラセボ	28日	差なし
膝・股関節手術（33例）	68歳	ドネペジル／プラセボ	4日	差なし
股関節手術（430例）	79歳	ハロペリドール／プラセボ	1～6日	差なし
膝・股関節手術（81例）	79歳	シチコリン／プラセボ	4日	差なし
人工呼吸器管理（106例）	60歳	デキスメデトミジン／ロラゼパム	120時間以内	差なし
胃・大腸切除術（42例）	76歳	ジアゼパム・フルニトラゼパム・ペチジン／プラセボ	3日	予防効果あり
心臓手術（126例）	61歳	リスペリドン／プラセボ	1日	予防効果あり
脊椎手術（21例）	60歳	ガバペンチン／プラセボ	3日	予防効果あり
循環器以外の手術（228例）	74歳	笑気ガス／通常ケア	手術中	差なし

② Inouye SK et al : A multicomponent intervention to prevent delirium in hospitalized older patients. N Engl J Med **340** : 669-676, 1999

対象 総合病院に入院した70歳以上の患者852例

方法 対象を背景因子を調整して介入病棟と通常ケア病棟2群に分け比較する．予防介入は6つのせん妄リスク因子を管理するプロトコール．

結果 せん妄発症率（介入群9.9％，通常ケア群15.0％），せん妄持続期間，せん妄の回数について介入群で有意に少なかった．せん妄の重症度，再燃率には差はなかった．

③ Gagnon P et al : Delirium prevention in terminal cancer : assessment of a multicomponent intervention. Psychooncology **21** : 187-194, 2012

対象 緩和ケア病棟への入院患者1,516例

方法 コホート調査の施設間比較（予防介入2施設674例，通常ケア5施設842例）

介入 入院時に看護師がせん妄の危険因子を確認する．今後の治療方針と合わせて医師と共有し診療録に記載する．担当看護師はシフトごとに患者に自己紹介と，時間や場所のオリエンテーションをする．担当看護師は家族にせん妄やその症状についての基本的な教育とパンフレットを提供する．

結果 せん妄発症率は介入群 49.1 %, 通常ケア群 43.9 %で, 交絡因子を調整すると発症率, 重症度, せん妄持続期間, せん妄のない期間に差は認められなかった.

EVIDENCE SUMMARY

- せん妄予防の薬物介入は, 周術期患者で抗精神病薬, 抗認知症薬, アドレナリン受容体作動薬, 意識障害治療薬などさまざまな薬剤で検討されているが, 一貫した信頼性の高い結果は得られていない. 終末期のがん患者に一般化できる予防的薬物介入のエビデンスは存在しない.
- 複数の介入プロトコールでせん妄発症リスクをコントロールする多面的介入は, 肺炎などで入院する高齢者でせん妄予防効果があることが示されている. しかし, このケースのような週単位で予後が限られた身体状態とはかなり異なっており, 一般化がむずかしい.
- 緩和ケア病棟に入院したがん患者に対する比較的簡便な多面的介入では, 予防効果が示されていない. 前述の介入と比べ簡便であることや, そもそも死を目前とした時期の身体状態や多くの薬物療法は改善がむずかしいことが理由として考察されている.

エビデンスを臨床に生かすコツ

せん妄発症のリスクをコントロールする多面的介入は, 入院高齢者で効果が期待できるものの, **予後が日から週単位レベルで限られたがん患者のせん妄を予防することはむずかしそうである**. とはいえ, せん妄発症のリスク管理は, 患者への負担や医療者の業務負担が少なく継続できるものであれば, 行わない理由もないだろう. 予防できなくても, 家族への教育で**せん妄症状による心理的衝撃の軽減**ができるかもしれない. また, **せん妄発症時に適切に対応できるための医療者の意識共有**は重要である.

PRACTICE

入院高齢者に行われた多面的なせん妄発症リスク因子への介入プロトコールには以下のようなものがある. すべてを行うことはむずかしいかもしれないが, 一部は終末期がん患者にも応用できる.

①認知機能を落としにくくする対応
　今日の予定や担当者を紙で書いて渡す, 状況がわかるような説明をする, 認知機能を刺激するためのデイケアを行う.

②眠りやすくするための対応
　リラクセーション, 寝る前のホットミルク, マッサージ.

騒音が起きにくいような医療機器を用いる，廊下など病棟環境の工夫をする．
夜間の点滴を避けるなど眠る時間を妨げない治療スケジュールを組む．

③**活動性を下げないための対応**
歩行や可動域訓練を行う．尿道カテーテルや拘束など活動性を下げる介入を避ける．

④**視覚刺激の低下を防ぐための対応**
眼鏡を利用してもらう，印刷物，電話のキーの文字を大きくする，ナースコールに目立つ印を付ける．

⑤**聴覚刺激の低下を防ぐための対応**
補聴器を使ってもらう，耳垢を取る，ゆっくりと話す，一度にたくさんのことを話しすぎない，必要に応じて筆談を用いる．

⑥**脱水を防ぐための対応**
脱水の早期発見を心がける，経口補水を促す．

⑦**安心できる環境のための対応**
できるだけ家族が側にいられるようにする，家族の写真や普段から使っている枕などなじみのものをもってきてもらう．

では，このケースではどうするか？

- **Ⓐを選んだ→40点**
 リスペリドンを予防的に投与することでせん妄発症を予防できるとはいえず，副作用のリスクを考える必要がある．ただし，睡眠障害がある場合は，睡眠薬によるせん妄誘発のリスクを避けるためリスペリドンを睡眠補助目的で使うなどの考えはありうるだろう．

- **Ⓑを選んだ→60点**
 可能であればせん妄を引き起こしやすい原因を取り除くべきである．しかし，このケースのような状況で可能だろうか？ **予後が週単位で限られている状態ではせん妄のリスク因子は複数あり，肝腎不全，呼吸不全など取り除けない因子も少なくない．**

- **Ⓒを選んだ→80点** good!
 予防のみをめざす介入は現実的ではない．可能であればせん妄発症リスク因子を避ける介入を行いつつ，**せん妄が起きたときを想定した情報共有，家族教育が重要である．**

このケースの解説

　このケースは現在せん妄を認めないものの，今後オピオイドの増量や呼吸不全の進行など意識障害の原因となる薬剤の投与，身体状態の悪化が予想される．また高齢で既往があることからせん妄が起きやすく，入院による環境変化もせん妄促進因子となりうる．**可能な範囲でせん妄発症の危険を避けつつ必要な症状緩和を行い，併せてせん妄発症を見据えた対策を取るのが現実的である．**
　入院時にせん妄のリスク因子となる現在の身体状態の把握（せん妄の発症しやすさの見積もりや，発

症したときの身体所見と比較して原因の可能性の評価に役立つ），**今後予定しているせん妄リスク因子となる治療**介入（せん妄発症を注意する時期が明らかになる）に加え，**自宅で何を自律的にできていたのか**（認知機能低下が起きたときに程度を判断する参考情報となる），**自宅での就寝・覚醒時間**（入院中にめざすべき睡眠覚醒リズムの参考情報となる）などの情報収集を行い，診療録などで共有することが望ましい．

　せん妄は死への過程でかなりの頻度でみられる症状であるため，家族に対してせん妄の教育を行うことはせん妄症状への戸惑いを軽減するだけでなく，死別の準備を促す機会ともなるだろう．**せん妄や看取り時期の症状を説明するパンフレット**なども利用できる．

CASE 38 終末期せん妄とお迎え現象
——「故人がみえる」ことについて

70歳代の女性患者さん．大腸がんの肝転移で黄疸による肝性脳症が進行しています．ほとんど経口摂取できず，終日臥床しています．腹水があり，週に1回ほど穿刺をしていましたが，経口摂取が減ってからは腹水排液はしていません．この数日で意識障害が進行し，うとうとしていることが多くなりました．眠ったり起きたりを繰り返していますが，合間で，先に亡くなったご主人の名前を呼び，「あれ，○○，迎えにきてくれたのかえ」と独り言のようにいっています．他にも，そこにはいない人の名前を呼んでいるようですが詳しくは聞き取れません．不穏になるようなことはなく，おおむね平穏に過ごしているようにみえます．表情は柔和です．さて，どのような対応をすれば良いでしょうか？

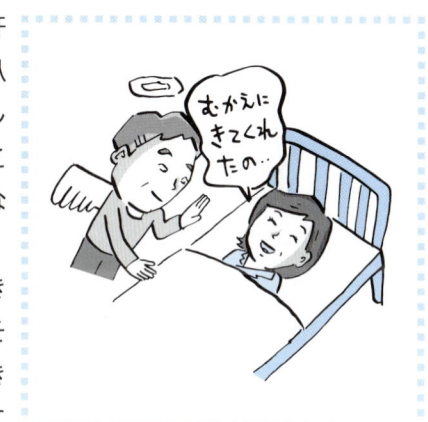

Q あなたならどうする？

Ⓐ 幻覚があり，せん妄と診断できるので，セレネース®（ハロペリドール）を多めに投与してしっかりと就眠できるようにする．幻覚に対しては，肯定もせず否定もしないようにする．

Ⓑ 終末期のせん妄であるので，抗精神病薬は効果がないと考えて投与しない．その代わりに，見当識をつけるために，ここは病院で医師や看護師しかいないことを伝えるなど幻覚に振り回されないような対応を強化する．

Ⓒ 精神医学的にはせん妄と診断できるが，患者にとって苦痛である根拠がないので薬物療法は行わない．故人がみえていることについては傾聴する．

このケースを解くためのエビデンス

終末期の「せん妄」（と精神医学的にはいわれる状態）は最近話題の領域である．せん妄にかかわらず精神医学的な診断は，最近ではDiagnostic Standard Manual，いわゆるDSM診断で行われる．緩和ケアの臨床家として注意しておくべきこととして，DSM診断はもともと精神医学の診断基準であり，精神医学の対象となる集団を前提として開発されていることである．したがって，死亡直前にほと

んどの患者に生じる認知障害（せん妄）を想定したものではない．死亡直前のせん妄は，a part of natural dying processとも呼ばれる．

　Breitbartが記載した『Oxford Textbook of Palliative Medicine』[1]のせん妄に関する章の記載を要約しながら示す．「終末期に生じるせん妄の治療についてはcontroversialな意見がある．たとえば，死が差し迫っている患者のせん妄には抗精神病薬を使用するのは不適切である（inappropriate）とする意見もある．その立場では，せん妄は死に至る通常の過程の一部であって，修正するべきではない（a natural part of the dying process that should not be altered）．実際，故人が患者と話をしたり，天国に迎え入れるような体験をしている患者を経験している臨床家は，生から死に向かう重要な要素（transcendence experience）であると考えている」

　この中で，transcendence experienceとされているものは，1990年代に米国のホスピスの看護師が出版した一般向けの書籍『Final gifts』（日本語では『死ぬ瞬間のことば』と訳された）が念頭にある．故人が迎えにきた，お花畑を歩いた，○○時△△分に自分は死亡するといった終末期患者の体験が（せん妄のエピソードの有無にかかわらず）豊富に記述されている．これらは，臨死体験（near death experience）ほど明確な研究対象にならなかったが，臨死意識（near death awareness）と呼ばれた．その後，この現象はあまり医学研究の俎上にはのってこなかったようであるが，最近になって，end-of-life dreams and visions，またはdeathbed phenomenaと呼ばれる研究が再び報告され始めた．わが国でも，1990年代の森田らのホスピス・緩和ケア病棟の記述や，その後の岡部らの在宅ホスピスでの記述がみられるようになった[2]．岡部らはこれを特に「お迎え現象」（の一部）として呼んだ．

　一方，終末期のせん妄全般に対するケアのあり方の研究では，回復可能な術後せん妄と違う重要な点がいくつかみつかっている．その1つは，時間や場所をそのつど修正するような見当識の支援よりも，「患者の体験に沿って」肯定することがケアとして望まれることである．大ざっぱにいえば，終末期せん妄のケアは，一次的で回復可能な術後せん妄のケアよりも，回復を目的としない認知症のケアに近いともいえる．

　終末期にみられる「故人と会った」という一連の経験を体験することが，はたして，「本当に体験していること」なのか，「幻覚」なのかの議論はおそらく「正解」を得ることはできない．これはつきつめれば，われわれが体験しているものは何か？　という問題に帰着してしまう．臨死体験をいくら研究しても，臨死体験という現象があったとしても，それが来生・あの世があることと同一ではないことと同じである．その判断はいったん保留することにしても，少なくない患者がこのような，故人が迎えにきた，お花畑を歩いたという体験をすることはどうも事実なようである．医師や看護師はその体験をしている患者・家族にどうにかして向き合わないといけないわけであり，そこでは患者の体験に沿った対応が求められることを実証研究は示している．

KEY ARTICLE

① Kerr CW et al：End-of-llife dreams and visions：a longitudinal study of hospice patients' experiences. J Pallat Med 17：296-303, 2014

対象　ホスピスに入院した患者66例

方法 インタビュー調査

結果 59例中52例（88％）が故人などの夢や姿をみた．99％は「現実である」と感じた．46％では「故人が現れた」体験をした．故人の姿をみたもののほうが，今生きているものの姿をみたよりも穏やかに感じられた（苦痛はなかった）（**図1**）．

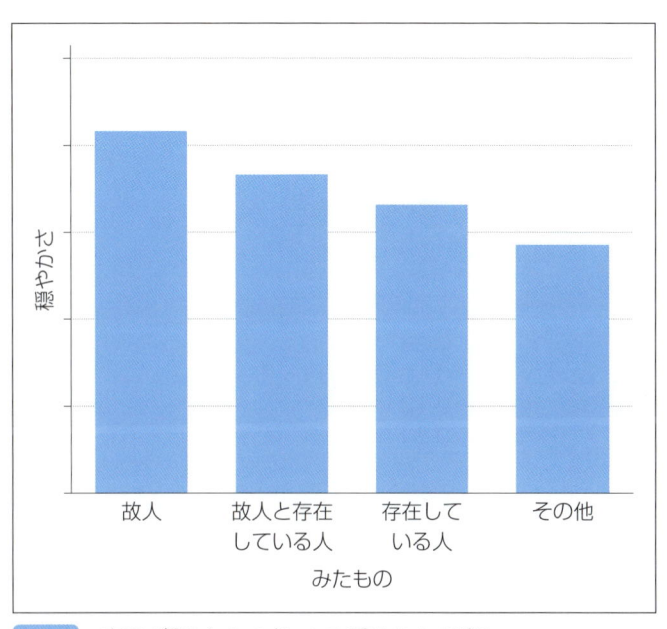

図1 患者が「みたもの」による穏やかさの違い

②森田達也ほか：終末期せん妄にみられる幻覚の意味：緩和ケアの視点からみた1考案．臨精医 **25**：1361-1368, 1996

対象 ホスピス入院患者に関する後ろ向きのケースシリーズ

結果 患者の中には故人と会ったり，「あの世」を連想する体験をしている患者が少なくなかった．患者にとっては苦痛であった事例も苦痛でなかった事例もあった（**表1**）．

表1 患者の体験

	超越的要素	認知的要素
症例1	坊さんがきた，きれいな人やお花畑がみえる	
2	ドアの外に誰かきているから入れてやってくれ	
3	誰かに引っ張られる	
4	通っていく橋ができない	時計が止まっているから動かしてくれ
5	死んだ父がきた，あそこへいく列に並ぶ	
6	開いているドアの向こうへいきたい	
7	そこにある電話をしないと死んでしまう	
8	天国にきた	
9〜12	家に帰る，元いたところに戻る	
13		時計が止まっているから動かしてくれ

③ Morita T et al : Terminal delirium : recommendations from bereaved families' experiences. J Pain Symptom Manage **34** : 579-589, 2007

対象 7つの緩和ケア病棟の遺族560例

方法 質問紙調査．医療者のとった対応と，家族のケアに対する満足度に影響する要因を抽出する．

結果 「つじつまの合わない現象でも患者に合わせること」が家族のケアに対する満足度に関連していた（**表2**）．

表2 家族の満足に影響する行動

	改善の必要性	
	オッズ比	p 値
せん妄になった原因が薬のせいであるとの考え	1.5	0.01
医師・看護師のケア		
心配なときに側にいた	0.35	0.05
つじつまが会わなくても患者に合わせた	0.16	0.09
予測される経過を説明した	0.13	0.01
家族も休めるように配慮した	0.84	0.03

EVIDENCE SUMMARY

・終末期せん妄では故人やあの世をイメージする体験がしばしばある．

・体験は必ずしも苦痛とは限らない．

・患者の体験に合わせた対応を希望する家族が多い．

エビデンスを臨床に生かすコツ

　終末期のせん妄，つまり，回復できないことが確実な死亡直前に生じるせん妄の経過中に「故人に会った体験」をした場合，まず医療者が認識するべきことは，この体験は患者や家族からみてそれほど少なくないということである．そして，患者や家族によっては，必ずしもそれを「悪い現象」とはみていないし，苦痛に感じているわけでもない．**全般的にせん妄のケアでは，患者の体験に沿って肯定するケアを家族は求めており，故人がみえることについてもその例外ではない．**したがって，患者が苦痛と感じていない限りにおいて，患者の体験に沿ったケアを行うことが原則的には「正解」だろう．

　抗精神病薬を使用するかどうかは明確なエビデンスはない．もしその体験に患者が苦痛を感じている場合（たとえば，症例の報告にあるように，「こっちにくるな」，「怖い」などおびえている体験を伴っている場合），幻覚に対する効果が期待される抗精神病薬は選択になるだろう．一方，患者が苦痛を感じていない場合には，その体験自体を消失させる意義がないため，抗精神病薬の適応にはしないと考えられる．

CASE 38. 終末期せん妄とお迎え現象──「故人がみえる」ことについて

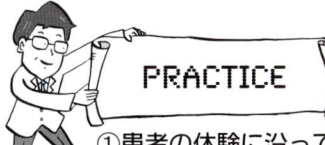

PRACTICE
①患者の体験に沿って肯定するケアを行う．
②体験が患者の苦痛になっている場合には，抗精神病薬の使用も検討する．

では，このケースではどうするか？

- **Ⓐを選んだ→10点**
  患者にとって不快とは限らない故人と会った体験を，病的体験として治療する必要はない．かえって，患者が最期の数日に家族と会話をする機会を奪ってしまうかもしれないし，抗精神病薬による副作用を生じるかもしれない．

- **Ⓑを選んだ→20点**
  抗精神病薬を使用しないのは妥当であるが，見当識の修正はかえって患者が「自分は間違ったことをいっている」，「おかしくなってしまった」という気持ちを強めて，苦しめてしまうかもしれない．

- **Ⓒを選んだ→70点** good!
  むずかしいが，現状で苦痛になっていないので抗精神病薬は使用しないこと，患者の体験を肯定することが妥当だろう．

このケースの解説

　このケースでは，抗精神病薬を使用するか，患者の体験に対してどういう対応を行うか，の2点の焦点がある．
　薬物療法については，患者が体験を不快に思っているか，安楽そうに思っているかが基準になる．故人と会う体験は，患者や地域によって意味づけが異なっており，ほっとする，という患者がいる一方で，おそれや恐怖を抱く患者もある．故人をみることで平均としては穏やかな体験であったという報告があるが，あくまでも平均値であり，患者個々の評価が必要である．筆者の体験では，本当にありがたいありがたいといっていた高齢女性と，一方，「こっちにくるな，あっちにいけ」と非常におそれを訴えていた中年女性が印象的である．前者は抗精神病薬は使用せず，後者は抗精神病薬を使用した．せん妄は病像自体が安定せず，安定しているようにみえても（安楽なようにみえても）つらい体験にすぐ移行することがあるので，**治療方針は臨機応変に対応することが必要**である．
　故人がみえるという患者の体験に関しては，患者の体験に沿ったケアが何といっても基本である．そんなことはない，そんな人はいない，ここは病院だから誰もいない，といった表現は多くの患者にとってかえって苦痛を強めることになりうる．医療者の立場によっては，たとえば在宅で看取りをしている医師や看護師の中には，誰に迎えにきてほしいか，どういうふうにきてほしいか，亡くなった

ら誰に会いたいか，を意識して会話をすることもある．患者や家族の文化的背景によってはこれも良いケアになる．

文　献
1) Oxford Textbook of Palliative Medicine, 3rd Ed, Oxford University Press, Oxford, 2005
2) 特集 死と正面から向きあう：その歴史的歩みとエビデンス．緩和ケア 24：86-117, 2014

CASE 39 死前喘鳴で苦しいと感じているのは誰？

　60歳の男性患者さんは，全身のむくみや腹満が強く身の置きどころのなさが続いていました．数日前から傾眠傾向が強まり，刺激を与えると払いのける程度で苦痛を訴えることもなくなりました．2日前から時折喉元での音を感じていましたが，昨日夕方からは呼吸をするたびにゴロゴロという音が病室の入り口まで聞こえるほどになりました．3日前から付き添っている妻は，「こんなにゴロゴロしていたら窒息しませんか」，「苦しそうで側でみていられません．側にいてやりたいけれど，私も息が詰まりそうで苦しくなってしまって……」と廊下で泣きながら話し始めました．そこに4日ぶりに息子が来院し，「痰を取ってもらった？ 取ってもらえば良いじゃん」，「親父はどうしてほしいっていってる？ 苦しがっているの？」と母親に声をかけています．患者さんやご家族にどのように対応したら良いでしょうか？

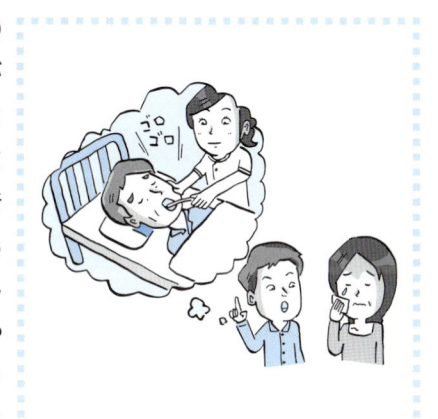

Q あなたならどうする？

Ⓐ 吸引が効果的な方法の1つであることを説明し吸引する．家族には，患者から苦痛の表出がないのでこのまま見守ること，音の状況に合わせて吸引しながら経過をみることを説明する．

Ⓑ 妻と息子に，喘鳴の状態や患者が苦痛に感じていないだろうことを説明したうえで，家族と吸引実施の有無や方法を話し合う．また抗コリン薬の使用や体位の工夫，家族とともに口腔ケアなどを実施する．

Ⓒ 息子にここ数日の患者の変化や患者は意識が低下し苦痛に感じていないことをていねいに説明し，妻の苦悩を共有しサポートしてもらうようにする．そのうえで，吸引は実施してもきりがないことを伝え，様子をみる．

このケースを解くためのエビデンス

　死前喘鳴とは，死の直前に生じ，咽頭や気管支の水分が呼吸に関連して移動することで生じる雑音

であり，衰弱のために咳嗽が行えず，気道水分を排出する力がなくなっていることと関連している[1]．また，唾液由来で臨死期(特に死の数時間前)に意識が混濁して嚥下できないために生じるタイプと，気管支からの分泌由来で，病状が悪化して有効な含嗽ができなくなる時期(死の数日前)から生じ，意識が保たれていることがあるタイプとに分類される．

終末期に死前喘鳴を生じたがん患者の遺族に対する研究では，患者の喘鳴がつらかったと回答した遺族が91％に及び，多くの家族が患者の死前喘鳴により苦痛を感じている実態が明らかとなった．遺族が女性である場合，ずっとみている自分も息が詰まりそうだったと感じていた場合や，自然なことだとは思えなかったと感じていた場合などでは喘鳴に対する苦痛が大きい傾向であった．受けたケアに対しての家族の経験では，吸引をするかどうかの説明が不十分であったという回答が35％以上であり，36％の家族が吸引に関して医師や看護師と相談できなかったと回答していた．また，喘鳴の音が大きいほど家族はケア改善の必要性を感じていた．

KEY ARTICLE

Shimizu Y et al：Care strategy for death rattle in terminally ill cancer patients and their family members：recommendations from a cross-sectional nationwide survey of bereaved family members' perceptions. J Pain Symptom Manage, in press

対象 全国緩和ケア病棟100施設から無作為に抽出されたがん患者遺族

方法 郵送法による自記式質問紙調査

結果 喘鳴に関する遺族の経験で，「どうしてゴロゴロするのか理由を説明した」などの家族への説明については実施率が80％以下であり，低い傾向であった．また「溺れているように息が苦しいと思った」など患者の状態や苦痛に対する不安を経験していた(図1)．喘鳴への対応に改善が必要と感じた要因や，喘鳴に対する苦痛の大きかった要因も明らかになった(表1)．

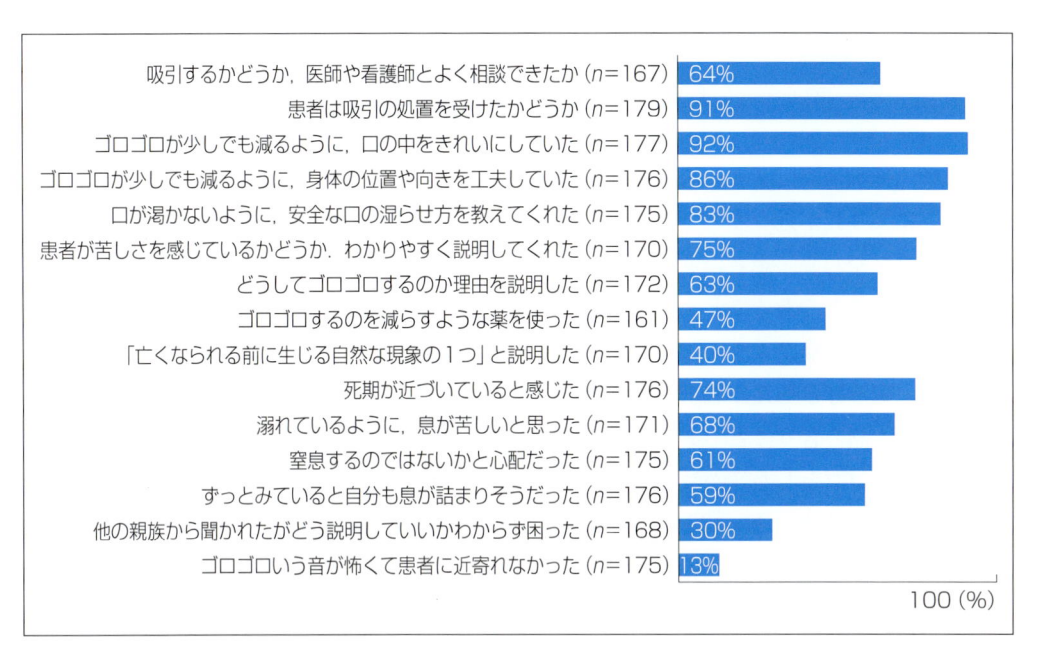

図1　喘鳴に関する遺族の経験

項目	%
吸引するかどうか，医師や看護師とよく相談できたか (n=167)	64%
患者は吸引の処置を受けたかどうか (n=179)	91%
ゴロゴロが少しでも減るように，口の中をきれいにしていた (n=177)	92%
ゴロゴロが少しでも減るように，身体の位置や向きを工夫していた (n=176)	86%
口が渇かないように，安全な口の湿らせ方を教えてくれた (n=175)	83%
患者が苦しさを感じているかどうか，わかりやすく説明してくれた (n=170)	75%
どうしてゴロゴロするのか理由を説明した (n=172)	63%
ゴロゴロするのを減らすような薬を使った (n=161)	47%
「亡くなられる前に生じる自然な現象の1つ」と説明した (n=170)	40%
死期が近づいていると感じた (n=176)	74%
溺れているように，息が苦しいと思った (n=171)	68%
窒息するのではないかと心配だった (n=175)	61%
ずっとみていると自分も息が詰まりそうだった (n=176)	59%
他の親族から聞かれたがどう説明していいかわからず困った (n=168)	30%
ゴロゴロいう音が怖くて患者に近寄れなかった (n=175)	13%

表1　家族のつらさに対する関連要因（両側検定で有意であったもののみ）

遺族が医師や看護師の喘鳴への対応に改善が必要だと感じた要因	そうでない方と比較して，リスクが何倍か（オッズ比）
遺族が男性である	2.8
患者から喘鳴に対して苦痛の表出があった	2.8
吸引をするかどうかについて医師や看護師と十分に相談できなかった	2.4
喘鳴の臭いが気になると感じていた	1.7
患者の苦痛を緩和するケアの実施が不十分であったと感じていた	31.3

遺族が喘鳴に対する苦痛の大きかった要因	そうでない方と比較して，リスクが何倍か（オッズ比）
遺族が女性である	2.8
患者は溺れているように息が苦しいのではないかと感じていた	2.2
自然なことだとは思えなかったと感じていた	1.6
死期が近づいていると感じていた	1.6
ずっとみていると自分も息が詰まりそうだと感じていた	1.7

EVIDENCE SUMMARY

・口腔ケアや体位の工夫は死前喘鳴の有効なケアとなることが示唆される．
・死前喘鳴が生じる理由や患者が見苦しさを感じているかについて，家族に説明することは望ましいケアである．

エビデンスを臨床に生かすコツ

　第一に，**死前喘鳴に関する説明をていねいに実施したい**．喘鳴が生じている理由を，病状の進行・衰弱などにより死が近づく中での自然な現象であるということを，家族の理解に合わせてていねいに説明しよう．ただし，患者の意識が低下しているために苦しみを感じていないこと，家族が不安に思うのは当然のことであることを併せて伝えていくことが必要である．死前喘鳴が自然なことだと思えなかった家族は苦痛が大きいことを念頭に置いておくことが重要である．

　第二に，**家族がとらえた患者の苦痛や抱いている不安に併せたケアを提供しよう**．ここで重要なのは家族とよく話し合うことである．吸引に関しては，その様子をみて患者の苦痛を感じる家族がいる一方で，ゴロゴロとした音が減ることで楽になったと感じる家族もいる．家族と一緒に患者の状況を確認しながら，患者にとってどちらが良いのか話し合うと良いだろう．また，「溺れているように感じる」，「窒息するのではないか」という患者の状態に対し家族の抱く不安については，唾液や気管の分泌物が貯留しにくいように体位を整えたり，口腔内の貯留物を処理するなど，家族の思いに寄り添ったケアを提供することが良いだろう．それらのケアを通して家族と一緒に患者の表情や喘鳴の程度に対する苦痛の様子を確認することで，家族が自分たちの不安に対応してもらえたと感じることができるだろう．

　第三に，**家族が抱く恐怖心に配慮しよう**．家族は，「ずっとみていると息が詰まりそうだった」，「ゴロゴロという音が怖くて患者に近寄れなかった」などの経験は，側にいたくてもいられない家族の苦悩を意味している．家族が患者の側に近づけるように，たとえば口腔ケアなど家族が患者のためにできるケアをみつけて医療者が一緒に実施する機会をつくってみると良いだろう．

では，このケースではどうするか？

- **Ⓐを選んだ→0点**
　喘鳴に対する具体的な説明がない．また，妻の不安や恐怖心に対するケアがなければ，家族の苦悩は軽減しないだろう．

- **Ⓑを選んだ→100点** good!
　説明，吸引に関する話し合い，妻の言動などから患者のケアを通して妻の不安や恐怖心へのケアを実施しようとしている．合格！

- **Ⓒを選んだ→80点**
　息子へのていねいな説明や，息子を通して妻の苦悩への配慮をすることは素晴らしい．しかし，息子も喘鳴ははじめての体験かもしれない．患者の様子をみた家族の不安をしっかり聞き，状況に合わせたケアを提供する必要があるだろう．

このケースの解説

　死前喘鳴への対応は，患者の苦痛への対応以外に家族が苦痛に感じているということを念頭に，家族に向けたケアを心がけることが重要である．このケースでは妻から，「こんなにゴロゴロしていたら窒息しませんか」，「苦しそうで側でみていられません．側にいてやりたいけれど，私も息が詰まりそうで苦しくなってしまって」との訴えがある．このことから妻は，「①窒息してしまうのではないか」，「②息苦しいのではないか」などの疑問や不安を抱いていると考えられる．それぞれへの対応として，唾液や分泌物が貯留しないよう薬剤を検討したり，側臥位にしたり，頭位を横向きに固定するなどして，口角から唾液を流涎させるなどの工夫をする．そして，これらのことが窒息を予防する策であることをていねいに説明したうえで，仰臥位のときより呼吸の通りが良くなっていることを一緒に確かめてみると良いだろう．そして，「③喘鳴のある患者の状態をみていられない，側にいられない」に対しては，その背景にある思いを確認する．苦しそうな状態に対しては，①，②でケアしているが，側にいることの恐怖心があるようなので，流涎する唾液をぬぐうことや，口腔ケアなどを介して妻が患者に対しできることを一緒に行ってみる．妻が患者に触れ恐怖心が和らぐように支援する．息子が希望する吸引については，妻とともに吸引を実施することでのメリット・デメリットをていねいに説明する．イメージがつかないようなら患者の苦痛表情などに注意しながらやってみて，一緒に評価するなどの対応を行う．

文　献
1) 小田切拓也ほか：気道分泌・死前喘鳴のマネジメント．緩和ケア 24：276-282, 2014
2) 清水陽一：死前喘鳴を生じた患者とその家族の苦痛を軽減するための治療と看護．がん看護 18：699-702, 2013

CASE 40 死前喘鳴への自宅での対応
──抗コリン薬のエビデンス

自宅療養中の終末期がん患者さんのご家族から，「喉がゴロゴロと鳴っている」と往診を依頼されました．食事もとれなくなり，ベッド上で動くこともままならず，予後はあと数日と予測される患者さんです．自宅へ訪問すると，咽頭喘鳴が聴取されました．「苦しいのではないか」とご家族が気にしており，不安な表情で付き添っています．患者さんの意識レベルは，Japan Coma Scale（JCS）でⅢ-200〜300，苦痛様顔貌は認めません．本人は苦痛を感じていない可能性が高いことを説明すると，ご家族は少し安心した様子ですが，「われわれに何かできることはありませんか？」と聞いてきました．あなたはどのように対応しますか？

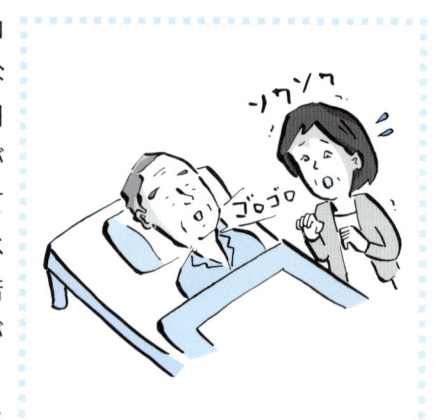

Q あなたならどうする？

Ⓐ 家族とともに患者の頭部を少し挙上し，咽頭に液体が貯留しているようであればスワブでぬぐう．抗コリン薬を舌下投与し，喘鳴が軽減するようであれば，以降家族だけで同じことができるよう，舌下投与できる剤形の抗コリン薬やスワブを渡し使用方法を説明する．

Ⓑ 「このような状態に対する治療には明確な根拠がないので，ゴロゴロと鳴っていても何もしなくて良いですよ」と伝え，薬物・非薬物的介入は行わずに今回の往診を終了する．

Ⓒ 家族が患者の気道分泌物を吸引できるよう，吸引器を自宅へ導入する．気道分泌物の粘度を低下させ吸引しやすくするために，1,500 mL/日の補液を開始し，吸引を頻回に行うよう家族に指導する．

このケースを解くためのエビデンス

死前喘鳴の薬物治療としては，抗コリン薬を舌下投与，または皮下投与する報告が複数ある．**抗コリン薬のうち，スコポラミン臭化水素酸塩水和物（ハイスコ®），ブチルスコポラミン臭化物（ブスコパン®），アトロピン硫酸塩水和物（硫酸アトロピン®）が研究されており，3剤を比較してもほとんど

効果には差がないと報告されている[1]．また，最近では硫酸アトロピン®の舌下投与とプラセボを比較してもほとんど効果には差がないと報告されており，治療効果として観察されている研究も，実は死前喘鳴が時間の経過とともに自然軽快したのではないかといわれている．

KEY ARTICLE

Heisler M et al：Randomized double-blind trial of sublingual atropine vs. placebo for the management of death rattle. J Pain Symptom Manage 45：14-22, 2013

対象 「死前喘鳴のスコア」1以上の終末期患者（がん患者59例，非がん患者78例）

方法 硫酸アトロピン®1mgを2滴舌下投与した群と生理食塩液を2滴舌下投与したプラセボ群とで，投与2時間後，4時間後の喘鳴スコアの改善率や有害事象を調査した，前向き無作為二重盲検プラセボ対照平行群間試験

結果 硫酸アトロピン®投与後のスコア改善率に，プラセボに対しての優越性も非劣勢も見い出せず，2回目の中間解析（予定例の71％終了時点）で試験を終了した．

両群とも舌下投与後の喘鳴スコア改善率に有意な差はなかったが，両群とも脈拍の増加や混乱などの有害事象も認めなかった（表1）．

表1 硫酸アトロピン®，プラセボ舌下投与後の喘鳴スコアの変化と心拍数の変化

評価	プラセボ舌下投与	硫酸アトロピン®舌下投与	p値
喘鳴スコアの変化 2時間後に「有効」	63人中 26人(41.3%)	74人中 28人(37.8%)	0.73
喘鳴スコアの変化 4時間後に「有効」	60人中 31人(51.7%)	68人中 27人(39.7%)	0.21
死亡までの期間（中央値）	19.2時間	17.0時間	
2時間後の心拍数変化	+3.1拍／分 標準偏差13.3	+1.1拍／分 標準偏差18.7	

喘鳴スコア：0―聴取されない．
　　　　　　1―患者の近くに耳を近づけて聴取できる．
　　　　　　2―静かな部屋で，患者のベッドサイドではっきりと聴取できる．
　　　　　　3―病室の出入り口でも聴取できる．
舌下投与後の喘鳴スコアが投与前と比較して1以上低下すれば「有効」とする．

EVIDENCE SUMMARY

現時点で死前喘鳴に対する治療において，薬物治療に関しても非薬物治療に関しても，プラセボ群を上回ったとする比較研究はなく，その効果に明確な根拠は存在しない．

プラセボ群での経過は，「何もしなくても約半数は死前喘鳴が消失する」という自然経過を示唆しているとも考えられる．

エビデンスを臨床に生かすコツ

　死期が迫った患者は，喘鳴が聴取されていても意識状態が低下しているため，一般的には苦痛を感じていないとされている．それでも，その音が周りにいる家族や介護者の苦悩の原因となっているのであれば，何らかの対応が必要となってくる[2]．

　薬物・非薬物治療は，臨床的には効果があると考えられて導入される．そこで，「自分たちに何かしてあげられることはないのか」という家族の気持ちを支える意味で，**自宅で家族でも施行可能な対応が選択肢にあがってくる**．

　非薬物治療として，体位の工夫は家族にしてもらうことができる．薬物治療として，わが国で使用可能な抗コリン薬の代表的な薬剤は，ハイスコ®，ブスコパン®，硫酸アトロピン®であるが，内服がむずかしい終末期患者に対して，自宅で家族により投与できる薬剤は，ハイスコ®と硫酸アトロピン®である．アンプルより注射器へ吸ってセットしておき，家族に舌下投与を指導する方法もあるが，**硫酸アトロピン®に関しては散瞳用の点眼薬があり，それを数滴舌下へ滴下するという方法もある**[3]．

PRACTICE

①付き添い者への対応

　喘鳴が生じている理由を説明する．また，患者の意識レベルが低下している場合は苦痛を感じていない可能性が高いことを説明し，付き添い者の不安や恐怖の軽減に努める．

②非薬物治療

　体位変換（半腹臥位，半座位など，患者が楽な体位），スワブでぬぐう，吸引などを行う．

③薬物治療

　抗コリン薬：アトロピン硫酸塩水和物，スコポラミン臭化水素酸塩水和物など，舌下投与可能な薬剤の投与を検討する．

> 例
> 　硫酸アトロピン®点眼薬（1％）　2滴/回を4時間おきに1日6回（または頻用）舌下投与
> 　硫酸アトロピン®注射液（0.5 mg）　1アンプル/回を4時間おきに1日6回（または頻用）舌下投与
> 　ハイスコ®（0.5 mg）　0.5アンプル/回を6時間おきに1日4回（または頻用）舌下投与

では，このケースではどうするか？

- **Ⓐを選んだ→80点** good!
　確実な根拠はないものの，臨床的に有効と考えられている薬物・非薬物治療を試み，家族の意向をくみとって，今後も同じ介入を家族自ら自宅で遂行できるように工夫している．合格！

- **Ⓑを選んだ→60点**
  付き添い者へ現状や見通し，方針を説明する姿勢は間違っていないが，薬物治療や非薬物治療は確立されたものがないだけで，まったく効かないわけではない．家族が「何かしてあげたい」と希望しているのであれば，何かできることはあるのか，家族と話し合ってほしい．
- **Ⓒを選んだ→5点**
  気道分泌物の吸引は非薬物治療の1つであり，家族の希望をくみとろうとする姿勢は間違っていないが，補液の増量は喘鳴を増悪させる可能性があり，頻回に及ぶ吸引によって患者や家族の苦痛はかえって増強し，逆効果となる可能性が高い．

このケースの解説

患者が苦痛を感じていないのであれば，回答Ⓑのように「あえて何もしない」という選択は間違いではない．

しかし一方で，死前喘鳴をきたした患者に付き添っている家族やケアを担当している医療従事者の多くが苦悩をかかえている，という現実からも目を背けてはならない．ましてやすぐに医療従事者がかけつけられる環境ではない自宅で，死期が迫った最愛の人を前にしている家族である．「この人のために何かできることはないだろうか」と思案している家族に対し，「確立した根拠がないので何もしなくても良い」という説明では納得できない場面も多い．回答Ⓐのようにいまだ確立した根拠がなくても，臨床的に有効と考えられている体位の工夫や抗コリン薬の投与といった，ケアや治療の工夫をするという，患者にも家族にも優しい選択肢を選んでほしい．さらに，**すぐに医療従事者がかけつけられる環境ではない自宅であるということを念頭に置き，医師が自宅へ到着するまでに，家族によって行える一手として，抗コリン薬の中でも舌下投与が可能な薬剤が選択肢にあがってくる**．

患者が鎮静気味となったほうが望ましい状況であればハイスコ®0.5アンプルの舌下投与を考える．注射薬でアンプルに入っているため，シリンジに吸って冷蔵庫に保管する方法が主流である（ハイスコ®注射液は冷所保存である）．

回答Ⓒの吸引に関しては非薬物治療の1つでもあり，病院など手軽に吸引を行える環境では，喘鳴が聴取される患者を前にして，技術をもっている医療従事者が吸引を第一選択とする場面もある．また，気道分泌物と唾液を十分に吸引しないと，抗コリン薬の効果もないこともある[4]．

自宅に吸引器を導入することも可能ではあるが，補液を控え，回答Ⓐのような介入をすることにより，吸引しなければならないほど気道分泌物があふれ出す状況となる可能性は低い．また，吸引の刺激によりかえって苦痛を感じる可能性があることや，患者の傍らにいるだけでも十分家族にしかできないことをしているという説明を受けてもなお，「自分達で吸引したい」と希望する家族は少ないだろう．例外はあるが，**多くの家族が希望しているのは，患者がいかに楽に過ごせるかということであって，自分達が濃厚な医療行為に参加するということではない**．

文　献

1) Wildiers H et al：Atropine, hyoscine butylbromide, or scopolamine are equally effective for the treatment of death rattle in terminal care. J Pain Symptom Manage **38**：124-133, 2009
2) Wee B et al：Interventions for noisy breathing in patients near to death. Cochrane Database Syst Rev： CD005177, 2008
3) Shinjo T et al：Atropine eyedrops for death rattle in a terminal cancer patient. J Palliat Med **16**：212-213, 2013
4) Mercadante S et al：Refractory death rattle：deep aspiration facilitates the effects of antisecretory agents. J Pain Symptom Manage **41**：637-639, 2011

CASE 41 「苦痛緩和のための鎮静で寿命が縮むのか？」と聞かれたら

　肺がんの終末期でホスピスに入院している70歳代の男性患者さん．呼吸困難が進行しモルヒネを投与していますが，徐々に呼吸不全が進行し主治医は予後を数日と予測しています．昨夜から終末期せん妄と思われる不穏症状が出現しました．苦痛緩和のための鎮静について相談したところ，患者の妻は，「本人は苦しまないで眠るように最期を迎えたいと以前からいっていました．でも薬で眠らせてしまうと，命が縮まってしまうのではないかと心配です」と話しています．
　さて，ご家族にどのように説明すれば，不安を和らげて本人の苦痛を緩和することができるでしょうか？

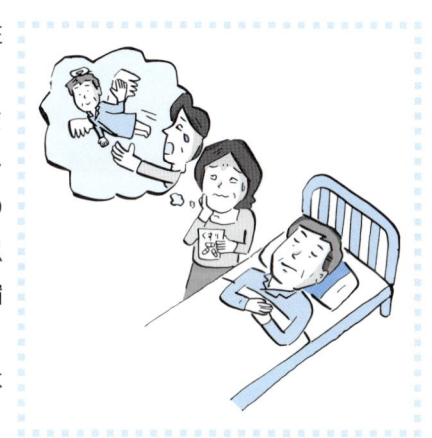

Q あなたならどうする？

Ⓐ 命を縮める可能性はあるが，本人は苦しいと思うので鎮静を行う．

Ⓑ 命を縮めるかどうかはわからないが，これ以外に苦痛を取る方法はない．行うかどうかは家族で決めてもらう．

Ⓒ 鎮静の有無で生命予後に差は示されていないことを説明し，家族の思い，気がかりについて詳しく尋ね，つらい気持ちを表出できる場をもつ．「本人だったらどうしてほしいと思うだろうか」という視点を提案し，鎮静を行うかどうかを医療者も一緒に考える．

このケースを解くためのエビデンス

　過去の研究から，ホスピス緩和ケア病棟における持続的深い鎮静の施行頻度は20〜35％と見積もられている[1]．対象となる症状の多くは，せん妄，呼吸困難，疼痛であり，鎮静期間は多くが数日以下であると報告されている．また，医師と一般市民の間には鎮静に対する認識の違いがあることも明らかにされており，持続的深い鎮静と安楽死について，医師は異なる治療と考える傾向にあるが，一般市民は同じ治療のようにとらえる傾向がある．
　鎮静をすると患者の生命予後が縮まるか？　の疑問に対しては，鎮静を受けた患者，受けなかった患者で，ある測定時点からの生命予後を比較する観察研究が世界各国で行われ，**鎮静は集団としての**

生命予後に有意な影響を与えないと報告されている．

KEY ARTICLE

① Maltoni M et al：Palliative sedation in end-of-life care and survival：a systematic review. J Clin Oncol **30**：1378-1383, 2012

対象 1980〜2010年に発表された鎮静に関する文献

方法 鎮静の有無で生命予後に差があるかを検討する．

結果 鎮静と生命予後の関係が示されている11の文献で，鎮静を受けた患者の平均生存期間は7〜36.5日，鎮静を受けなかった患者では4〜36.5日であり，両者にはっきりとした差はなかった（**表1**）．

表1 鎮静の有無と生命予後

	鎮静あり	鎮静なし	p値
Ventrafridda ら	(25)	(23)	0.57
Stone ら	18.6	19.1	0.2
Fainsinger ら	9(8)	6(4)	0.9
Chiu ら	28.5	24.7	0.43
Muller-Busch ら	21.5(15.5)	21.1(14.0)	
Sykes ら(48時間)	14.3(7.0)	14.2(7.0)	0.23
Kohara ら	28.9	39.5	0.10
Vietta ら	36.5	17	0.1
Rietjens ら	(8)	(7)	0.12
Mercadante ら	6.6	3.3	0.003
Maltoni ら	(12)	(9)	0.33

平均値を示す．（ ）は中央値．

② Morita T et al：Effects of high dose opioids and sedatives on survival in terminally ill cancer patients. J Pain Symptom Manage **21**：282-289, 2001

対象 日本の終末期がん患者209例

方法 観察研究

結果 鎮静の有無，投与された鎮静薬の量で入院からの生存日数に違いはなかった（**図1**）．さらに，Performance Status（PS）や臨床症状（経口摂取量の程度，浮腫，せん妄）などの生命予後を規定する要因を補正しても生存日数に差はなかった．

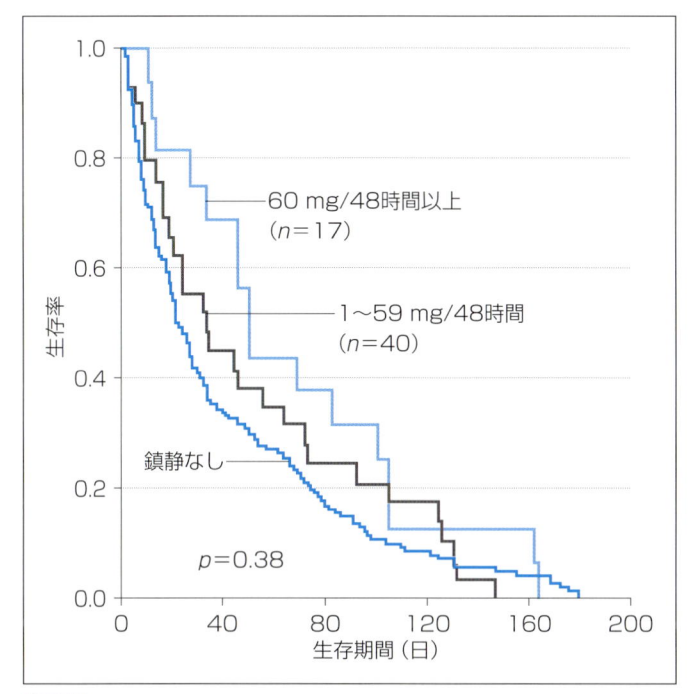

図1 死亡48時間前に鎮静を受けた群と受けていない群の生存曲線

投与量はベンゾジアゼピン系薬剤のミダゾラム注換算.

EVIDENCE SUMMARY

苦痛緩和のための鎮静は，集団としての生命予後に有意な影響は与えない．

エビデンスを臨床に生かすコツ

　持続的深い鎮静の施行頻度をみると，がんで死亡する患者の約3～4例に1例は鎮静が必要な何らかの症状があるということになる．しかし，一般市民や慣れていない医療者にとっては，「薬を使って持続的に意識を低下させる＝寿命を縮める＝安楽死」を連想することもあるだろう[2]．

　鎮静を行うかどうか，患者の明確な意思が確認できる場合はこれに基づくが，患者の意思が確認できない場合は，家族に本人に代わって意思を表示してもらうことが多い．このとき多くの家族は，耐え難い苦痛のある患者をみて，「穏やかでいてほしい」と思う一方で，患者の死期が迫っていることに直面し，「また話をしたい」，「起きていてほしい」というアンビバレントな気持ちをもつ．また，患者に代わって決断することに負担感を感じることもある．鎮静について家族と相談するときには，このような家族の気持ちによく配慮する必要がある．家族に選択の責任を負わせないように，「本人だったらどう思うか」，「本人が苦痛なく過ごせるためには，どうすれば良いか」ということに焦点をあてて，最善と思われる方法を**「医療者も一緒に考える」**という姿勢が大切である．

　もし家族が，「鎮静は命を縮める」という認識をもっていたら，後々「あのときの選択は誤っていた

のではないか」という気持ちが残ってしまうかもしれない．患者の全身状態や予測される予後，意識を低下させることでしか緩和できない苦痛であることを伝え，家族の心配や気がかりを表出できる場をもつことが必要である．「鎮静は命を縮めるのではないか？」という心配には，適切に鎮静を行えば寿命を縮める可能性はとても低いことをはっきりと伝えよう．もちろん鎮静に伴う合併症はゼロではない．国内の観察研究では，鎮静を行った患者の3.9％に致死的な合併症が生じたと報告されている[3]．しかし，患者の全身状態がかなり厳しいことを考えれば，おおむね安全に苦痛緩和ができるといえるだろう．むやみに鎮静の危険性ばかりを強調すると，「やはり鎮静が命を縮める」という気持ちになってしまうので，「鎮静をしてもしなくても，急な変化がありうる厳しい状況である．もし急な変化があっても苦痛なく過ごせることが本人にとって一番大事である」というメッセージが伝わるように，一緒に考えていきたい．

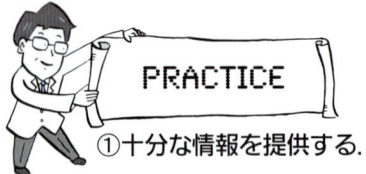

PRACTICE

①十分な情報を提供する．
・現在の病状，予測される生命予後，鎮静以外に苦痛を緩和する手段がないことを説明する．
・鎮静によって命を縮めることはないことを伝える．

②意思決定過程を共有する．
・「患者だったらどうしてほしいと思うか」という視点で医療者も一緒に考える．
・決定の責任を，医療者もともに担う姿勢を表す．

③家族のアンビバレントな気持ちに配慮する．
家族の多くは患者に「穏やかでいてほしい」と思う反面，「起きていてほしい」，「話をしてほしい」という相反する気持ちをもつことを理解する．

A では，このケースではどうするか？

- **Ⓐを選んだ→10点**
　鎮静について正確な情報が伝えられていないだけでなく，家族への配慮もないまま医療者が鎮静を行うことを決定している．患者の苦痛は緩和されるかもしれないが，寿命を縮めてしまった，という思いが家族には残るだろう．

- **Ⓑを選んだ→30点**
　鎮静以外に苦痛を緩和する手段がないこと，患者個人としてみれば寿命に与える影響はわからないことは誤りではないが，この情報をもとに家族にすべての選択を委ねるのはかなりの負担である．

- **Ⓒを選んだ→80点** good!
　家族の気がかりに配慮し，鎮静について正しい情報提供がされている．患者のつらさに焦点をあて，医療者もともに考えることで責任をともに担う姿勢が示されている．患者のために家族にもできることを伝えると，なお良い．

このケースの解説

　予後数日と予測する段階で，呼吸困難，せん妄による難治性の苦痛がある患者である．

　患者の苦痛を緩和するためとはいえ，「鎮静をすると寿命が縮まる」と疑念を抱いたままでは，後々，「あのとき鎮静をしなければもっと長く生きられたかもしれない」と思うことになるだろう．鎮静をしてもしなくても，厳しい状態には変わりないこと，鎮静をすることで命を縮めることはないとしっかり説明をしておこう．

　家族は，穏やかでいてほしい反面，また話がしたいという両方の気持ちで揺れている．家族の揺れる思いは当然であることを支持し，家族に決断のすべてを任せるのではなく，医療者も一緒にその責任を負う姿勢を示そう．「家族と一緒に考える」プロセスが大切である．

　鎮静によって意識レベルの低下した患者を前にすると，家族は「何もしてあげられることがない」と思うことがある．このため，鎮静によって眠った状態になっていても，家族の存在に安心感があることや，声をかける，手足をさする，本人の好きな音楽をかけるなどの「家族にできること」，「家族の存在の意義」を伝えておくことも家族にとっての支えになるだろう．

文　献

1) 苦痛緩和のための鎮静に関するガイドライン2010年版，日本緩和医療学会(編)，金原出版，東京，2010
2) Morita T：Similarity and difference among standard medical care, palliative sedation therapy, and euthanasia：a multidimensional scaling analysis on physicians' and the general population's opinions. J Pain Symptom Manage **25**：357-362, 2003
3) Morita T：Efficacy and safety of palliative sedation therapy：a multicenter, prospective, observational study conducted on specialized palliative care units in Japan. J Pain Symptom Manage **30**：320-328, 2005

CASE 42 鎮静薬の選択
── ミダゾラム，フルニトラゼパム，フェノバルビタール？

CASE

　胃がんの幽門部閉塞で経口摂取ができない患者さんがいます．不眠に対して，3週間前から毎晩ミダゾラムの点滴静注を行っていました．最初のころは一晩にミダゾラム 10 mg でよく眠れていましたが，2週間ほど経過すると 40 mg でも十分には眠れなくなりました．ここ数日は全身倦怠感が強く，日中にミダゾラムの点滴静注による間欠的鎮静も行っていますが，十分な鎮静が得られません．このようにミダゾラムが無効なとき，鎮静薬の選択はどうしたら良いでしょうか？

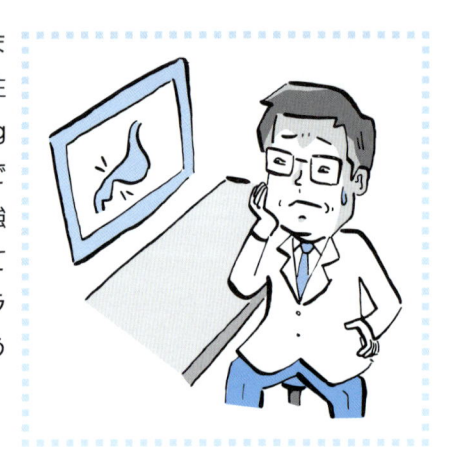

Q あなたならどうする？

- Ⓐ このままのミダゾラムの投与量で経過観察する．
- Ⓑ ミダゾラムをさらに増量する．
- Ⓒ 他の鎮静薬を検討する．

このケースを解くためのエビデンス

　終末期がん患者に対して，苦痛の緩和や睡眠確保の目的で**ミダゾラムを長期投与している場合に耐性が生じる**ことが，いくつかの研究で示されている．また，フルニトラゼパムは睡眠確保の目的で使用した場合，ミダゾラムに比べて耐性が形成されにくいことも示されている．

KEY ARTICLE

① Morita T et al：Correlation of the dose of midazolam for symptom control with administration periods：the possibility of tolerance. J Pain Symptom Manage **25**：369-375, 2003

対象 緩和ケア病棟に入院中にミダゾラムの投与を受けた終末期がん患者

方法 後ろ向き研究

結果 ミダゾラムの最大投与量は投与期間と相関した（**図1**）．若年者，14日以上の投与期間ではミダゾラムの投与量が明らかに増加した．

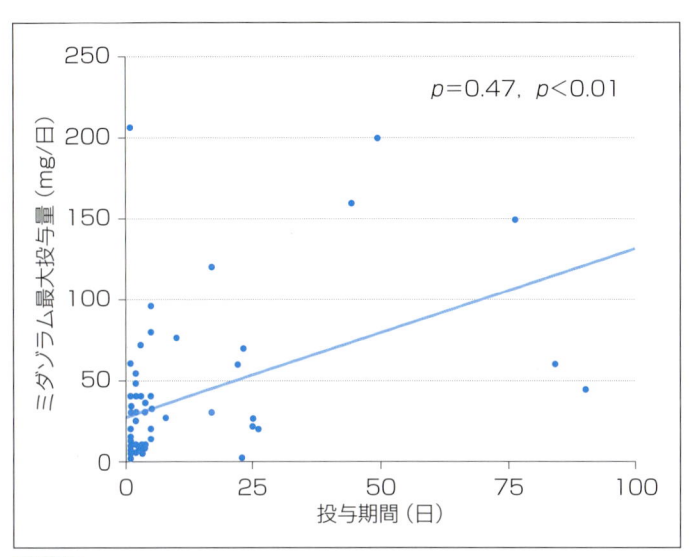

図1 ミダゾラムの投与期間と最大投与量の関係

② Matsuo N et al：Efficacy, safety, and cost effectiveness of intravenous midazolam and flunitrazepam for primary insomnia in terminally ill patients with cancer：a retrospective multicenter audit study. J Palliat Med **10**：1054-1062, 2007

対象 緩和ケア病棟に入院中に不眠に対してミダゾラムまたはフルニトラゼパムの点滴静注を施行したがん患者

方法 多施設共同後ろ向き研究．ミダゾラム群104例，フルニトラゼパム群59例の有効性，安全性，耐性，対費用効果について比較する．

結果 ミダゾラム，フルニトラゼパムの点滴静注は有効性，持ち越し効果においてはほぼ同等であるが，フルニトラゼパムのほうがより呼吸抑制が多く，費用が安く，耐性が少ない（**表1**）．

表1 高用量投与の割合と1日増量率の比較（14日以上の投与例）

	ミダゾラム群 $n=27$	フルニトラゼパム群 $n=26$	p値
高用量投与例*	85%（$n=23$）	15%（$n=4$）	<0.001
1日増量率（%）**	11（0〜262）	2.6（0〜160）	0.015

*最大ミダゾラム換算鎮静薬投与量 ≧20 mg/一晩．
**1日増量率（%）＝［最大投与量−初回投与量）/初回投与量］/投与期間×100．

EVIDENCE SUMMARY

- ミダゾラムは長期投与により耐性が生じ，投与量が増加していく可能性があり，長期投与が予想される場合は，フルニトラゼパムのほうが適している可能性がある．
- すでにミダゾラムの耐性が生じている場合には，フルニトラゼパムへの変更を検討する．

エビデンスを臨床に生かすコツ

　わが国の多くの緩和ケア病棟では不眠に対するベンゾジアゼピン系鎮静薬の点滴静注が行われている．過去の調査では，ミダゾラムのほうがフルニトラゼパムよりも使用する施設が多い．ミダゾラムはフルニトラゼパムよりも半減期が短いため，調整しやすく，国内外の緩和ケア領域での報告が多いのが理由だろう．しかし，ミダゾラムが耐性を生じやすいことは，多くの臨床家が経験しているかもしれない．投与量が際限なく増えていくこともめずらしくない．前述した②の研究では，一晩でミダゾラムを173 mg（約17アンプル）と大量に使用した例もあった．こうなると，毎日のように増量が必要となり調整がむずかしく，費用もかかる．さらに，いよいよ最期の数日で全身倦怠感やせん妄などの著しい苦痛が生じて持続的鎮静が必要になった場合に，ミダゾラムでは十分な鎮静が困難になる．このようなミダゾラムの耐性を避けるためには，**長期投与になることが予測される場合に，最初から耐性の生じにくいフルニトラゼパムを使用するほうが良い**かもしれない．終末期の予後数日の段階で衰弱による嚥下困難があり，それまで内服していた睡眠薬を内服できないような場合は調整がしやすいミダゾラムが良いかもしれない．しかし，まだ衰弱が著しくはなく，消化管の通過障害が理由で睡眠薬を内服できない場合には，使用期間が長期に渡る可能性があるため，最初からフルニトラゼパムを検討したほうが良さそうである．このケースのようにミダゾラムから開始したとしても，耐性が疑われた時点で，フルニトラゼパムに変更したほうが良い場合がある．

　フルニトラゼパムのほうがミダゾラムに比較して半減期が長いが，下記の投与方法で行った場合，翌日の眠気の持ち越しは有意差がなかったという報告がある．一方，フルニトラゼパムは短時間で投与する方法のためか呼吸抑制の頻度が有意に高かったため，注意が必要である．

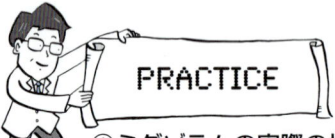

PRACTICE

①ミダゾラムの実際の投与方法

- ミダゾラムの必要量を就寝前から朝まで緩徐に点滴静注する方法が一般的である．

　例　ミダゾラム 10 mgを生理食塩液 100 mLに溶解し，5～10 mL/時で覚醒を希望する時刻に合わせて点滴静注する．投与量が増える場合には，20～40 mgを生理食塩液 100 mLに溶解する．安全に投与するためには輸液ポンプの使用が推奨される．

②フルニトラゼパムの実際の投与方法

- フルニトラゼパムの必要量を就寝前から1～2時間かけて点滴静注するか，十分な睡眠が

CASE 42．鎮静薬の選択——ミダゾラム，フルニトラゼパム，フェノバルビタール？

得られた時点で中止する方法が一般的である．

> **例** フルニトラゼパム 1～2 mgを生理食塩液 50 mLに溶解し，就寝時から1～2時間かけて点滴静注する．

③どれくらいで耐性を疑うか
・ミダゾラムの耐性を判断する基準はない．過去の研究から14日以上使用した場合に高用量を必要とする場合が多いため，特に14日以上の使用例で投与量が日々増加するような場合には，耐性が生じている可能性を念頭に置く．

④副作用のモニタリング
・フルニトラゼパムでは，特に短時間で点滴静注するため呼吸抑制に注意する．

では，このケースではどうするか？

- **Ⓐを選んだ→0点**
  終末期では不眠で苦しむ患者が多く，さらに不眠が日中の全身倦怠感の要因になる．場合によっては，最大の苦痛となることを肝に銘じるべきである．何らかの対応が必要だろう．

- **Ⓑを選んだ→30点**
  終末期の不眠を軽視することなく対応した回答であるが，ミダゾラムに対する耐性が生じているために，いくら増量しても十分な睡眠が得られない可能性がある．

- **Ⓒを選んだ→80点** good!
  ミダゾラムに耐性を生じている可能性が高く，フルニトラゼパムなどの他の鎮静薬を検討しなければならないだろう．このケースでは，これが合格．しかし，できれば最初からフルニトラゼパムを使用していても良かったケースかもしれない．あるいは，ミダゾラムがここまでの高用量となる前に，フルニトラゼパムへの変更を検討したほうがより良いだろう．

このケースの解説

このケースでは消化管閉塞により睡眠薬の経口摂取ができないため，長期間不眠に対してミダゾラムを使用し，耐性を生じていることが推測される．病状が進み苦痛が増強してきた段階でミダゾラムが無効となっており，日中の全身倦怠感に対してのミダゾラムによる間欠的鎮静も不十分であり，苦痛のまま最期を迎える可能性もある．回答Ⓐでは鎮静薬を増量することに抵抗感をもっているのかもしれないが，終末期においては不眠の症状緩和を決して軽んじてはならない．

終末期の数日という短期間の睡眠確保を目的に鎮静薬の点滴静注を行うのであれば，半減期が短く調整のしやすいミダゾラムが適しているだろう．しかし，このケースは消化管閉塞により経口投与が有効ではないパターンであり，長期間の使用も念頭に置く必要がある．このケースのようにミダゾラムで開始したものの，予想以上に投与期間が長くなり耐性が生じてしまった場合は，フルニトラゼパ

ムへの変更を検討する．予後の予測はむずかしいことが多いが，最初から長期間の投与を予測してフルニトラゼパムから開始するか，ミダゾラムの必要量が増え始めた早い段階でフルニトラゼパムに変更できれば100点だろう．

フルニトラゼパムも耐性が生じないわけではない．そのため，**終末期の苦痛緩和のための深い持続的鎮静が必要になった場合に，ベンゾジアゼピン系鎮静薬では十分な鎮静が得られない場合がある**．この場合には作用機序が異なるバルビツール系のフェノバルビタールを検討してみるのが良いだろう．フェノバルビタールはエビデンスが少ないが，わが国での深い持続的鎮静に関する緩和ケア病棟の多施設観察的研究[1]において30％程度の患者に使用されている．

文　献

1) Morita T et al：Ethical validity of palliative sedation therapy：a multicenter, prospective, observational study conducted on specialized palliative care units in Japan. J Pain Symptom Manage **30**：308-319, 2005

編集後記

　毎日の臨床の中で生じる細かな疑問を皆さんはどのように解決していますか？　私自身は根が怠け者にできているので，忙しさにかまけて経験的に対処してしまうこともあり，必要に迫られたり，後輩や同僚に質問されたりしてやっと文献を調べ，臨床疑問の解決にあたります．そのような時に，本書を用いて，収載されている論文を1項目ずつ読みながら，取り上げられたテーマや論文の解釈の仕方などを深く吟味して学習する，という方法もあるでしょう．また，日頃の臨床疑問をどのように解決するかその視点を学んだり，臨床と研究が直接つながっていることを実感し，研究をやってみようという意欲につながるかもしれません．皆さん思い思いに，このクリエイティブな一冊を楽しんでいただきたいと思います．私のお勧めの利用法は，出張のお供にして缶ビール片手に読むことです！　気軽に，知的で，かつ楽しい読み物として，好きなところを拾い読みをしていただきたいなぁと思います．楽しく，勉強するのはやっぱりいいですね，乾杯！

木澤　義之

　2011年に発刊された『エビデンスで解決！　緩和医療ケースファイル』から4年以上が経過しました．続編である本書には，近年の緩和医療の考え方の変化が反映されています．2000年前後の緩和医療は，新たな薬物療法の開発が大きな可能性を示していました．新しい薬物療法は治療の方法を拡大し，今まで緩和できなかった症状を緩和できるようになったのです．

　緩和医療を志す医療者は，強力な薬物療法の効果に魅了されました．がんの痛みが，オピオイドで適切に緩和されたとき，患者，家族そして医療者の間には，かなり強固な信頼関係が生まれ，医療者には大きな喜びとなるのです．

　しかし，2010年前後からは，新たな薬物療法の開発は影を潜め，それまで確からしいと考えていた薬物療法が，より厳密な研究方法論ではそれ程力があるものではないということが検証されたり，緩和医療を提供するシステムの構築に関する試みが報告されたり，また患者，家族，医療者が何を感じているのかという質的な研究が増えました．

　未開の地に分け入り，新たな治療を探すというフロンティア型の緩和医療から，どういう道を辿って歩いていくのか，歩いている道中に何を考えるべきなのか，今まで歩いてきた道筋のどの道が安全かつ確実なのかを探すコンファーメーション型の緩和医療に変化してきました．

　新たな治療法が停滞している緩和医療の分野は今，手持ちの方法をさらに洗練していく時期に入っています．明日からの自分の行動や考え方を変えることで，現場の色彩が変わり，そして医療者自身の心の景色が変わるヒントを本書にたくさん含むことができました．本書を執筆した多くの先生方と，基となるエビデンスを世に送り出した世界の研究者に深く感謝したいと思います．

新城　拓也

索 引

欧文

advance care planning（ACP） 121, 122
applicability 32
"Burst" ketamine 40
clinical prediction of survival（CPS） 154
CO_2 ナルコーシス 74, 75
CST（コミュニケーション技術研修） 117
Delirium-Palliative Prognostic Score（D-PaP score） 154
Diagnostic Standard Manual（DSM）診断 183
end-of-dose failure 7
generalizability 32
H_2 受容体拮抗薬 96
incident pain 7
NMDA 受容体 40
　　──拮抗作用 30
NSAIDs（非ステロイド抗炎症薬） 3
OPTIM 研究 129
Palliative Performance Scale（PPS） 148
Palliative Prognostic Index（PPI） 154, 158
Palliative Prognostic Score（PaP score） 154, 158
PCA（自己調節鎮痛） 31
posttraumatic growth 142
Prognosis in Palliative Care Study（PiPS）models 158
QOL 29, 99
　　終末期── 127
QT 延長症候群 25
QTc 延長 25
rapid-onset opioid（ROO） 11, 16
short-acting opioid（SAO） 11, 16
spontaneous pain 7
Torsade de Pointes（TdP） 27

和文

あ

アカシジア 87
アセトアミノフェン 2, 38
　　──静注薬 4
アセリオ® 4
アドバンス・ケア・プランニング（ACP） 121, 122
アトロピン硫酸塩水和物 194
アミティーザ® 47
アミトリプチリン 39
誤った認識 113
アリピプラゾール 57
アンビバレントな気持ち 201
安楽死 199, 201

い

意向 119, 121
意思 201
意思決定能力低下 124
医師への信頼感 118
維持輸液 98
遺族のアウトカム 126
一般化可能性 32
医療用麻薬 61
　　──に対する抵抗感 61, 64
　　──の説明 63, 64

え

延命治療 121

お

応用可能性 32
オキシコドン 20, 82, 85
オクトレオチド 94
オピオイド 2
　　──スイッチング（変更） 5, 38, 56
　　──タイトレーション 31
　　──による吐き気 51
　　──による便秘 47
お迎え現象 183
オランザピン 51

か

介護負担感 127
外傷後成長 142
化学療法の目的 112
過活動型せん妄 170
家族ケア 193

索引

か
家族の(身体的・精神的)負担(感)　170, 171, 201
価値観　123
ガバペンチン　39
がん関連倦怠感　102
関係性構築　121, 122
間欠的鎮静　204, 207
患者の主観的な世界　170
患者の理解　115
がん性腹膜炎　94

き
希望　114, 147
基本的世界観　142, 146
吸引　197
強オピオイド　27
共感　119
胸水　98

く
薬の切れ目の痛み　7, 8
苦悩　144
くも膜下鎮痛法　29
くも膜下ブロック　40
クロライド分泌抑制　48

け
ケタミン　30, 37
　──の抗うつ効果　41
幻覚　99, 183
倦怠感　99
　がん関連──　102
見当識の修正　168, 187

こ
高カロリー輸液　98
抗コリン薬　189, 194
抗精神病薬　180
硬膜外持続鎮痛　25, 29
硬膜外ブロック　25
コーピングスタイル　121
呼吸困難　72, 76, 81
呼吸抑制　85
骨転移痛　31
コミュニケーション　114, 117, 175
　──行動　118
コミュニケーション技術研修（CST）　117
コリン作動性ニューロン抑制　48
コルチコステロイド　105

さ
在宅緩和ケア　147, 148, 151
在宅酸素療法　75
在宅死　148, 149, 150
在宅看取り　149, 150
在宅療養　126
　──移行　131, 132
　──への新たな目標設定　133
酸素投与　74

し
視覚媒体　176
自己効力感　118
自己調節鎮痛（PCA）　31
事前指示　149, 150
死前喘鳴　189, 194
持続痛　6
実現可能な目標　115
しびれ　43
ジプレキサ®　51
終末期QOL　127
終末期(医療)の話し合い　111, 122
終末期ケア計画　122
終末期せん妄　59, 168, 174, 178, 183, 199,
終末期の輸液量　98
消化管閉塞　94
　──の再開通　96
除痛ラダー　3
腎機能障害　82
神経障害性疼痛　37
神経ブロック　5, 27, 31
信念　123

す
膵臓がん　20
睡眠覚醒リズム　182
　──障害　58
スコポラミン臭化水素酸塩水和物　194
ステロイド　79, 96, 102
スピリチュアルケア　144
スピリチュアルペイン　143

せ
正確な認識　114
精神賦活薬　105
制吐薬　65, 90
生命予後　199, 200
脊髄鎮痛法　29

索引

舌
舌下投与　194
絶望感　145
セデーション　25
セレネース®　90
喘鳴スコア　196
せん妄　56, 98, 168, 178, 183
　──症状の目標設定　171
　──の原因と見通し　169, 170, 172
　──の対応　169
　──予防介入　179
　──を促進させる因子　59
　──を体験した(する)家族　169, 170
　過活動型──　170
　低活動型──　57

そ
早期からの緩和ケア　122
即効性オピオイド（ROO）　11, 16

た
体位変換　196
退院支援・調整　134
退院日　140
退院前カンファレンス　139
タイトレーション　77
代理意思決定者　124
多職種によるケースカンファレンス　139
多職種連携　151
脱水症状　99
短時間作用型オピオイド（SAO）　11, 16

ち
地域リソース　129
鎮静　25, 199, 200,
　──に伴う合併症　202
鎮静薬　204
鎮痛補助薬　5, 25, 27, 29

て
低活動型せん妄　57
デキサメタゾン　94, 102, 104
デュロキセチン　39, 43
電解質異常　27, 28
点眼薬　196

と
疼痛緩和　59
突出痛　6, 8, 10, 15

に
認識　120
　誤った──　113
　正確な──　114
　見通しに対する──　121
認知機能　180
認知症　168

ね
ネットワーキング　134
眠気　84, 99

の
ノセボ効果　65, 66
ノルトリプチリン　30

は
ハイスコ®　194, 196
吐き気　86, 65
　オピオイドによる──　51
ハロペリドール　90
反すう　146

ひ
非ステロイド抗炎症薬（NSAIDs）　3
病状理解　121

ふ
フェノバルビタール　208
フェンタニル過量投与　84
フェンタニル口腔粘膜吸収剤　10, 15
フェンタニル貼付剤　81
腹腔神経叢ブロック　20, 21
副作用の説明の仕方　65
ブスコパン®　194
ブチルスコポラミン臭化物　95, 194
プリンペラン®　86
フルニトラゼパム　204, 205, 206, 207
プレガバリン　30, 39, 43

へ
ペインクリニック　41
ペモリン　102, 105
ベンゾジアゼピン系抗不安薬（鎮静薬）　74, 206
便秘　84
　オピオイドによる──　47

索 引

ほ
放射線治療　5

み
ミオクローヌス　99
見捨てられた感　116
ミダゾラム　204, 205, 206, 207
見通しに対する認識　121
看取りの説明　163
看取りのパンフレット　163, 164, 173

む
無力感　145

め
メサドン　25, 31
メサペイン®　26
　──錠適正使用ガイド　28
メチルフェニデート　105
メトクロプラミド　86
メドロキシプロゲステロン酢酸エステル　102
メラトニン受容体作動薬　58

も
モルヒネ　2, 20, 72, 76, 81
　──拒絶　60
　──増量　76

ゆ
有害事象　78

よ
腰神経叢　37
抑うつ　118
予後告知　108, 110
予後予測　154
　──指標　158

ら
ラニチジン　94
ラメルテオン　56, 57

り
リスペリドン　56
硫酸アトロピン®　194, 196
療養環境調整　147, 150, 151
療養場所の話し合い　126, 128

る
ルビプロストン　47

れ
レスキュー　6, 10, 15, 84

わ
悪い知らせ　114, 117

続・エビデンスで解決！緩和医療ケースファイル

2016年2月25日　発行

編集者　森田達也，木澤義之，新城拓也
発行者　小立鉦彦
発行所　株式会社 南 江 堂
〒113-8410 東京都文京区本郷三丁目42番6号
☎（出版）03-3811-7236　（営業）03-3811-7239
ホームページ http://www.nankodo.co.jp/
印刷・製本 公和図書
イラスト・装丁 タケダヒデユキ

The Sequel：Palliative Care Case Studies：an evidence-based strategy
© Nankodo Co., Ltd., 2016

定価は表紙に表示してあります．
落丁・乱丁の場合はお取り替えいたします．

Printed and Bound in Japan
ISBN978-4-524-25788-1

本書の無断複写を禁じます．
|JCOPY| 〈(社)出版者著作権管理機構 委託出版物〉
本書の無断複写は，著作権法上での例外を除き，禁じられています．複写される場合は，そのつど事前に，(社)出版者著作権管理機構（TEL 03-3513-6969，FAX 03-3513-6979，e-mail: info@jcopy.or.jp）の許諾を得てください．

本書をスキャン，デジタルデータ化するなどの複製を無許諾で行う行為は，著作権法上での限られた例外（「私的使用のための複製」など）を除き禁じられています．大学，病院，企業などにおいて，内部的に業務上使用する目的で上記の行為を行うことは私的使用には該当せず違法です．また私的使用のためであっても，代行業者等の第三者に依頼して上記の行為を行うことは違法です．

〈関連図書のご案内〉　　　　　　*詳細は弊社ホームページをご覧下さい《www.nankodo.co.jp》

エビデンスで解決!緩和医療ケースファイル
森田達也・木澤義之・新城拓也　編　　　　　　B5判・196頁　定価(本体3,400円+税)　2011.10.

専門家をめざす人のための 緩和医療学　オンラインアクセス権付
日本緩和医療学会　編　　　　　　B5判・374頁　定価(本体6,000円+税)　2014.7.

緩和医療薬学
日本緩和医療薬学会　編　　　　　　B5判・208頁　定価(本体2,800円+税)　2013.10.

緩和ケアの基本66とアドバンス44　学生・研修医・これから学ぶあなたのために
木澤義之・齊藤洋司・丹波嘉一郎　編　　　　　　B5判・252頁　定価(本体4,000円+税)　2015.6.

緩和ケアゴールデンハンドブック　(改訂第2版)
堀　夏樹　編著　　　　　　新書判・262頁　定価(本体3,200円+税)　2015.6.

緩和ケア・コンサルテーション
小早川　晶　著　　　　　　A5・190頁　定価(本体3,200円+税)　2012.5.

ここが知りたかった緩和ケア
余宮きのみ　著　　　　　　A5判・266頁　定価(本体2,900円+税)　2011.10.

メカニズムから読み解く 痛みの臨床テキスト
小川節郎　編　　　　　　B5・262頁　定価(本体6,000円+税)　2015.3.

痛みの考えかた　しくみ・何を・どう効かす
丸山一男　著　　　　　　A5判・366頁　定価(本体3,200円+税)　2014.5.

緩和・サポーティブケア最前線　(隔月刊雑誌『がん看護』2015年1-2月増刊号)
荒尾晴恵・森田達也　編　　　　　　A4変判・206頁　定価(本体3,200円+税)　2015.2.

新臨床腫瘍学　がん薬物療法専門医のために　(改訂第4版)
日本臨床腫瘍学会　編　　　　　　B5判・764頁　定価(本体15,000円+税)　2015.7.

骨転移診療ガイドライン
日本臨床腫瘍学会　編　　　　　　A4判・90頁　定価(本体2,500円+税)　2015.3.

発熱性好中球減少症(FN)診療ガイドライン　(CD-ROM付)
日本臨床腫瘍学会　編　　　　　　B5判・86頁　定価(本体2,400円+税)　2012.8.